噬血细胞性
淋巴组织细胞增多症
案例精选

主　编　王　昭

副主编　王旖旎　王晶石　吴　林

编　者（按姓氏拼音排序）

陈蕾蕾　崔亭亭　迪娜·索力提肯　冯翠翠　付　丽
何晓丹　贺凌博　金志丽　赖雯苑　李智慧　刘　欢
孟广强　宋　悦　宋德利　王　昭　王晶石　王晓迪
王新凯　王旖旎　魏　娜　吴　林　阴晴霞　尤亚红
喻明珠　张　嘉　张若曦

秘　书　崔亭亭

人民卫生出版社
·北京·

图书在版编目（CIP）数据

噬血细胞性淋巴组织细胞增多症案例精选 / 王昭主编 . — 北京：人民卫生出版社，2023.6
ISBN 978-7-117-34239-1

Ⅰ. ①噬… Ⅱ. ①王… Ⅲ. ①淋巴细胞增多症 - 案例 Ⅳ. ①R557

中国版本图书馆 CIP 数据核字（2022）第 241816 号

人卫智网	www.ipmph.com	医学教育、学术、考试、健康，购书智慧智能综合服务平台
人卫官网	www.pmph.com	人卫官方资讯发布平台

噬血细胞性淋巴组织细胞增多症案例精选
Shixue Xibaoxing Linbazuzhi Xibao Zengduozheng
Anli Jingxuan

主　　编：王　昭
出版发行：人民卫生出版社（中继线 010-59780011）
地　　址：北京市朝阳区潘家园南里 19 号
邮　　编：100021
E - mail：pmph @ pmph.com
购书热线：010-59787592　010-59787584　010-65264830
印　　刷：中煤（北京）印务有限公司
经　　销：新华书店
开　　本：787×1092　1/16　印张：15.5　插页：8
字　　数：377 千字
版　　次：2023 年 6 月第 1 版
印　　次：2023 年 8 月第 1 次印刷
标准书号：ISBN 978-7-117-34239-1
定　　价：69.00 元
打击盗版举报电话：010-59787491　E-mail：WQ @ pmph.com
质量问题联系电话：010-59787234　E-mail：zhiliang @ pmph.com
数字融合服务电话：4001118166　E-mail：zengzhi @ pmph.com

前　言

噬血细胞性淋巴组织细胞增多症(hemophagocytic lymphohistiocytosis, HLH),又称噬血细胞综合征(hemophagocytic syndrome, HPS),是一种由遗传性或获得性免疫调节异常导致的过度炎症反应综合征。这种免疫调节异常主要由淋巴细胞、单核细胞和吞噬细胞系统异常激活、增殖,分泌大量炎性细胞因子而引起一系列炎症反应。HLH 具有典型但缺乏特异性的临床表现。最常见的是发热,患者往往体温升高持续超过一周,且抗感染治疗无效。同时伴有肝脾大和进行性血细胞减少引起的一系列相应临床症状体征。HLH 造成的过度炎症反应可能导致全身多脏器功能受累。近 20 年来的研究进展正在逐渐揭开 HLH 本质的面纱,总的来说,其本质是机体免疫系统在各种潜在致病原刺激下过度活化,导致严重的过度炎症反应和病态免疫,从而危及生命的过程。

目前公认的 HLH 诊断标准由国际组织细胞协会于 2004 年修订并沿用至今,随着近些年临床医生对 HLH 警惕性和重视程度的提高,HLH 的诊断率也在上升。由于 HLH 的潜在触发因素不同,其并不单纯地是一种由免疫缺陷导致的血液系统疾病,而常常继发于感染、恶性肿瘤或风湿性疾病等各种临床状况,血液 / 肿瘤科、传染病科、风湿免疫科、消化 / 肝脏科、神经科、急诊科、重症医学科医生在工作中均可能面对这一涉及多器官功能病理改变疾病的临床挑战。HLH 的表现错综复杂,临床认识不足易延误诊治,而疾病本身又进展迅速,导致本病致死率较高。及时、准确、完整地诊断 HLH 需要遵循"疑似诊断 - 确定诊断 - 病因诊断"三步骤原则。如何从纷繁复杂的临床状况下捕捉 HLH 发生的蛛丝马迹,及时进行准确的诊断,并精准筛查导致 HLH 发生的潜在诱因,对选择合理的治疗手段,纠正潜在的免疫缺陷和控制原发病,达到防止 HLH 复发的目的至关重要。

HLH 的治疗原则分为两个主要方面,短期策略以控制过度炎症状态为主,长期策略以纠正潜在的免疫缺陷为主。控制过度炎症状态可通过以下几个方面实现:①控制和消除致病诱因;②阻止 T 细胞增殖和活化;③通过阻断过度的细胞因子生成及其功能来阻止和控制炎症进程。纠正潜在的免疫缺陷,包括进行异基因造血干细胞移植(allogeneic hematopoietic stem cell transplantation, allo-HSCT)来纠正缺陷基因(原发性 HLH)以及积极控制原发病(继发性 HLH)。国际第一个 HLH 治疗方案是由国际组织细胞协会于 1994 年首次提出(HLH-94),10 年的研究随访结果表明,该方案将儿童 HLH 的诱导缓解率从过去的不足 10% 显著提高到 70% 左右,成为目前推荐的一线治疗方案,随之进行的 allo-HSCT 更使得将近 50% 的患者受益。HLH-2004 是基于 HLH-94 的重新修订,其推荐从治疗初始就同时给予环孢素(CsA)治疗,HLH-94 方案中则是在 8 周诱导治疗后才加入 CsA。HLH-

2004 方案的 5 年总生存达到 61%，略高于 HLH-94 的 54%，但这一修正未对患病结局产生有统计学意义的促进。考虑到 CsA 与一系列治疗初期副作用和禁忌证相关，因此 HLH-94 方案仍作为目前的首选方案。尽管如此，HLH 依然是一种难治性疾病。近年来新的治疗手段，如改进的化学免疫治疗方案（DEP、L-DEP），以及新的细胞因子生物靶向治疗（阿仑单抗、阿那白滞素、托珠单抗、依帕伐单抗、芦可替尼）等为难治性 HLH 的挽救治疗带来了新的曙光。

　　本书精选了 66 例 HLH 典型病例和特殊病例，囊括了各种类型 HLH 的诊断思路和治疗过程。从发现疑似患者、HLH 诊断手段、筛查潜在病因以及治疗时机的判断、治疗方案的选择和变化、治疗效果的评价等各个临床关键问题出发，既为读者呈现了 HLH 千变万化的临床表现，也提供了可参考的临床诊治思路。

王　昭

2022 年 6 月

目 录

——— 第三章　肿瘤相关噬血细胞性淋巴组织细胞增多症 ———

第四章　自身免疫性疾病相关噬血细胞性淋巴组织细胞增多症

第五章　妊娠相关噬血细胞性淋巴组织细胞增多症

第六章　不明原因噬血细胞性淋巴组织细胞增多症

—————— **附录** ——————

第一章 原发性噬血细胞性淋巴组织细胞增多症

病例 1
原发性噬血细胞性淋巴组织细胞增多症（*PRF1* 基因突变）合并 EB 病毒感染

病例展示：

患者，女性，10 岁。主因"间断发热 4 个月余"入院。

患者 4 个月余前无明显诱因出现发热，伴有畏寒，不伴咳嗽、咳痰，不伴腹痛、腹泻等症状。发热以午后为著。患者既往体健，否认家族中遗传病史及类似病史。外院检查结果示：血常规 WBC 1.39×10^9/L，Hb 104g/L，PLT 128×10^9/L；TG 2.0mmol/L；sCD25 41 211ng/L；骨髓穿刺可见噬血现象；腹部超声示肝脾大；NK 细胞活性下降；PET-CT 提示双肺弥漫分布大小不等结节影及间质改变，SUVmax=1.0；肺活检示 T 细胞为主的淋巴细胞不典型增生。结合患者存在发热、血象下降、sCD25 升高，NK 细胞活性下降，肝脾大，噬血现象等，考虑符合国际组织细胞协会 HLH-2004 诊断标准，因此诊断为"噬血细胞性淋巴组织细胞增多症"。

诊断：噬血细胞性淋巴组织细胞增多症。

诊疗经过：

明确诊断后，患者于外院接受 HLH-2004 方案治疗 1 个疗程，症状无好转，持续发热，化验指标无明显好转。患者转至我院时，仍发热，一般状态较差。查体示肝脾大。入院后复查血常规：WBC 0.38×10^9/L，Hb 102g/L，PLT 116×10^9/L；血生化：ALT 58U/L，AST 38U/L，LDH 304U/L，TG 1.02mmol/L；Fg 4.35g/L；SF 7 728.00μg/L；sCD25 9 150ng/L；NK 细胞活性 13.06%；骨髓形态学：偶见噬血现象。考虑"噬血细胞性淋巴组织细胞增多症"诊断明确，且 HLH 仍在活动状态。病因方面，完善风湿病抗体筛查未见异常，患者骨髓活检及既往 PET-CT 均未见肿瘤征象。查 EBV-DNA：PBMC 3.4×10^3 拷贝 /mL，血浆 1.7×10^3 拷贝 /mL；EB 病毒感染淋巴细胞亚群分选：CD19$^+$ 细胞 10^5 拷贝 /mL。患者"EB 病毒感染"明确，存在

EB 病毒感染继发 HLH 可能。但因患者为儿童,仍不除外"原发性 HLH"。

患者入院后,即出现多次黑便,血红蛋白进行性下降,血压逐渐下降,考虑"消化道出血、低血容量性休克前期"可能。急诊完善腹部增强 CT 提示胃壁及部分小肠壁增厚,明显强化(图 1-1);胃镜示贲门至十二指肠间断可见多发片状黏膜充血、水肿,伴糜烂、浅溃疡及血痂附着,糜烂出血性胃炎。考虑"急性消化道出血"。

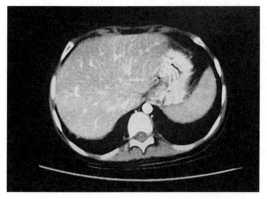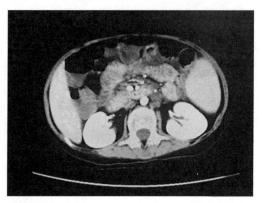

图 1-1　腹部增强 CT

胃壁及部分小肠壁增厚,明显强化。

予患者急诊介入治疗,胃左动脉及胃十二指肠动脉栓塞术,胃十二指肠动脉置管,置管内泵入垂体后叶素、抑酸、止血、补液等治疗,仍有间断黑便,血红蛋白仍下降,考虑仍有活动性出血。后加用重组人凝血因子Ⅶa,消化道出血停止。考虑患者 HLH 病情危重,消化道出血停止后予 DEP 方案治疗,患者临床症状逐渐好转,获得缓解。后续检查结果回报,穿孔素蛋白表达降低明显,进一步完善基因检查,发现 PRF1 基因存在复杂杂合错义突变[c.218G > A(p.C73Y),c.394G > A(p. G132R)](表 1-1,图 1-2,图 1-3),明确诊断为"原发性 HLH(家族性噬血细胞性淋巴组织细胞增多症 2 型,FHL2)"。后续行异基因造血干细胞移植术,目前术后状态良好,复查 EBV-DNA 已转阴,未出现 HLH 复发情况。

表 1-1　患者基因检测发现 PRF1 复杂杂合错义突变

基因	染色体位置	转录本编号	外显子	核苷酸变化	氨基酸变化	纯合/杂合	正常人中频率	致病性分析	遗传方式	疾病/表型	变异来源
	chr10-7236 0265	NM_0010 83116	exon2	c.394G > A	p.G 132R	het	0.000 01	Likely patho-genic	1. AR 2. SMu 3. AD	1. 家族性噬血细胞性淋巴组织细胞增多症 2 型 2. 家族性非霍奇金淋巴瘤 3. 再生障碍性贫血	父亲
PRF1	chr10-7236 0441	NM_0010 83116	exon2	c.218G > A	p.C 73Y	het	0.000 01	Likely patho-genic	1. AR 2. SMu 3. AD	1. 家族性噬血细胞性淋巴组织细胞增多症 2 型 2. 家族性非霍奇金淋巴瘤 3. 再生障碍性贫血	母亲

AR:常染色体隐性遗传;SMu:体细胞突变;AD:常染色体显性遗传

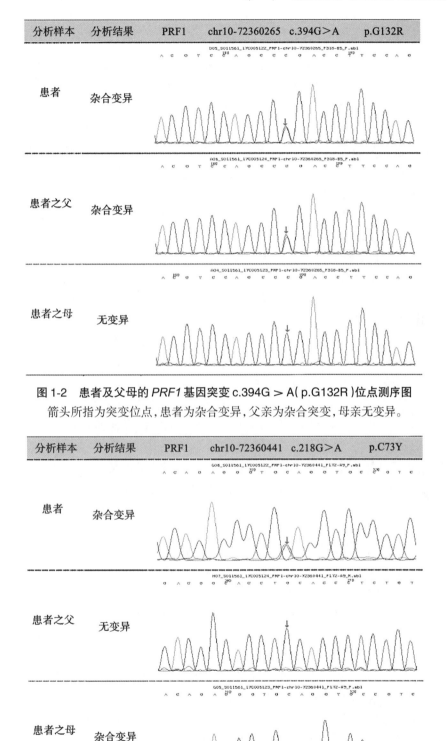

图 1-2　患者及父母的 *PRF1* 基因突变 c.394G ＞ A(p.G132R)位点测序图

箭头所指为突变位点,患者为杂合变异,父亲为杂合突变,母亲无变异。

图 1-3　患者及父母的 *PRF1* 基因突变 c.218G ＞ A(p.C37Y)位点测序图

箭头所指为突变位点,患者为杂合变异,父亲无变异,母亲为杂合突变。

分析与讨论：

原发性 HLH 是一种常染色体和 / 或性染色体隐性遗传病。该病例在诊断为原发 HLH 前，存在明确的 EBV 感染，而 EBV 相关 HLH 本身即为最常见的继发性 HLH 之一。由于基因检测周期时长较长，对于该病例早期，倾向为 EB 病毒继发 HLH 可能性大。而实际在临床诊疗过程中，对于 HLH 是继发于 EBV 感染，还是为自身基因缺陷引起的，对指导患者的临床、治疗、预后等都至关重要。①诊断 EBV-HLH 必须完善检查排除原发性 HLH 和恶性肿瘤，考虑到基因检测存在费用昂贵、周期较长的问题，早期完善原发性 HLH 相关蛋白表达检测、CD107a 脱颗粒功能检测、NK 细胞活性检测等检查，对协助进行快速鉴别诊断十分重要；②对于儿童 HLH 患者，尤其存在可疑家族史的患者，应注意警惕原发性 HLH 可能。实际上，原发 HLH 合并 EBV 感染并不罕见，有观点认为，EB 病毒在其中扮演了"诱发因素"的角色。经证实穿孔素双敲（Prf1−/−）小鼠可以存活，而只有当感染了淋巴细胞性脉络丛脑膜炎病毒（lymphocytic choriomeningitis virus, LCMV）时才表现出 HLH 症状，提示除了固有的免疫缺陷外，外界环境的触发因素如病毒感染等也共同参与到发病进程当中，尤其在成人原发性 HLH 中。对于存在遗传学缺陷基础的患者，外界触发因素的打击可能是启动 HLH 的机关。治疗上，对于原发性 HLH 患者来说，即使在诱导治疗后得到疾病的完全缓解，但由于缺陷基因的存在，HLH 复发只是时间上的问题。目前观点认为，一旦确诊原发性 HLH，进行异基因造血干细胞移植是达到长期缓解的唯一手段。但在供者的选择上，应注意供者是否合并 EB 病毒感染，是否存在蛋白表达异常，是否存在基因突变等等。尤其对于该例患者这种考虑为 EB 病毒诱发的原发性 HLH，供者的 EB 病毒感染状态十分重要。

HLH 合并凝血功能异常在临床中很常见，严重时可合并 DIC 甚至出血。HLH 本身的临床表现即存在血小板减少、纤维蛋白原下降，形成了诱发 DIC 的基础病理条件。HLH 的典型特点即炎症因子风暴对肝脏和血管内皮细胞所致的损伤，导致体内正常合成凝血因子的能力降低，vWF 明显升高，使血小板附壁，亦为诱发 DIC 形成的重要因素之一。合并 DIC 往往提示 HLH 的预后不良。因此，当 HLH 患者的血小板数量迅速降低，除了考虑炎症因子风暴所致血小板消耗原因之外，需警惕 DIC 已形成，应及早启动干预 DIC 的治疗，有利于保护脏器功能，提高 HLH 的救治成功率。一旦合并出血，治疗的选择往往十分棘手。一方面 HLH 原发病不断进展，另一方面需要止血治疗。对于此种情况，目前并没有统一明确的治疗手段。该例患者使用多种对症止血手段，甚至包括介入治疗，出血仍未得到有效控制。根据患者胃镜及腹部 CT 亦可发现，此类患者出血主要为一种弥漫性的多发渗血，仅栓塞某支血管等常规手段可能收效甚微。在既往多数的 HLH 合并出血的病例报道中，都提到使用Ⅶa 因子、人纤维蛋白原等治疗可能有效。本病例也是在使用Ⅶa 因子后，效果显著，后续成功止血。其内在的潜在机制目前仍不清楚，需要进一步的研究。但值得注意的是，出血一旦控制，需尽快开始 HLH 针对性治疗。本例患者出血停止后，开始进行针对 HLH 的化疗。在 HLH 获得缓解后，患者即未再出现合并出血情况。

专家点评：

HLH 在临床诊断过程中，病因的鉴别诊断十分重要。如患者存在 EB 病毒感染，在诊断 EB 病毒继发 HLH 时，应注意排除其他潜在疾病，包括原发性 HLH 合并 EB 病毒感染，甚至淋巴瘤 HLH 合并 EB 病毒感染、自身免疫病相关 HLH 合并 EB 病毒感染的情况。对于原发性 HLH，可以通过 CD107a 脱颗粒功能、原发性 HLH 相关蛋白表达等检查来协助早期识别。治疗方面，患者一旦确诊为原发性 HLH，往往需要进行异基因造血干细胞移植来达到长期缓解。此外，对于 HLH 合并出血的情况，出血性质往往为弥漫性出血，与 HLH 所合并的凝血功能异常及血小板减少可能相关。如常规止血支持治疗无效，可考虑使用Ⅶa 因子。在出血控制后，应尽早开始 HLH 针对治疗。

（宋　悦，王旖旎，张　嘉，金志丽，王　昭）

参考文献：

[1] ZHANG K, JORDAN M B, MARSH R A, et al. Hypomorphic mutations in PRF1, MUNC13-4, and STXBP2 are associated with adult-onset familial HLH[J]. Blood, 2011, 118(22): 5794-5798.

[2] YANG X, WADA T, IMADOME K, et al. Characterization of Epstein-Barr virus(EBV)-infected cells in EBV-associated hemophagocytic lymphohistiocytosis in two patients with X-linked lymphoproliferative syndrome type 1 and type 2[J]. Herpesviridae, 2012, 3(1): 1.

[3] ALLEN M, DE FUSCO C, LEGRAND F, et al. Familial hemophagocytic lymphohistiocytosis: how late can the onset be? [J] Haematologica, 2001, 86(5): 499-503.

[4] COHEN J I, NIEMELA J E, STODDARD J L, et al. Late-onset severe chronic active EBV in a patient for five years with mutations in STXBP2(MUNC18-2)and PRF1(perforin 1)[J]. J Clin Immunol, 2015, 35(5): 445-448.

[5] KIMURA H, HOSHINO Y, KANEGANE H, et al. Clinical and virologic characteristics of chronic active Epstein-Barr virus infection[J]. Blood, 2001, 98(2): 280-286.

病例 2
原发性噬血细胞性淋巴组织细胞增多症（*XIAP* 基因突变）

病例展示：

患者，男性，2 岁。主因"发热 2 周"入院。

患者临床表现为发热，Tmax 39.5℃，不伴畏寒寒战，不伴腹痛、腹泻、便血、皮疹、关节痛等。当地就诊，查体示：颈部触及数枚肿大淋巴结，肝肋下 6cm，剑突下 3cm，脾肋下 7cm。完善检查示：血常规 WBC 4.5×10^9/L，Hb 91g/L，PLT 97×10^9/L，异型淋巴细胞 24%；ALT 564U/L，TG 1.6mmol/L；Fg 1.29g/L；SF > 2 000μg/L；EBV-IgM 阳性；腹部超声提示肝脾大。当地考虑"传染性单核细胞增多症"，先后予更昔洛韦抗病毒、甲泼尼龙抗炎、丙种球蛋白冲击、复方甘草酸苷保肝治疗后，患儿仍间断发热。为进一步诊治，完善检查：WBC 5.09×10^9/L，NEU 0.25×10^9/L，Hb 90g/L，PLT 144×10^9/L，ALT 277.1U/L，TG 6.22mmol/L，Fg 1.50g/L，SF 630.9μg/L，NK 细胞活性 15.06%，CD107a：NK-ΔCD107a：2.41%，CTL-ΔCD107a：1.2%，XIAP：NK-ΔXIAP：35%，CTL-ΔXIAP：21%，EBV-DNA 8.84×10^4 拷贝 /mL，sCD25（sIL-2）6 653ng/L，骨髓穿刺检查未见噬血现象。

诊断：噬血细胞性淋巴组织细胞增多症。

诊疗经过：

治疗上予 HLH-2004 方案化疗，患者在 2 周获得完全缓解。经过 8 周规律化疗后，患者 EBV-DNA 载量降至 500 拷贝 /mL。

结合患者年龄、CD107a 降低、XIAP 蛋白表达降低，考虑患者原发性 HLH 可能性大，予完善基因检测，结果显示该患者的 X 染色体上的 *XIAP* 基因存在框架移码突变 [c.1038_1041delTTCA，（p.S347Lfs×6）]。为进一步了解该基因突变，对患者的家系进行调查，其系谱图如图 2-1 所示。家系调查结果显示：其 3 代内无幼年死于不明原因发热的家族史。基因测序结果证实该突变位点来源于其外公。患者的母亲及胞姊均为杂合子突变，同时患者的外公和表弟携带有相同的 *XIAP* 基因突变。进一步检测患者、其外公和表弟的 NK 细胞活性以及 XIAP 蛋白表达水平，结果显示家族中半合子成员 XIAP 蛋白表达水平均显著降低，如表 2-1、图 2-2、图 2-3 所示，家系中杂合子和无基因突变成员 XIAP 蛋白表达水平正常（包括患者的母亲及姨妈），如表 2-1、图 2-3 所示。EBV-DNA 定量结果显示患者发病期的病毒载量明显升高（最高可达 8.84×10^4 拷贝 /mL），同时其外公和其表弟也存在 EBV 感染，但病毒载量较低，如表 2-1 所示。

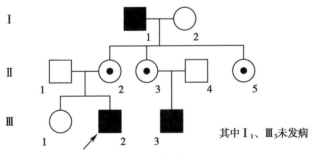

图 2-1　系谱图

Ⅲ-2 为 HLH 患者（箭头）。Ⅰ-1 和Ⅲ-3 与患者携带相同突变，但无 HLH 临床表现。
Ⅱ-2、Ⅱ-3、Ⅱ-5 为杂合子，无 HLH 临床表现。

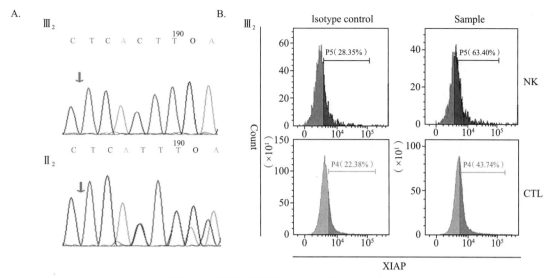

图 2-2　基因突变及患者 XIAP 流式表达图

A. 测序发现患儿（Ⅲ-2）及母亲（Ⅱ-2）*XIAP* 基因发生移码突变 [c.1038-1041delTTCA，（p. S347Lfs × 6）]，归类为"致病性"。B. XIAP 在 NK 细胞和 CTL 细胞中的表达水平明显降低。

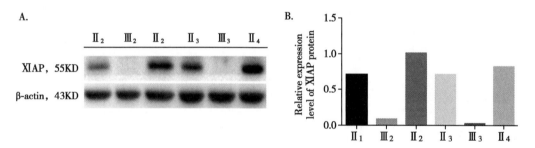

图 2-3　XIAP 蛋白表达量

A. XIAP 蛋白 Western blot 结果。B. 患者（Ⅲ-2）及表兄（Ⅲ-3）XIAP 表达水平明显降低，但母亲（Ⅱ-2）及姨妈（Ⅱ-3）XIAP 表达量正常。

表 2-1　NK 细胞活性、CD107a 水平和 XIAP 的表达量

	半合子			杂合子			无突变		
	Ⅲ₂	Ⅰ₁	Ⅲ₃	Ⅱ₂	Ⅱ₃	Ⅱ₅	Ⅰ₂	Ⅱ₁	Ⅱ₄
NK 细胞活性（%）	15.06	15.28	18.41	13.51	15.83	14.43	16.16	15.13	15.47
NK-ΔCD107a（%）	2.41	3.83	11.74	14.64	6.45	8.22	8.99	20.6	19.15
CTL-ΔCD107a（%）	1.2	3.7	3.4	7.8	6.9	2.0	4.4	1.3	5.3
NK-ΔXIAP（%）	35	N/A	29	44	63	48	59	76	—
CTL ΔXIAP（%）	21	N/A	26	27	53	34	41	56	—
EBV-DNA（拷贝/mL）	88 400	500	3 900	—	—	—	—	—	—

　　临床随访情况：患者 HLH 缓解后进行规律临床随访 32 个月，患者 EBV-DNA 持续低于 1 000 拷贝 /mL，sCD25 < 6 400ng/L、SF < 50μg/L（除外支原体感染期间），如图 2-4 所示，HLH 处于持续缓解状态。同时对患者的表弟、外公也进行了长达 28 个月的随访，无 HLH 的相关临床表现。

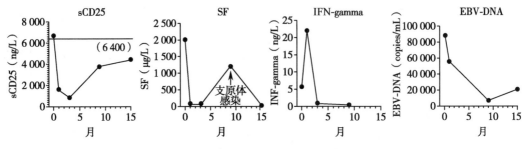

图 2-4　患者化疗前后实验室检查的变化

sCD25（标准值 < 6 400ng/L）、SF（在化疗后 9 个月因支原体肺炎感染而升高，对症治疗后下降），以及 IFN-γ 化疗后控制在较低水平。EBV-DNA 载量在化疗后处于可以接受的范围。

分析与讨论：

　　本病例展示患者临床表现为发热、血细胞三系降低、脾大、铁蛋白升高、甘油三酯升高、NK 细胞活性降低、sCD25 水平升高，可明确诊断 HLH。在进一步行家系调查中，发现患者、其表弟及其外公存在 *XIAP* 基因半合子突变，该突变位点为 *XIAP* [c.1038_1041delTTCA（p.S347Lfs × 6）]。我们进一步检索了 dbSNP、UniProt 以及 DAVID 等数据库，发现该突变位点未曾被发现或收录。基于此基因突变，进一步检测了 XIAP 蛋白的相关转录情况和蛋白表达量情况，结果显示患者的 XIAP 蛋白表达量存在显著下调的现象。该 *XIAP* 基因突变位点可以影响 XIAP 蛋白的表达情况。因此，推断该突变位点可能是潜在的致病突变位点。结合患者存在基因突变、符合诊断 HLH，因此考虑该患者诊断为 *XIAP* 缺陷所致 HLH。对于新发位点是否为可疑位点，除了进行家系调查从基因层面寻找其来源，还应该积极评估相应基因改变是否引起相关蛋白质和量的突变。

　　在本家系研究中，我们观察到存在 XIAP 表达降低的患者，在 EBV 载量较高时（10^4 拷贝 /mL）出现显著的症状，而当 EBV 载量得到有效控制后（≤ 10^3 拷贝 /mL），病情得到有效控制。同时，患者的表弟及外公虽存在 XIAP 表达量的降低，但未发病，相比于患者，他们的 EBV 载量均处于较低水平。

　　在治疗程中，我们发现患者在接受 HLH-2004 方案治疗后，HLH 达到完全缓解，EBV 的载量得到了有效地控制，NK 细胞及 CTL 细胞脱颗粒功能得到恢复。直至目前，在对其进行长达 32 个月的随访观察后，患者至今仍无 HLH 复发情况，目前已超过平均复发年限（1 年），间断检测患者 EBV 载量持续处于低水平。同时对患者姥爷及表弟进行随访观察，目前无 HLH 发病征象。因此，感染 EBV 的 *XIAP* 缺陷的 HLH 患者，控制 EBV 载量对控制 HLH 的病情有益处。

专家点评：

XLP-2 是由于 *XIAP* 基因缺陷所致的一种罕见的原发性免疫缺陷综合征（primary immunodeficiency syndrome, PIDs）。目前已报道的发病率为每 100 万男性 1～2 例。XLP-2 以 X 连锁方式遗传，因此，以男性发病为主，但在罕见的情况下，杂合子的女性可能由于 X 染色体失活而出现症状。既往研究显示：XLP-2 的相关基因突变定位在 Xq25 的 *XIAP* 基因，其主要效应是导致 XIAP 蛋白表达降低。XIAP 蛋白是一种凋亡抑制蛋白，广泛存在于全身，是 caspases-3、caspases-7、caspases-9 的强效抑制剂，具有抗凋亡作用。XLP-2 的临床表现多样，通常可表现为 HLH（常合并 EBV 感染）、脾大、低丙种球蛋白血症、炎症性肠病（inflammatory bowel disease, IBD）等。

XIAP 基因缺陷的患者易感 EBV。当 *XIAP* 缺陷的患者感染 EBV 时，由于基因突变导致 XIAP 蛋白表达量降低，CTL 细胞更容易发生凋亡，这导致 CTL 细胞对 EBV 感染的 B 细胞的清除能力下降。当 EBV 载量较高时，感染 EBV 的 B 细胞不能被 CTL 细胞完全清除，导致其持续刺激 CTL 细胞，引起 CTL 细胞持续扩增，分泌大量的细胞因子。二者形成恶性循环，最终诱导 HLH 的发生。因此，对于 EBV 作为 *XIAP* 缺陷患者发生 HLH 诱因的情况下，控制 EBV 载量对 *XIAP* 缺陷的 HLH 患者十分关键。

对于存在 *XIAP* 缺陷的 HLH 患者，标准的治疗方案包括 HLH-94 方案和 HLH-2004 方案，由于 *XIAP* 缺陷患者发生 HLH 与 EBV 相关，而 EB 病毒主要存在于 B 细胞内，CD20 单抗（利妥昔单抗）也被认为是一种有效的治疗方案。但是，这些患者得到有效治疗后，33%～67% 的患者会在 1 年内出现病情反复的现象。故有研究认为，对于 *XIAP* 缺陷的 HLH 患者，如想要获得长期生存，仍需行异基因造血干细胞移植（allogeneic hematopoietic cell transplantation, allo-HSCT）。但在一项对 19 例 *XIAP* 缺陷患者行 HSCT 的回顾性国际调查中，死亡率高达 86%。尽管减低强度的预处理方案可以使患者的移植死亡率下降，但在移植后可能出现混合嵌合、HLH 复发的情况。目前，国际上也有部分 *XIAP* 缺陷的 HLH 患者，在 HLH 得到控制而未进行造血干细胞移植的情况下获得长期存活（表 2-2）。因此，对于 *XIAP* 缺陷的 HLH 患者是否进行造血干细胞移植治疗仍存有争议。

表 2-2　*XIAP* 缺陷 HLH 患者中控制病情未进行移植患者随访情况

第一作者 / 年份	发病年龄（岁）	基因突变	治疗	随访时间（年）	结局
Ishimura M/2019	1	c.1045_1047delGAG, p.Glu349del	VP-16, 泼尼松龙, 丙种球蛋白	7	存活
Opat S/2017	17	c.644G > C, p.Arg215Pro	地塞米松	5	存活
Opat S/2017	18	c.644G > C, p.Arg215Pro	地塞米松	6	存活
Marsh R A/2010	6	c.868_869insT, p.Y290fx294	支持治疗	20	存活
Marsh R A/2010	7	c.997C > T, p.Q333X	支持治疗	10	存活
Marsh R A/2010	8	Delexion Exons 1-5	支持治疗	21	存活

在本例病例中,家系调查对于探索新发基因突变位点是否为潜在致病位点及探索相应发病机制有很重要的意义。除了完善家系成员的基因检查,该基因所对应的蛋白功能学检查也对分析该基因位点是否是潜在致病位点有着十分重要的意义。

（崔亭亭,王旖旎,张　嘉,金志丽,王　昭）

参考文献:

[1] RIGAUD S, FONDANECHE M C, LAMBERT N, et al. XIAP deficiency in humans causes an X-linked lymphoproliferative syndrome[J]. Nature, 2006, 444（7115）: 110-114.

[2] PACHLOPNIK S J, CANIONI D, MOSHOUS D, et al. Clinical similarities and differences of patients with X-linked lymphoproliferative syndrome type 1（XLP-1/SAP deficiency）versus type 2（XLP-2/XIAP deficiency）[J]. Blood, 2011, 117（5）: 1522-1529.

[3] PARVANEH N, FILIPOVICH A H, BORKHARDT A. Primary immunodeficiencies predisposed to Epstein-Barr virus-driven haematological diseases[J]. Brit J Haematol, 2013, 162（5）: 573-586.

[4] MARSH R A, RAO K, SATWANI P, et al. Allogeneic hematopoietic cell transplantation for XIAP deficiency: an international survey reveals poor outcomes[J]. Blood, 2013, 121（6）: 877-883.

[5] VARGHESE A S, LEE H, BONNEY D, et al. Complications of reduced intensity conditioning HSCT for XIAP deficiency（alloimmune cytopenias and HLH）successfully managed with donor lymphocyte infusion[J]. Pediatr Hematol Oncol, 2015, 37（3）: e198-199.

病例 3
原发性噬血细胞性淋巴组织细胞增多症（UNC13D 基因复杂杂合突变）合并弥漫大 B 细胞淋巴瘤

病例展示:

患者,女性,24 岁。主因"间断发热 1 年余"入院。

患者于 2013 年 10 月无明显诱因间断出现发热,最高体温达 38.2℃,不伴有其他症状,查血常规示轻度贫血,骨髓穿刺示增生性贫血,骨髓培养未见明显异常。后逐渐出现右侧腰背部、右侧锁骨区及胸骨区疼痛,外院行 PET-CT 扫描示:①鞍区混杂密度影,双侧肾上腺区及右肾软组织影,左侧附件区软组织影,肠系膜及大网膜、腹膜后多发淋巴结、全身骨骼弥漫 FDG 代谢异常增高灶,考虑恶性病变所致,淋巴瘤不除外,建议活检病理。②脾脏及骨骼反应性增生可能。③盆腔积液。遂行骨髓穿刺及骨髓活检术，未见明显异常细胞。1 个月后出现右颈部淋巴结肿大，外院行右颈部淋巴结活检示：送检小块组织，大部分为颌下腺组织，其内查见较多慢性炎细胞及少量异型细胞，另见小片淋巴组织，其内散在少量异型细胞，CD20、CD79a 及 k+67（＋），CD30、CD15 及 ALK（－）PAX5（－），结合临床及免疫组化，考虑为非霍奇金 B 细胞淋巴瘤，较可能为富于 T 细胞的大 B 细胞淋巴瘤。外院诊断为"弥漫大 B 细胞淋巴瘤"，予 R-CHOP 方案化疗 4 个疗程，复查 PET-CT 示：①非霍奇金淋巴瘤化疗后，与之前 PET-CT 图像比较，原所示病灶大部分消失或 FDG 代谢活性降低，上述多区域皮下结节、右上臂肌肉组织及右侧斜方肌稍低密度灶不同程度摄取 FDG，新发淋巴瘤病灶不能排除，请结合临床；②脾大；③透明隔间腔形成。予大剂量 MTX+Ara-c（甲氨蝶呤＋阿糖胞苷）方案化疗 4 个疗程，PET-CT 评估：新发左肩部前方皮下、左腰部皮下、右大腿上部外侧、皮下数个结节，考虑新发淋巴瘤病灶可能大。予 R-DHAP 方案（利妥昔单抗、顺铂、阿糖胞苷、地塞米松）化疗 1 个疗程，后出现右侧腹肋、腹股沟处出现多发肿块，于外院行右下腹淋巴结病理活检，我院会诊结果：皮下组织，以 T 细胞为主的淋巴组织不典型增生。再次予 ESHAP 方案（依托泊苷，甲泼尼龙，顺铂，阿糖胞苷）化疗 1 个疗程。1 个月前患者再次出现发热，最高体温 38.8℃，完善血常规示：WBC 2.97×10^9/L，Hb 95g/L，PLT 109×10^9/L，外院怀疑"恶性淋巴瘤合并噬血性淋巴组织细胞增多症"，予对症治疗后来我科就诊。2015 年 5 月入院后完善相关检查示：NK 细胞活性 12.27%，sCD25 39 018.6ng/L，SF 2 514.9μg/L，腹部 B 超示脾大，骨髓细胞学可见噬血现象，CD107a 检测示 ΔCD107a 表达阳性率明显降低，明确诊断为"噬血细胞性淋巴组织细胞增多症非霍奇金弥漫大 B 细胞淋巴瘤"。因患者 CD107a 表达阳性率明显降低，不除外"原发性噬血细胞性淋巴组织细胞增多症"可能，完善相关基因筛查发现：*UNC13D* 基因第 6 外显子存在杂合错义突变 c.407G＞A，预测值提示该位点倾向有害。*UNC13D* 基因第 8 外显子存在杂合无义突变 c.640C＞T，该位点曾被报道（表 3-1）。

修正诊断为"原发性噬血细胞性淋巴组织细胞增多症合并弥漫大 B 细胞淋巴瘤"。

表 3-1　该患者基因突变

基因	染色体位置	转录本编号	外显子	核苷酸变化	氨基酸变化	纯合/杂合	致病性分析	遗传方式
UNC13D	chr17-73838676	NM_199242	Exon6	c.407G＞A	p.C136Y	het	临床意义未明	AR
	chr17-73836886	NM_199242	Exon8	c.640C＞T	p.R214X	het	可能致病	AR

het：杂合；AR：常染色体隐性遗传。

诊疗经过：

予 DEP 方案治疗 3 个疗程。

于 2016 年 5 月行弟供姐 HLA 相合异基因造血干细胞移植,预处理方案为 VP-16/BuCy 方案,白细胞及血小板均于 +13 天植活。术后随访 4 年,患者无 HLH、淋巴瘤复发。

分析与讨论:

该病例的特点,一为成年原发性 HLH,一为合并淋巴瘤。本病例的关键点在于原发病的诊断。

患者为青年女性,诊断为淋巴瘤并进行化疗,后患者出现持续高热,伴有血象降低、NK 细胞活性降低、sCD25 升高、铁蛋白升高、脾大及噬血现象,故诊断 HLH 明确。患者完善功能学检查示 CD107a 降低。CD107a 降低时应高度警惕患者是否存在原发性 HLH 可能。CD107a 的测定原理为:当 NK 细胞和 CTL 细胞发挥细胞毒功能,溶细胞颗粒转运出胞时,CD107a 同时被转运至细胞膜表面并可被检测到。通过自然杀伤作用或抗体依赖的细胞介导的细胞毒性作用激发 NK 细胞或 CTL 细胞脱颗粒后,再使用流式细胞术对其 CD107a 分子增加的幅度进行检测。因此 CD107a 的测定可以反映细胞脱颗粒功能缺陷。而原发性 HLH 的本质是由于基因缺陷导致细胞毒功能缺陷和信号转导激活异常。该患者虽然为青年女性,但其存在不能解释的 CD107a 降低,在积极完善基因检查后,证实其存在原发性 HLH 基因缺陷。故主诊断修正为原发性 HLH。

原发性噬血细胞性淋巴组织细胞增多症(pHLH)大多数患者于幼年发病,疾病进展迅速、死亡率高。但随着分子诊断技术的进步,证实原发性 HLH 也可延迟至青少年期或成人期发病,目前国内发现的原发性 HLH 年龄最大为 56 岁,国外报道年龄最大为 75 岁。本例患者即为成年发病的原发性 HLH,由此可见年龄已不再能作为划分原发性 HLH 及继发性 HLH 的依据。原发性 HLH 成年才发病的确切机制目前仍无明确的理论,根据目前国内外的研究结果,认为原发性 HLH 在成人延迟发病与基因突变的位点、突变方式以及外界环境因素触发有关。有研究者认为 HLH 的发病模式表现为不同的缺陷基因在导致 HLH 时需要的刺激强度不同,不同的突变方式需要的刺激强度也不同。因此,成年人也不可忽视原发性 HLH 相关筛查。

UNC13D 基因突变导致的原发性 HLH 为家族性噬血细胞性淋巴组织细胞增多症(FHL)-3 型,定位于染色体 17q25.1,占 FHL 的 17%~30%,其编码 Munc13-4 蛋白对细胞毒性颗粒的出胞非常重要,此过程要求快速转运包含穿孔素的溶细胞颗粒至靶细胞黏附点,锚定并与细胞膜融合。Munc13-4 是参与囊泡启动的蛋白家族 Munc13 中的一员,通过调节囊泡膜上的可溶性 N-乙基马来酰亚胺敏感因子附着蛋白受体和靶细胞质膜上可溶性 N-乙基马来酰亚胺敏感因子附着蛋白之间的相互作用,形成可溶性 N-乙基马来酰亚胺敏感因子附着蛋白复合体从而介导细胞毒囊泡的膜融合。因此,*UNC13D* 基因突变患者细胞脱颗粒功能(CD107a)将出现受损。在实际的临床过程中,基因突变是诊断原发性 HLH 的金标准,但由于其检测周期通常需要 2~3 个月,因此,不能被纠正的细胞脱颗粒功能降低可以在疾病早期的快速鉴别诊断中起指向性作用。对于此类患者,积极完善基因筛查是十分必要的。

目前有研究表明 *UNC13D* 突变发生率在淋巴瘤患者中高于正常人,且在女性淋巴瘤患者中多见。该病例即为存在 *UNC13D* 突变的原发性 HLH 合并弥漫大 B 细胞淋巴瘤的女性患者。由此可见诊断为淋巴瘤的患者如出现细胞脱颗粒功能异常时不可忽视原发性 HLH 的可能。

　　UNC13D 基因突变并不影响分泌性颗粒的极化以及囊泡与靶细胞膜的锚定，但损伤了启动囊泡及接下来的溶细胞性酶的释放，导致靶细胞无法被正常杀灭，淋巴细胞细胞毒功能受损，免疫监督出现异常，可导致肿瘤的发生及免疫失控即 HLH 的发生。对于存在遗传学缺陷的原发性 HLH 患者，某些基因的改变可能与淋巴瘤的发生有一定关系。Henter 等分析了 79 名原发性 HLH 儿童的亲属，认为存在 FHL 相关基因杂合突变的人可能有罹患淋巴瘤的风险。

　　原发性 HLH 的治疗手段目前较为确切，大宗临床研究显示一旦原发性 HLH 获得确诊，尽早行异基因造血干细胞移植是唯一有望治愈的手段，关系到患者的长期生存及预后。该例患者在确诊后行同胞全相合异基因造血干细胞移植后获得了很好的疗效，原发性 HLH 及弥漫大 B 细胞淋巴瘤持续缓解无复发，由此再次证明异基因造血干细胞移植是治愈原发性 HLH 的有效手段。

专家点评：

　　结合本例病例思考：①年龄不是诊断原发性 HLH 的衡量标准，对于青年人，也不能忽略原发性 HLH 的可能。②即使已明确诊断淋巴瘤的 HLH 患者也不可忽视原发性 HLH 的可能。③细胞功能学的检测能初步快速判定是否存在原发性 HLH 可能，进而为是否进行基因检测提供依据。④存在 *UNC13D* 基因突变是淋巴瘤发病的高危因素。

（赖雯苑，王旖旎，张　嘉，金志丽，王　昭）

参考文献：

[1] LÖFSTEDT A, AHLM C, TESI B, et al. Haploinsufficiency of UNC13D increases the risk of lymphoma[J]. Cancer, 2019, 125(11): 1848-1854.

[2] WANG Y, WANG Z, ZHANG J, et al. Genetic features of late onset primary hemophagocytic lymphohistiocytosis in adolescence or adulthood[J]. PLoS One, 2014, 9(9): e107386.

[3] YAMAMOTO, K. Identification of novel MUNC13-4 mutations in familial haemophagocytic lymphohistiocytosis and functional analysis of MUNC13-4-deficient cytotoxic T lymphocytes[J]. J Med Genet, 2004, 41(10): 763.

[4] 高卓，王昭. 重视实验室检测对噬血细胞性淋巴组织细胞增多症的诊断价值 [J]. 中华检验医学杂志，2015, 38(11): 727-729.

> ## 病例 4
> ## 原发性噬血细胞性淋巴组织细胞增多症（*SH2D1A* 基因半合子错义突变）合并非霍奇金 T 细胞淋巴瘤

病例展示：

患者，男性，32 岁。2013 年 8 月无明显诱因出现间断发热，就诊于当地医院。完善血常规：WBC 11.27×10^9/L，Hb 115g/L，PLT 29×10^9/L；血生化指标：ALT 177U/L，AST 262U/L，TBIL 93.8μmol/L，TG 3.18mmol/L；凝血功能：Fg 1.54g/L；SF 5 851μg/L；EBV-DNA 4 000 拷贝/mL；腹部超声示：肝脾大；PET-CT 示：右侧扁桃体肿大代谢增高，颈部、纵隔多发代谢增高肿大淋巴结，肝脾大，骨髓弥漫性代谢轻度增高，双侧腋窝无代谢活性小淋巴结，感染性病变、血液系统恶性疾病均可出现上述影像学改变；颈部淋巴结活检：淋巴组织增生样改变，淋巴结构破坏，T 细胞显著增生，散在较多上皮样细胞浸润，考虑反应性增生；免疫组化示：CD2、CD3、CD5 显示 T 细胞阳性，CD20、CD79a 显示 B 细胞阳性，CD10（－）、Bcl-6（－）、TdT（－）、Bcl-2（－）、CD30（－）、CD56（－）、Mum1 部分细胞（＋）、CD38 及 CD138 显示浆细胞（＋）、κ（－）、λ（－）、Ki-67 阳性细胞占 25%。骨髓细胞学检查符合感染骨髓象，考虑病毒感染。予头孢类抗生素及阿昔洛韦治疗效果欠佳，患者仍间断发热。

患者于 2013 年 10 月就诊，血常规：WBC 1.48×10^9/L，NEU 0.44×10^9/L，Hb 106g/L，PLT 30×10^9/L；血生化指标：ALT 575U/L，AST 304U/L，TBIL 75.4μmol/L；EBV-DNA：88 000 拷贝/mL；sCD25：41 865ng/L；NK 细胞活性：11.08%；骨髓活检病理示：非霍奇金 T 细胞淋巴瘤累及骨髓。

诊断：噬血细胞性淋巴组织细胞增多症，非霍奇金 T 细胞淋巴瘤，EB 病毒感染。

诊疗经过：

予 E-CHOP 样（VP-16，环磷酰胺，多柔比星脂质体，长春新碱，甲泼尼龙 4mg·kg^{-1}·d^{-1}）方案化疗 3 个疗程，其间患者体温恢复正常，病情平稳。监测患者 NK 细胞活性，结果持续低于正常范围。追问患者病史：患者幼时易发热生病，患者姐姐的儿子曾经出现过与患者相似的症状，入院 1 周内死亡。故完善患者 HLH 相关基因筛查，结果示：*SH2D1A* 基因存在半合子错义突变 [c.32T > G（p.I11S）]（表 4-1），完善 *SH2D1A* 基因编码的相关蛋白 SAP 表达量显著降低（图 4-1），遂更正诊断为"原发性噬血细胞性淋巴组织细胞增多症，非霍奇金 T 细胞淋巴瘤，EB 病毒感染"。同时完善患者家属相关基因检查进行家系调查（图 4-2），该患者家系调查发现：先证者，男性，32 岁。先证者外祖父 30 多岁去世，死因不详，先证者大姐的儿子与先证者同期发病且症状相似，EB 病毒感染，入院 1 周去世。经 Sanger 测序法证实，先证者突变位点来源于其母亲，先证者的三位胞姐均发现携带相同致病位点（图4-3），先证者 *SH2D1A* 基因编码的相关蛋白 SAP 表达量显著降低。遂建议患者行异基因造血干细胞移植，向患者及家属交代异基因造血干细胞移植的必要性及相关风险，患者及家属拒绝。2014 年 3 月患者再次出现发热，完善检查示 SF 及 sCD25 明显升高，考虑 HLH 复发，2014 年 7 月于院外死亡。

表4-1　突变基因相关信息

基因	染色体位置	转录本编号	外显子	核苷酸变化	氨基酸变化	SIFT_score	Polyphen2_HDI v_score	遗传方式
SH2D1A	chrX	NM_001114937	exon1	c.32T>G	p.I11S	0.002	0.999	XR
	Xq25	NM_002351						

注：XR：X 连锁隐性遗传。

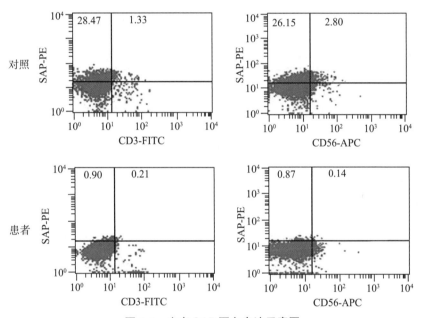

图 4-1　患者 SAP 蛋白表达示意图

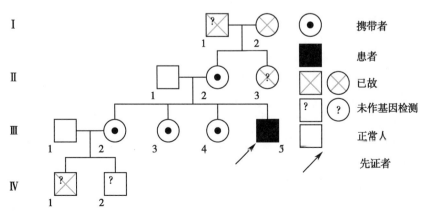

图 4-2　患者家系图

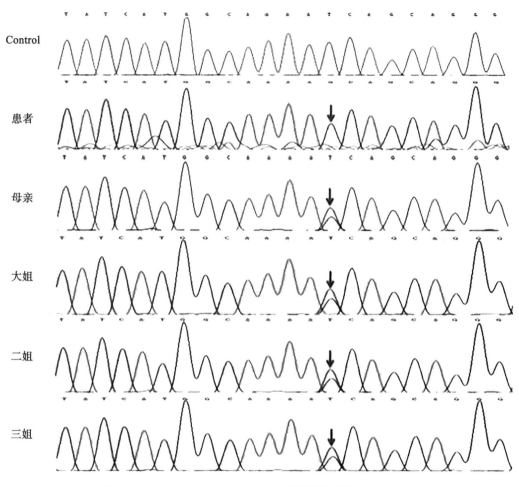

图 4-3　Sanger 测序 c.32T ＞ G 示意图（箭头所指为突变位点）

分析与讨论：

　　原发性噬血细胞性淋巴组织细胞增多症是一种常染色体和／或性染色体隐性遗传病，是以 T 淋巴细胞和巨噬细胞活化的失控以及炎性细胞因子过度生成为特征的免疫紊乱状态，基因缺陷引起的 NK 细胞和细胞毒性 T 细胞（CTL）功能的下降或缺如导致过度免疫激活是原发性 HLH 发病的基础。免疫学指标在早期诊断原发性 HLH 中具有重要作用，NK 细胞活性反映了机体的免疫缺陷状态。Janka 等发现原发性 HLH 患者 NK 细胞活性几乎均降低，因此及时检测 NK 细胞活性对早期诊断极为重要。与颗粒胞吐损害有关的基因缺陷导致了溶酶体相关膜糖蛋白 CD107a 转移到细胞表面的功能受损，ΔCD107a 检测可作为一种高效灵敏的鉴别原发性 HLH 的手段。对于存在 NK 细胞活性和／或 ΔCD107a 功能等免疫学指标明显降低或持续降低的患者，需完善 HLH 相关基因的检测，明确有无原发性 HLH 的可能。

X 连锁淋巴组织增殖性疾病（X-linked lymphoproliferative syndrome，XLP）为原发性 HLH 中的一类，其主要临床表现是由 EB 病毒感染触发的异常丙种球蛋白血症及淋巴瘤。该病为 X 连锁性遗传病，根据所涉及突变基因的不同，XLP 又可分为 XLP-1 和 XLP-2 两种类型。SH2D1A 基因及 BIRC4 基因两者的突变分别引起 XLP-1 和 XLP-2 疾病的发生，两基因均定位于 X 染色体长臂 25（Xq25）区附近。本例患者是由 SH2D1A 基因突变所致的 XLP-1 型，其编码产物为信号淋巴细胞活化分子（signaling lymphocytic activation molecule，SLAM）相关蛋白（SAP），SAP 是一种由 128 个氨基酸组成的胞浆蛋白，在 T 细胞及 NK 细胞内均可见表达，它是 SLAM 家族成员如蛋白酪氨酸磷酸酶 2（SHP-2）等含 SH-2 的信号分子的天然阻断剂。此外 SAP 可能参与 T 细胞与靶细胞的黏附和 T 细胞受体（T-cell receptor，TCR）介导的活动。SAP 的缺乏可使 T/B 细胞之间作用失衡从而使免疫功能受损导致 XLP 的一系列临床表现。

本文中患者因存在明确的淋巴瘤病理证据，起初诊断为"淋巴瘤相关 HLH"，然而患者的免疫学指标存在异常，追问病史发现患者存在可疑家族史。因此患者完善了 HLH 相关的基因检测，发现 SH2D1A 基因存在半合子错义突变 [c.32T > G（p.I11S）]，后更正诊断为"原发性 HLH 合并淋巴瘤"，同时完善患者家属相关基因检查进行家系调查，该患者家系调查发现：先证者外祖父 30 多岁去世，死因不详，先证者大姐的儿子与先证者同期发病且症状相似，EB 病毒感染，入院 1 周去世。经 Sanger 测序法证实，先证者突变位点来源于其母亲，先证者三位胞姐均发现携带相同致病位点。这强调了免疫学指标在原发性 HLH 诊断中具有重要地位，同时也强调了家系调查的重要性。

历史上，原发性 HLH 患者长期存活率很低。HLH 治疗的长期策略是纠正免疫缺陷，而对于原发性 HLH 患者，需要进行异基因造血干细胞移植来纠正潜在的基因缺陷。国际组织细胞协会在 HLH-94 方案中引用了 VP-16 和造血干细胞移植，这被认为是此方案中将 HLH 患者的总体生存率提高的主要原因。HLH-94 方案中推荐家族性 HLH 以及难治复发的 HLH 患者行异基因造血干细胞移植。2002 年 Henter 等报道了第一个多中心的前瞻性研究表明原发性 HLH 患者（n=119）联合化疗后达缓解再行造血干细胞移植可以获得明确治愈，随访 3 年总体生存率 55%，多数死亡发生在早期诊断后或移植前。Mahlaoui 等单中心报道了 38 名患者化疗后行造血干细胞移植，长期随访 14 年生存率类似。越来越多的临床研究表明，对于原发性 HLH 患者行异基因造血干细胞移植是唯一有望治愈的手段。根据 Purtil 的 XLP 研究中心数据：XLP 的预后差，总体病死率为 75%，其中在 10 岁之前的病死率可达 70%，而到 40 岁时其死亡率基本达 100%。有研究收集了 91 例 XLP-1 患者的临床信息，其中 32 患者出现 HLH。16 例患者经过异基因造血干细胞移植，8 例患者存活（50%）；16 例未接受异基因造血干细胞移植患者中，仅 3 例患者存活（18.8%），因此对于 XLP 患者，异基因造血干细胞移植是十分必要的。本病例报告中，我中心积极建议患者行异基因造血干细胞移植，但患者及家属拒绝，最终因 HLH 暴发去世。

对于存在遗传学缺陷的原发性 HLH 患者，某些基因的改变可能与淋巴瘤的发生有一定关系。SH2D1A 基因突变的患者易发生低丙种球蛋白血症，免疫缺陷，患淋巴瘤的风险增加。因此免疫学指标在原发性 HLH 诊断中具有重要地位，对于存在 NK 细胞活性和 / 或 ΔCD107a 功能等免疫学指标明显降低或持续降低的患者，即使找到了明确的淋巴瘤证据，即使患者为成年人,也不能忽视 HLH 相关基因的检测;原发性 HLH 患者本身存在基因缺陷,这类患者可能更易患淋巴瘤。

专家点评:

本例患者起初诊断为"非霍奇金 T 细胞淋巴瘤相关 HLH",因 NK 细胞活性结果持续低于正常范围,追问病史发现存在可疑家族史,后完善了原发性 HLH 基因检测,诊断为"原发性 HLH 伴非霍奇金 T 细胞淋巴瘤",并对患者进行了家系调查。

免疫学指标在原发性 HLH 诊断中具有重要地位,对于存在 NK 细胞活性和 / 或 ΔCD107a 功能等免疫学指标明显降低或持续降低的患者,需要警惕原发性 HLH 的可能。即使找到了明确的淋巴瘤证据,即使患者为成年人,也不能忽视 HLH 基因的检测。

XLP 的预后差,死亡率高,异基因造血干细胞移植是 XLP 目前唯一的治愈方法。

家系调查在原发性 HLH 诊断中具有重要地位,早期诊断原发性 HLH 需要阳性家族史作为支持依据。对于免疫学指标异常或疑似原发性 HLH 的患者进行家系调查,有助于明确诊断。对存在 HLH 致病基因突变患者的家族成员进行基因测序,并对存在相同受累基因改变的家族成员检测细胞毒功能及受累蛋白表达水平,不仅可以对家族中其他疑似原发性 HLH 患者进行早期诊断,更有助于亲缘间合适供者的选取。

(金志丽,王旖旎,张　嘉,王　昭)

参考文献:

[1] JANKA G E. Familial and acquired hemophagocytic lymphohistiocytosis[J]. Eur J Pediatr, 2007, 166(2): 95-109.

[2] BRYCESON Y T, PENDE D, MAUL-PAVICIC A, et al. A prospective evaluation of degranulation assays in the rapid diagnosis of familial hemophagocytic syndromes[J]. Blood, 2012, 119(12): 2754-2763.

[3] HENTER J I, SAMUELSSON-HORNE A, ARICO M, et al. Treatment of hemophagocytic lymphohistiocytosis with HLH-94 immunochemotherapy and bone marrow transplantation[J]. Blood, 2002, 100: 2367-2373.

[4] MAHLAOUI N, OUACHEE-CHARDIN M, DE SAINT BASILE G, et al. Immunotherapy of familial hemophagocytic lymphohistiocytosis with antithymocyte globulins: a single-center retrospective report of 38 patients[J]. Pediatrics, 2007, 120: 622-628.

[5] LÖFSTEDT A, CHIANG SC, ONELÖV E, et al. Cancer risk in relatives of patients with a primary disorder of lymphocyte cytotoxicity: a retrospective cohort study[J]. Lancet Haematol, 2015, 2(12): 536-542.

病例 5
原发性噬血细胞性淋巴组织细胞增多症（*PRF1* 基因复杂杂合错义突变）
合并非特指型外周 T 细胞淋巴瘤

病例展示：

患者，女性，18 岁。2016 年 5 月因"间断发热 5 个月余"就诊于当地医院。血常规：WBC 3.12×10^9/L，Hb 93g/L，PLT 27×10^9/L；TG 4.89mmol/L；凝血功能：Fg 1.16g/L；SF 2 674μg/L；腹部超声示：脾大；骨髓细胞学检查：可见噬血现象；EBV-DNA 3 290 拷贝/mL；脾脏病理示：脾脏髓外三系造血及 T 淋巴细胞增生，脾脏可见噬血现象。诊断为"噬血细胞性淋巴组织细胞增多症、EB 病毒感染"，予 HLH-94（甲泼尼龙 +VP-16）方案治疗后体温恢复正常。2016 年 7 月复查骨髓活检示：骨髓 T 淋巴细胞增生性疾病，不能除外 T 细胞淋巴瘤。2016 年 8 月患者出现左颌下淋巴结肿大，淋巴结活检示：淋巴结结构完全破坏，其中可见弥漫中等大的淋巴样细胞增生，核不规则扭曲，成片分布，淋巴结边缘窦消失。免疫组化结果：异型淋巴样细胞 CD3（+++），CD20（散在 B 细胞 +），CD21（-），CD79a（散在 B 细胞 +），CD30（散在 +），CD56（-），CD10（-），CD5（弱 +），CD2（+++），CD7（+++），CD4（反应性 +），CD8（+++），TIA-1（+++），GrB（+++），Ki-67（80%+），PD-1（+++），C-myc（30%+）。EB 病毒原位杂交：EBERs（-，同 B 细胞表达方式 +）。病理诊断：（颈部淋巴结）非霍奇金淋巴瘤，T 细胞性，非特指型外周 T 细胞淋巴瘤，伴有 EB 病毒阳性的活化 B 细胞。

诊断：噬血细胞性淋巴组织细胞增多症、非特指型外周 T 细胞淋巴瘤、EB 病毒感染。

诊疗经过：

2016 年 9 月行 AA-BB-CC 方案的 AA 方案（地塞米松，异环磷酰胺，长春新碱，甲氨蝶呤，VP-16，阿糖胞苷）化疗，患者体温正常，复查颈部淋巴结较前缩小。化疗间期再次出现发热，遂转至我院继续治疗。2016 年 11 月就诊于我院，完善检查，NK 细胞活性 11.29%，sCD25：8 126ng/L，PRF1 蛋白表达明显降低，诊断为"噬血细胞性淋巴组织细胞增多症、非特指型外周 T 细胞淋巴瘤、EB 病毒感染"。予 R-L-ECHOP（利妥昔单抗，培门冬酶，VP-16，环磷酰胺，多柔比星，长春新碱，泼尼松）方案化疗。2016 年 12 月行 L-ECHOP（培门冬酶，VP-16，环磷酰胺，多柔比星，长春新碱，泼尼松）方案化疗。于 2017 年 2 月行 L-CHOP（培门冬酶，环磷酰胺，多柔比星，长春新碱，泼尼松）方案化疗，期间患者体温正常，病情稳定。因患者 NK 细胞活性及 PRF1 蛋白表达明显降低，遂完善原发性 HLH 基因筛查示：*PRF1* 基因存在复杂杂合错义突变 [c.46C > T（p.P16S）] 和 [c.1066C > T（p.R356W）]（表 5-1），遂更正诊断为"原发性噬血细胞性淋巴组织细胞增多症，非特指型外周 T 细胞淋巴瘤，EB 病毒感染"。家系调查经 Sanger 测序证实，上述两个突变位点分别来源于父母双方（图 5-1）。故完善患者 HLA 配型及移植前查体。患者肺部多发结节影，经结核病医院会诊考虑为"肺结核"，予以抗结核治疗，暂不具备移植条件。2017 年 4 月、2017 年 6 月予 DEP（多柔比星脂质体，VP-16，甲泼尼龙）方案化疗，定期门诊随诊。

表 5-1　突变基因相关信息

基因	染色体位置	转录本编号	外显子	核苷酸变化	氨基酸变化	SIFT_score	Polyphen2_HDIV_score	遗传方式
PRF1	chr10 10q22.1	NM_001083116 NM_005041	exon2	c.46C>T	p.P16S	0.19	0.995	AR
	chr10 10q22.1	NM_001083116 NM_005041	exon3	c.1066C>T	p.R356W	0.016	0.208	AR

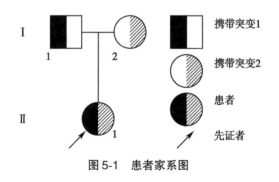

图 5-1　患者家系图

2018 年 3 月患者再次出现发热伴血小板明显降低；sCD25：30 000ng/L；PET-CT 提示：右侧腹股沟淋巴结新发且代谢增高。完善右侧腹股沟淋巴结穿刺活检病理示：组织中可见表达细胞毒性标记物的 T 细胞增生伴 EB 病毒感染，难以区分是 EB 病毒阳性的 T 细胞淋巴组织增殖性疾病还是 T 细胞淋巴瘤。于 2018 年 4 月行 L-ECHOP（培门冬酶，VP-16，环磷酰胺，多柔比星，长春新碱，泼尼松）方案化疗 1 个疗程后患者体温恢复正常。2018 年 5 月行 E-CHOP（VP-16，环磷酰胺，多柔比星脂质体，长春新碱，地塞米松）方案化疗同时再次完善移植前查体。2018 年 7 月行 TBI/CY 方案预处理进行异基因造血干细胞移植，供者为其父亲（NK 细胞活性及穿孔素功能正常），白细胞于 +13 天植活，血小板于 +15 天植活，期间病情平稳，2018 年 10 月患者出现急性移植物抗宿主病伴咯血，于 2018 年 11 月因肺泡出血去世。

分析与讨论：

　　原发性 HLH 是一种常染色体和／或性染色体隐性遗传病，是以 T 淋巴细胞和巨噬细胞活化的失控以及炎性细胞因子过度生成为特征的免疫紊乱状态，可分为家族性 HLH

（FHL）、免疫缺陷综合征以及 EB 病毒驱动型 HLH。最初诊断原发性 HLH 要求患者年幼发病，并有阳性家族史作为支持依据。直至 20 世纪末，巴黎的研究组发现了首个原发性 HLH 相关基因图谱。国际组织细胞协会据此制定了 HLH-2004 诊断指南，明确指出基因缺陷是原发性 HLH 确诊的金标准。目前已知的原发性 HLH 相关基因至少有 12 种，包括 *PRF1*、*UNC13D*、*STX11*、*STXBP2*、*SH2D1A*、*BIRC4*、*RAB27A*、*LYST*、*ADTB3A*、*ITK*、*CD27* 和 *XMEN*。在随后的研究中发现，基因序列的改变也可以在成人 HLH 患者中出现。随着成人原发性 HLH 被陆续报道和被逐渐认识，年龄已不再作为其诊断依据。目前主要认为原发性 HLH 在成人延迟发病可能与基因突变的位点、突变方式以及是否存在触发环节有关。如 Ueda I 等对儿童 HLH 基因突变进行分析，认为经典的婴幼儿期发病的 HLH 多为无义突变和框架移码，而错义突变可以在年龄较大后发病。Pagel J 等发现 *STXBP2* 剪切位点突变与无义突变相比，发病年龄更大，中位年龄分别为 4.1 岁和 2 个月。部分原发性 HLH 属于 EB 病毒驱动型，如 *SH2D1A*、*XIAP*、*ITK*、*CD27* 等，在缺少外界因素打击之前，发病只是时间问题。

免疫学指标在早期诊断原发性 HLH 中具有重要作用。NK 细胞活性降低或缺如是 HLH-2004 诊断标准中重要的一项，反映了机体的免疫缺陷状态。Janka 等发现原发性 HLH 患者在疾病早期 NK 细胞活性几乎均降低，因此及时检测 NK 细胞活性对早期诊断极为重要。免疫学检测指标的时效性明显优于基因检测，国际上关于 HLH 诊断流程的研究将其作为快速筛查原发性 HLH 的有效手段。但免疫学检测不能完全替代基因检测，一旦免疫学指标提示 HLH 患者存在遗传基础，分子鉴定需进一步进行。此例患者在诊断为"原发性噬血细胞性淋巴组织细胞增多症"前，已经发现明确的淋巴瘤病理证据同时合并了 EB 病毒感染，因此对于存在免疫学指标明显减低或持续减低的患者，即使找到了明确的淋巴瘤证据，即使存在其他 HLH 常见诱因累及（如 EB 病毒感染），即使患者为成年人，也不能忽视 HLH 相关基因的检测。

本例患者 *PRF1* 基因存在复杂杂合错义突变 [c.46C > T（p.P16S）] 和 [c.1066C > T（p.R356W）]。*PRF1* 基因突变首次于 1999 年由 Stepp 等报道，其编码蛋白（穿孔素）是一种 Ca^{2+} 依赖性、补体样可溶性成孔溶细胞蛋白，存在于 NK 细胞和 $CD8^+$ 细胞毒性 T 淋巴细胞（CTLs）内。穿孔素 / 颗粒酶途径是 NK 细胞和 CTLs 杀伤靶细胞的最主要途径。细胞毒细胞一旦和靶细胞黏附，细胞内的细胞骨架支架（微管组织中心，MTOC）旋转位置后锚定到黏附点，并在此形成细胞毒性免疫突触。细胞毒性颗粒沿着 MTOC 被运送至免疫突触并脱颗粒，保证穿孔素和颗粒酶 B 进入细胞毒性细胞和靶细胞的连接区，穿孔素的作用是在靶细胞膜上形成多聚穿孔素管状通道，然后使颗粒酶 B 进入靶细胞，从而诱导靶细胞凋亡，同时这种异常的通道改变了细胞渗透压，最终导致靶细胞溶解。当 *PRF1* 基因突变时，穿孔素的表达、活性及稳定性下降，此时受损的穿孔素无法顺利在靶细胞膜上形成管道，造成对靶细胞的杀灭作用受损，大量炎症因子累积失控，进而导致 HLH。

活动性原发性 HLH 患者若无及时有效的治疗生存期大约只有 2 个月。对于原发性 HLH，异基因造血干细胞移植是纠正免疫缺陷的必要手段。关于移植供者的选择，临床研究证实，如果没有 HLA 相合供者，单倍体供者是可行的。而对于原发性 HLH 患者进行供者选择时，亲缘供者需要评估其是否存在潜在 HLH 发病倾向的可能，可完善家系基因调查选择合适的供者。同时也需要对供者进行患者所对应的缺陷基因相关蛋白功能的评估。本例患者的供者为其父亲,其父亲在 *PRF1* 基因存在杂合错义突变,但是 NK 细胞活性及穿孔素功能均为正常范围,因而可以作为供者。因此,免疫学指标及原发性 HLH 基因筛查在成人原发性 HLH 诊断及选取合适供者方面具有重要意义。

专家点评:

本例患者是 18 岁的成年人,明确存在“非特指型外周 T 细胞淋巴瘤”的肿瘤性证据,同时合并了 EB 病毒感染,因 NK 细胞活性持续低于正常范围,完善了原发性 HLH 的基因筛查,后发现为原发性 HLH。

随着成人原发性 HLH 被陆续报道和被逐渐认识,年龄已不再作为原发性 HLH 的诊断依据。免疫学指标在原发性 HLH 诊断中具有重要地位,对于存在免疫学指标明显减低或持续减低的患者,需要警惕原发性 HLH 的可能。原发性 HLH 患者因为存在基因缺陷往往存在免疫功能障碍,这类患者更容易被 EB 病毒感染或者发生淋巴瘤等其他肿瘤性疾病。因此对于 HLH 患者,即使患者年龄较大,没有家族史;即使找到了明确的淋巴瘤证据或是存在其他 HLH 常见诱因,也不能忽视原发性 HLH 的可能,必要时需要完善原发性 HLH 相关基因的检测。

对于原发性 HLH 患者,异基因造血干细胞移植是唯一有望治愈的手段,因此建议原发性 HLH 患者积极进行异基因造血干细胞移植。而原发性 HLH 患者进行移植时,供者的选择需要更加谨慎,亲缘供者需进行 NK 细胞活性和 ΔCD107a 检测以及患者所对应的缺陷基因相关蛋白功能检测,必要时需进行原发性 HLH 基因筛查,排除原发性 HLH 的可能。

(金志丽,王旖旎,张　嘉,王　昭)

参考文献:

[1] CHANDRAKASAN S, FILIPOVICH A H. Hemophagocytic lymphohistiocytosis: advances in pathophysiology, diagnosis, and treatment[J]. J Pediatr, 2013, 163(5): 1253-1259.

[2] UEDA I, ISHII E, MORIMOTO A, et al. Correlation between phenotypic heterogeneity and gene mutational characteristics in familialhemophagocytic lymphohistiocytosis(FHL)[J]. Pediatr Blood Cancer, 2006, 46 (4): 482-488.

[3] JANKA G E. Familial and acquired hemophagocytic lymphohistiocytosis[J]. Eur J Pediatr, 2007, 166(2): 95-109.

[4] BRYCESON Y T, PENDE D, MAUL-PAVICIC A, et al. A prospective evaluation of degranulation assays in the rapid diagnosis of familialhemophagocytic syndromes[J]. Blood, 2012, 119(12): 2754-2763.

[5] PAGEL J, BEUTEL K, LEHMBERG K, et al. Distinct mutations in STXBP2 are associated with variable clinical presentations in patients with familial hemophagocytic lymphohistiocytosis type 5(FHL5)[J]. Blood, 2012, 119(25): 6016-6024.

病例 6
以中枢神经系统症状为首发和主要表现的原发性噬血细胞性淋巴组织细胞增多症

病例展示：

患者，男性，14 岁。主因"间断头晕、视物模糊 5 年余，肢体运动障碍 3 年余"入院。

患者 5 年前（8 岁 9 个月）无明显诱因出现间断头晕及视物模糊，伴情绪改变，表现为精神烦躁及学习成绩下降。不伴发热、恶心和呕吐，未予特殊诊治，半年后上述症状自行缓解，偶诉头晕。3 年前（10 岁 8 个月）患者无明显诱因出现双下肢无力及行走不稳，逐渐加重并出现下蹲后无法起立，不能独自上下楼梯，伴头晕加重，伴恶心、呕吐及纳差。头颅磁共振：双侧小脑半球及蚓部、右侧枕叶、双侧基底核区异常信号。腰椎穿刺：压力 165mmH$_2$O，有核细胞 767×10^6/L，单个核细胞 89%，蛋白 1 262mg/L（正常值＜450mg/L），糖 3.83mmol/L（2.8~4.5mmol/L），氯 121mmol/L（120~132mmol/L）。诊断：脑膜脑炎？急性播散性脑脊髓炎？予抗感染、抗病毒和甲泼尼龙治疗后症状明显好转，基本恢复至病前状态。甲泼尼龙减停（总疗程约 20 天）后再次出现上述症状。复查腰椎穿刺：压力 130mmH$_2$O，有核细胞 116×10^6/L，单个核细胞 80%，蛋白 1 372mg/L（正常值＜450mg/L），糖 2.8mmol/L（2.8~4.5mmol/L），氯 116mmol/L（120~132mmol/L）。脑脊液：ADA 1U/L（正常值范围 4~18U/L）。脑脊液病毒：阴性。诊断：结核性脑膜炎可能性大。予异烟肼、利福平和吡嗪酰胺试验性抗结核治疗。患儿病情仍持续加重，逐渐出现双下肢无力加重，无法行走，且逐渐出现双上肢运动障碍，表现为无法准确使用筷子进食，渐进展，严重时抬头、翻身困难；伴间断头晕、恶心、呕吐和视物模糊，饮水呛咳，言语含糊不清，间断排尿障碍。2 年前患者间断出现癫痫发作，表现为双眼上翻伴咂嘴样动作，右手节律性抽动，持续约 3~4 分钟。且间断发热，体温最高 38.5℃，当地医院抗感染及激素治疗后可间断降至正常，持续 20 余天后热退，发热后出现运动障碍加重，不能扶走。智力量表：总智商 69 分，言语推理 82 分，知觉推理 67 分。甲状腺功能及甲状腺抗体正常。促肾上腺皮质激素（adreno-cortico-tropic-hormone，ACTH）2.61pg/ml，皮质醇 2.39μg/dl，血清睾酮 0.1ng/ml，儿童内分泌科会诊考虑患儿青春期尚未发育。血常规：WBC 2.91×10^9/L，GR 0.76×10^9/L，Hb 126g/L，PLT 143×10^9/L。头颅磁共振：两侧半卵圆中心，放射冠，侧脑室旁，胼胝体压部，两侧内囊后肢及两侧额、顶、枕叶皮质下白质区，两侧小脑半球及脑干多发异常信号，小脑多发陈旧出血（图 6-1）。家族史无特殊。

诊断：中枢神经系统炎症性脱髓鞘，AQP4-IgG 阴性视神经脊髓炎谱系疾病？

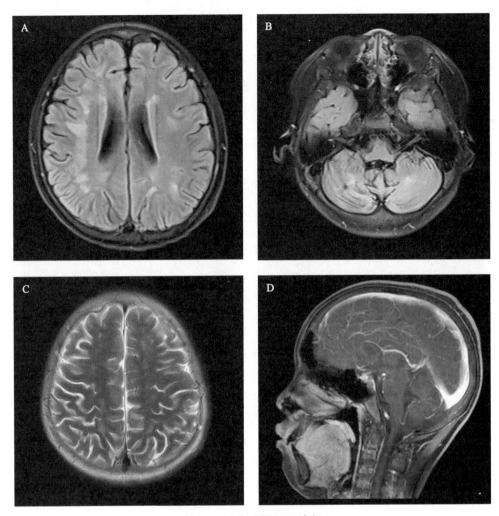

图 6-1 患者头颅 MRI 诊断

脑白质病变；双侧小脑半球异常信号，陈旧出血灶可能；双侧部分软脑膜似稍增厚并强化。
A. 双侧额顶叶皮质下及侧脑室周围白质区多发斑片状异常信号，T_2W_1 呈高信号，边界模糊。
B. 双侧小脑半球可见点状、小片状异常信号，T_2W_1 FLAIR 呈低信号，DW1 呈低信号。C. T_2 增强扫描双侧部分软脑膜似稍增厚并强化。D. T_1 软脑膜似稍增厚并强化。

诊疗经过：

大剂量丙种球蛋白、甲泼尼龙冲击治疗，环孢素口服。患者头晕、恶心较前好转，行走较前好转，可扶走。双上肢精细动作欠佳，构音及吞咽困难好转，偶有排尿延迟，未再发热。停用激素后，病情反复发作。

查体：T 36.5℃，P 76 次/min，R 18 次/min，BP 115/70mmHg。神清，精神可，颜面部、四肢、背部毛发增多，全身淋巴结未及肿大，心肺（－），肝、脾肋下未及。神经系统：神志清楚，100-7……可计算到 65，双眼视力 0.8，语速稍慢，余脑神经（－）。可扶走，步态欠稳，双上肢肌力Ⅴ级，双下肢肌力近端Ⅲ级，远端Ⅳ级，双下肢肌张力高，双膝腱反射活跃，踝阵挛阳性，双侧 Babinski 征、Hoffmann 征均阳性，脑膜刺激征阴性。

进一步检查 NK 细胞活性：14.11%。骨髓穿刺：偶见噬血现象。sCD25（sIL-2）：976ng/L。SF：33.4μg/L。TG：2.08mmol/L。EBV-DNA：全血及血浆均小于最低检出限。腹部超声：脾厚 4.0cm，长约 11.9cm。穿孔素蛋白：NK 细胞和 CTL 细胞均低于检测值下限。穿孔素基因检测发现 PRF1 基因突变（表 6-1）。

修正诊断：家族性噬血细胞性淋巴组织细胞增多症 2 型，中枢神经系统受累。

治疗：异基因造血干细胞移植。

表 6-1　患者穿孔素基因突变位点

基因	序号	染色体位置	核酸改变（外显子号）	氨基酸改变（变体号）	RS 号	MAF	ACMG 致病等级	先证者（男）	父	母（正常）	相关疾病及遗传方式
PRF1	1	Chr10：72360594	c.65de1C（exon2）	p.P22Rfs×29（NM_001083116）	rs761651233	0.0001	致病	杂合	未知	野生型	噬血细胞淋巴组织细胞增多症 2 型（603553），AR
	2	Chr10：72360156＞A	c.503G＞A（exon2）	p.S168N（NM_001083116）	rs779399414	0.0003	可能致病	杂合	未知	杂合	

注：AR：常染色体隐性遗传。

分析与讨论：

患者青年男性，病程 5 年余。本例患者 8 岁 9 个月开始发病，且起病主要症状为精神和神经系统症状，并没有发热、血细胞减少、肝脾大和肝功能异常等 HLH 的典型表现。患者非原发性 HLH 高发年龄段发病，且无相关家族病史，无典型 HLH 的全身表现，故易于误诊。

中枢神经系统（central nervous system，CNS）-HLH 临床表现不具特异性，常与受累部位、范围及程度有关。本例患者以精神症状起病，头晕、视物模糊、情绪改变，后期逐渐出现神经系统症状，四肢运动障碍，抬头、翻身困难，饮水呛咳、言语不清，排尿障碍和癫痫发作。早期就诊于多家医院的神经内科，曾被误诊为脑膜脑炎及结核性脑膜炎等，给予抗感染和抗结核等治疗，症状无好转，反而加重。而给予丙种球蛋白、甲泼尼龙、环孢素治疗后症状可明显缓解。

患者 PRF1 表达率在 NK 细胞和 CTL 细胞均低于检测值下限，进而进一步查基因检测发现穿孔素基因突变位点结果。结合其发热、NK 细胞活性下降、骨髓穿刺发现噬血现象，根据 HLH-2004 诊断标准患者最终确诊"家族性噬血细胞性淋巴组织细胞增多症 2 型，中枢神经系统受累"。

专家点评：

原发性 HLH 具有明确的家族遗传和 / 或基因缺陷，通常于幼年发病，70%～80% 患者在 1 岁以内发病，90% 在 2 岁以内发病。然而随着分子诊断技术的进步，证实原发性 HLH 也可迟至青少年期或成人期发病。

CNS-HLH 可以出现在疾病起病时、治疗期间、治疗后及疾病复发时。据报道 30%～73% 的 HLH 患者存在中枢神经系统受累。但是单纯以神经系统症状作为 HLH 首发症状的报道罕见，需要引起临床高度注意。CNS-HLH 可以出现神经系统症状，如昏迷、癫痫、脑膜炎、脑脊髓炎、海绵窦综合征和脑出血，也可能表现出精神改变，包括情绪障碍、谵妄等。癫痫是最常见的神经系统障碍，见于 33%～83% 的 CNS-HLH 患儿。CNS-HLH 临床表现不具特异性，常与受累部位、范围及程度有关。此外，以 CNS 症状为首发表现的 HLH 罕见，仅有个例报道，如 Pastula 等曾报道了 1 例表现为进展性左侧偏瘫及失语的患者，最终通过尸检证实为 HLH。

HLH 患者可伴有脑脊液（cerebrospinal fluid, CSF）异常，如细胞增多、蛋白增高、和 / 或嗜血现象。CSF 细胞增多可见于 10%～47% 的 HLH 患者。CSF 蛋白水平升高见于 11%～41% 的 HLH 患者，但常为轻度升高（500～1 000mg/L，正常范围为 150～400mg/L），不明原因的脑病患儿 CSF 蛋白水平升高需要怀疑 HLH 的神经炎。据报道嗜血现象存在于 91% 的 HLH 患者脑活检病理，主要位于脑膜，较少见于 CSF（39%）。本例患者多次 CSF 检查均发现有核细胞增多，以单核细胞为主，蛋白轻度升高，与 CNS-HLH 的脑脊液异常相符合。

脑部 MRI 检查是怀疑 CNS-HLH 受累首选的成像方式。CNS-HLH 的 MRI 表现包括组织细胞和淋巴细胞浸润导致的弥漫性软脑膜强化和血管周围强化，T_2 加权高信号的大脑、小脑和脊髓的白质变性，脑实质坏死病灶的环形增强，和弥漫性大脑和小脑萎缩。本例患者头颅 MRI 双侧小脑半球及蚓部、右侧枕叶、双侧基底核区异常信号。提示本例患者以脑实质损伤为主。

CNS-HLH 定义为 HLH 发病时或病程中存在神经系统症状 / 体征或脑脊液细胞和 / 或蛋白质异常或头颅影像学存在脑实质或脑膜异常改变者。虽然 CNS 疾病的定义仍存在争议，但是存在共识认为活化的淋巴细胞和巨噬细胞浸润脑膜和脑。CNS-HLH 分为三个病理阶段：Ⅰ期脑膜炎症，Ⅱ期血管周围浸润，Ⅲ期大量的组织浸润、血管破坏和组织坏死。早期的临床症状和 MRI 异常在治疗后可能改善。虽然 HLH-2004 诊断标准中不包括神经症状，但是一个不明原因中枢神经系统症状的患者需要考虑 HLH 的可能，即使患者没有发热、全血细胞减少和肝、脾大等典型 HLH 症状。早期诊断和早期治疗 CNS-HLH 可能对于预防不可逆的 CNS 损伤和改善预后非常重要。

（王晶石，张　嘉，王旖旎，金志丽，王　昭）

参考文献：

----

[1] REGO I, SEVERINO M, MICALIZZI C, et al. Neuroradiologic findings and follow-up with magnetic resonanceimaging of the genetic forms of haemophagocytic lymphohistiocytosis with CNS involvement[J]. Pediatr Blood Cancer, 2012, 58(5): 810-814.

[2] DEIVA K, MAHLAOUI N, BEAUDONNET F, et al. CNS involvement at the onset of primary

hemophagocytic lymphohistiocytosis[J]. Neurology, 2012, 78(15): 1150-1156.

[3] GHOLAM C, GRIGORIADOU S, GILMOUR K C, et al. Familial haemophagocytic lymphohistiocytosis: advances in the genetic basis, diagnosis and management[J]. Clin Exp Immunol, 2011, 163(3): 271-283.

[4] JOVANOVIC A, KUZMANOVIC M, KRAVLJANAC R, et al. Central nervous system involvement in hemophagocytic lymphohistiocytosis: a single-center experience[J]. Pediatr Neurol, 2014, 50(3): 233-237.

[5] PASTULA D M, BURISH M, REIS G F, et al. Adult-onset central nervous system hemophagocytic lymphohistiocytosis: a case report[J]. BMC Neurol, 2015, 15: 203.

[6] WANG J, TUO H, WU L, et al. Neurological symptoms of familial hemophagocytic lymphohistiocytosis type 2[J]. J Integr Neurosci. 2020, 19(1): 131-135.

病例 7
成人期发病原发性噬血细胞性淋巴组织细胞增多症（FHL 3 型）

病例展示：

患者，男性，52 岁。主因"间断发热伴白细胞、血小板减少 1 个月余"入院。

患者 1 个月余前受凉及劳累后出现发热，体温最高达 38.7℃，无畏寒、寒战，偶有咳嗽，咳白色黏痰。血常规：WBC 2.11×10^9/L，Hb 125g/L，PLT 66×10^9/L；生化：ALT 24U/L，AST 2.7U/L，TBIL 13.0μmol/L，TG 1.96mmol/L，LDH 296U/L；Fg 3.63g/L；SF 352.1μg/L。完善检查提示全身浅表淋巴结大，脾大；全血细胞减少；NK 细胞活性 3.2%；sCD25(sIL-2) ＞ 44 000ng/L。骨髓活检：造血组织增生活跃，淋巴细胞比例稍增高，EBER 阴性。骨髓免疫分型：$CD3^+CD5^-$ 的细胞约占淋巴细胞的 32.9%，约占有核细胞的 2.9%，还表达 CD2、CD4 和 TCRαβ，不表达 CD7 和 CD8，考虑为异常 T 细胞的可能。EBV-DNA 2.1×10^4 拷贝 /mL。PET-CT：全身多发肿大淋巴结，葡萄糖代谢增高，考虑为淋巴增生性疾病（多考虑为良性病变），脾脏体积增大，代谢增高，考虑为代偿性改变或淋巴瘤浸润。右腹股沟淋巴结穿刺：慢性淋巴结炎，淋巴结反应性增生，EBER（ – ）。自身抗体、抗中性粒细胞胞质抗体（ ANCA ）等风湿系统疾病相关检测，布鲁氏菌和肥达试验等寄生虫相关检测均为阴性。

诊断：噬血细胞性淋巴组织细胞增多症，EBV 感染。

诊疗经过：

HLH 2004 方案治疗，评估 HLH 完全缓解。

进一步查 CD107a 表达明显下降。基因检测：*UNC13D* 基因 c.G2588A：p.G863D 纯合错义突变。家系调查发现其 56 岁胞姐是 *UNC13D* 纯合错义突变，患者父亲、母亲及儿子均为 *UNC13D* 杂合突变（图 7-1 ）。

A

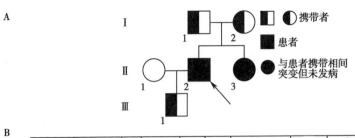

- 携带者
- 患者
- 与患者携带相间突变但未发病

B

基因名称	突变碱基位置	染色体	ID	参考碱基	突变碱基	氨基酸改变	突变位置	突变类型及结合het纯合heta状态	siff	Poly phen 2
UNC13D	73827216	17	rs1401 84929	C	T	NM_199242: C.G. 2588A: P.G. 836D	Exon27	Missense_ SNV Hom	0.02	1

C

对照

Ⅱ₂（患者）　纯合

Ⅰ₁（父亲）　杂合

Ⅱ₃（胞姐）　纯合

Ⅲ₁（儿子）　杂合

D

	Control			Ⅱ₂（患者）		
NK-CD107a（%）+	刺激前	刺激后	NCD107a	刺激前	刺激后	NCD107a
	0.56	20.37	19.81	0.68	7.83	7.15
NK活性（%）（15.11~26.91）%	19.42			13.50		
	Ⅰ₁（父亲）			Ⅰ₂（母亲）		
NK-CD107a（%）+	刺激前	刺激后	NCD107a	刺激前	刺激后	NCD107a
	0.59	12.40	11.81	–	–	–
NK活性（%）（15.11~26.91）%	15.03			–		
	Ⅱ₃（胞姐）			Ⅲ₁（儿子）		
NK-CD107a（%）+	刺激前	刺激后	NCD107a	刺激前	刺激后	NCD107a
	0.30	1.41	1.11	0.23	18.50	18.27
NK活性（%）（15.11~26.91）%	13.23			16.28		

图 7-1　患者家系调查

A. 家系图。B. 基因突变位点。C. 测序图：Ⅱ₂（患者）的 *UNC13D* 基因突变 c.G2588A：p.G863D 位点测序图（箭头所指为突变位点）；Ⅰ₁（父亲）、Ⅱ₃（胞姐）及Ⅲ₁（儿子）突变基因位点测序图（箭头指示突变位点）。患者父亲及儿子为杂合突变，胞姐为纯合突变。D. 家系调查 CD107a 及 NK 细胞活性检测。

修正诊断：原发性噬血细胞性淋巴组织细胞增多症（家族性噬血细胞性淋巴组织细胞增多症 -3 型）。

其胞姐 CD107a 水平在 NK 细胞和 CTL 细胞均明显降低，而其儿子 CD107a 水平正常（图 7-1D），故选择其子为供者行亲缘单倍体异基因造血干细胞移植。患者移植后 1 个月复查嵌合率为 100% 供者型，基因已由原来的 *UNC13D* 纯合突变转为供者来源 *UNC13D* 杂合突变（图 7-2A），CD107a 水平恢复正常（图 7-2B）。

A 移植前

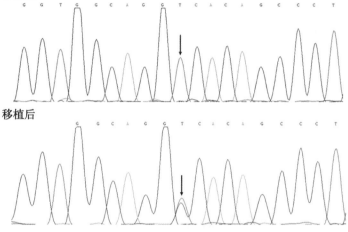

B 移植前　　　　　　　　　　　　　移植后

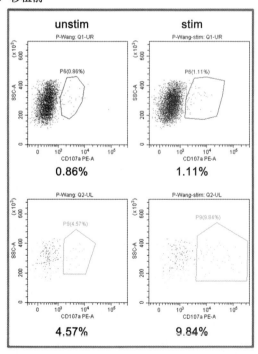
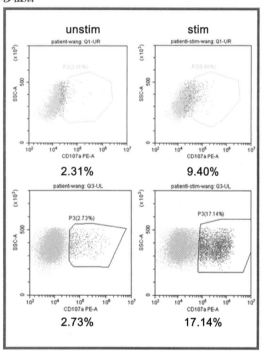

图 7-2　移植前后基因图及 CD107a 功能学变化

A. 患者移植前（上）后（下）相同位点突变对比：（箭头所指为原突变位点）已由原来的纯合突变转为供者来源杂合突变。B. 患者造血干细胞移植前（左）后（右）CD107a 检测结果：移植前 ΔCD107a 5.27%，移植后 ΔCD107a 14.41%，移植后转为正常。

分析与讨论：

患者中年男性，病程 1 个月。以发热、白细胞及血小板减少、脾大、NK 细胞活性下降、sCD25 升高为主要临床表现，根据 HLH-2004 诊断标准，诊断 HLH 明确。完善病因相关检查发现自身抗体、抗中性粒细胞胞质抗体（ANCA）等风湿系统疾病相关检测，布鲁氏菌和肥达试验等寄生虫相关检测均为阴性。PET-CT 发现全身多发肿大淋巴结，脾脏体积增大，代谢增高。淋巴结穿刺病理提示慢性淋巴结炎。EBV-DNA 2.1×10^4 拷贝 /mL。故诊断噬血细胞性淋巴组织细胞增多症，EBV 感染。

CD107a 和原发性 HLH 相关蛋白检测可快速鉴别是否为原发性 HLH。CD107a 是溶酶体相关膜蛋白 -1（LAMP-1），是效应细胞脱颗粒（胞吐功能）的一种敏感标志，与细胞毒活性直接相关，在一定程度上 CD107a 分子表达率高低与 NK 细胞及 CTL 细胞杀伤活性呈正相关。因此影响颗粒胞吐的基因缺陷 FHL3～5 型、CHS 和 GS-2 型 CD107a 表达会明显下降。患者 CD107a 表达明显下降，故进一步行 FHL 基因检测发现 *UNC13D* 基因 c.G2588A：p.G863D 纯合错义突变，且家系调查发现其 56 岁胞姐是 *UNC13D* 纯合错义突变，患者父亲、母亲及儿子均为 *UNC13D* 杂合突变，故修正诊断家族性噬血细胞性淋巴组织细胞增多症（FHL）3 型。

此患者诊断 HLH 后，使用 HLH-2004 方案治疗达到完全缓解。原发性 HLH 的治疗方法目前较为确切，大宗临床研究显示一旦获得确诊，尽早行异基因造血干细胞移植是唯一有望治愈的手段，关系到患者的长期生存及预后。故此患者明确诊断为 FHL3 型后接受了异基因造血干细胞移植，且移植后复查基因已由原来的 *UNC13D* 纯合突变转为供者来源 *UNC13D* 杂合突变，CD107a 水平恢复正常。

专家点评：

原发性噬血细胞性淋巴组织细胞增多症是一种常染色体和 / 或性染色体隐性遗传病，其发病基础是由基因缺陷引起的 NK 细胞和 CTL 功能降低或缺如所导致的过度免疫激活。

年龄及家族史不再是区分原发性 HLH 还是继发性 HLH 的依据。年龄不再是原发性 HLH 的诊断依据，多数原发性 HLH 患者在婴儿或幼年期发病，但也可迟至青少年期或成人期发病。小于 1 岁很少是获得性，但年长者不能除外原发性。我们以前报道的成人原发性 HLH 中，最大年龄为 56 岁，Najafuji 等发现的原发性噬血细胞性淋巴组织细胞增多症最大年龄为 62 岁，美国最大年龄 75 岁。此例患者发病年龄为 52 岁，且无家族史，通过基因和 CD107a 检测诊断为 FHL3 型。其胞姐（56 岁）存在完全相同的纯合错义突变但未发病，患者 EB 病毒检测结果为阳性，而其胞姐为阴性，提示成人原发性 HLH 的发病除自身固有的免疫缺陷外可能还需 EBV 等触发因素。

CD107a 检测作为一种高效灵敏的鉴别原发性 HLH 的手段，未来有望被修订纳入 HLH 最新诊断标准当中。免疫学检测指标的时效性明显优于基因检测，国际上关于 HLH 诊断流程的研究将其作为快速筛查原发性 HLH 的有效手段。但免疫学检测不能完全替代基因检测，一旦上述免疫学指标提示 HLH 患者存在遗传基础，分子鉴定需进一步进行，包括父母及同胞。另有 Spessott 等研究证实即使基因筛查为单个位点的杂合错义突变也可能导致蛋白功能异常从而确诊为原发性 HLH，因此，基因检测也同时需要免疫学功能指标加以确证。

此外,突变预测软件如 Sift 及 Polyphen2 可突变位点的致病性具有一定程度上的提示作用,但仍需结合基因筛查及细胞功能学指标。此例患者为 FHL3 型,*UNC13D* 基因突变导致细胞毒颗粒囊泡转运和胞吐功能缺陷,故出现 CD107a 表达下降。故当怀疑原发性 HLH 时,我们推荐患者及时送检 CD107a 及其 IL-2 的活化实验。

原发性 HLH 的供者选择。原发性 HLH 的患者推荐进行异基因造血干细胞移植,即使是单倍体移植也应考虑,因此在确诊时即应开始寻找供者。亲缘供者易于寻找,且可以解决后续供者淋巴细胞输注等细胞来源问题。但针对原发 HLH 患者,亲缘供者存在携带致病基因的可能性,故应对供者进行基因检测、NK 细胞活性、CD107a 和相关蛋白功能检测评价。本例患者确诊为 *UNC13D* 突变,其与胞姐 HLA 配型为 10/10 相合,其与儿子 HLA 配型为 5/10 相合。但其胞姐存在完全相同的 *UNC13D* 基因纯合错义突变,且 CD107a 水平下降,故不能作为异基因造血干细胞移植的供者。而其子虽然为 *UNC13D* 杂合突变,但 CD107a 水平正常,故选为供者。因此对 HLH 患者的亲缘供者进行基因检测,特别是 NK 细胞活性、CD107a 等细胞功能学筛查极其重要。

(王晶石,张　嘉,王旖旎,金志丽,王　昭)

参考文献:

[1] WANG Y, WANG Z, ZHANG J, et al. Genetic features of late onset primary hemophagocytic lymphohistiocytosis in adolescence or adulthood[J]. PLoS One, 2014, 9(9): e107386.

[2] NAGAFUJI K, NONAMI A, KUMANO T, et al. Perforin gene mutations in adult onset hemophagocytic lymphohistiocytosis[J]. Haematologica, 2007, 92(7): 978-981.

[3] 高卓,王昭. 重视实验室检测对噬血细胞性淋巴组织细胞增多症的诊断价值[J]. 中华检验医学杂志, 2015, 38(11): 727-729.

病例 8
异基因造血干细胞移植治疗原发性噬血细胞性淋巴组织细胞增多症合并中枢神经系统病变

病例展示:

患者,男性,11 岁。主因"间断发热半年"入院。

患者于 2014 年 3 月无明显诱因发热,体温最高达 40℃。给予阿奇霉素、头孢唑肟、美罗培南等抗生素疗效不佳。随后出现全血细胞减少"WBC1.0 × 10⁹/L, NEU 40%, Hb 86g/L,

PLT 61×10^9/L",脾肋下 4cm,骨髓细胞学可见噬血现象。2014 年 6 月于当地医院诊断"噬血细胞性淋巴组织细胞增多症"(HLH)。给予 HLH-2004 方案治疗,2 周后体温恢复正常,脾脏缩小至正常范围,全血细胞计数趋于正常范围。2014 年 7 月突发头痛,伴有全身抽搐,癫痫持续状态,行气管插管并呼吸机辅助通气。行腰椎穿刺脑脊液检查压力 250mmH$_2$O,脑脊液常规、生化、涂片均无异常,细菌、病毒及真菌检查均无异常。头颅 MRI:两侧额、颞及枕叶、背侧丘脑异常信号。考虑 CNS-HLH。给予抗癫痫、降颅压对症治疗,并予 VM-26 联合地塞米松治疗。

2014 年 9 月入住我院。完善疱疹病毒 DNA 筛查、风湿免疫抗体检查、全身 PET-CT、骨髓病理、骨髓免疫分型检查,排除疱疹病毒感染、风湿免疫疾病及肿瘤。通过流式细胞术联合病毒转染的荧光细胞检测 NK 细胞活性:10.39%;sCD25:5 556.6ng/L。HLH 基因测序,提示穿孔素 1(perforin1,PRF1)基因存在复杂杂合突变,分别为错义突变 p.S58P 和非框架移码突变 c.1083_1094del。流式细胞术检测穿孔素蛋白表达量,CTL 细胞 6.66%,NK 细胞 6.93%,均提示明显下降。CD107a 激发实验无异常。结合家族史,患者四位胞姐,其中两位分别于出生后 3 个月及 7 个月时死于重症感染,生前均有肝脾大及黄疸表现;另有两位身体健康,父母身体健康。进行基因家系筛查、NK 细胞活性和穿孔素蛋白表达检测(图 8-1)。

诊断:原发性 HLH 合并中枢神经系统病变。

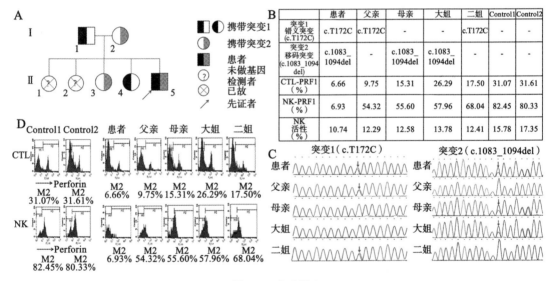

	患者	父亲	母亲	大姐	二姐	Control1	Control2
突变1 错义突变 (c.T172C)	c.T172C	c.T172C	-	-	c.T172C	-	-
突变2 移码突变 (c.1083_1094del)	c.1083_1094del	-	c.1083_1094del	c.1083_1094del	-	-	-
CTL-PRF1 (%)	6.66	9.75	15.31	26.29	17.50	31.07	31.61
NK-PRF1 (%)	6.93	54.32	55.60	57.96	68.04	82.45	80.33
NK 活性 (%)	10.74	12.29	12.58	13.78	12.41	15.78	17.35

图 8-1 家系调查

PRF1 基因存在复杂杂合突变,分别为错义突变 p.S58P 和非框架移码突变 c.1083_1094del。A. 家系图谱。B. PRF1 基因突变信息及相关功能学检测。C. Sanger 测序:基因突变 1:p.S58P(左)和突变 2:c.1083_1094del(右)。D. 穿孔素蛋白表达测定。

诊疗经过:

治疗给予环孢素、地塞米松维持治疗;鞘内注射甲氨蝶呤(MTX)12mg+ 地塞米松 5mg/ 周,共 8 周,其间监测脑脊液常规、生化均无异常。

　　患者于中华骨髓库未查询到适合供者；与大姐 HLA 配型 5/10 相合。2015 年 1 月行亲缘不全相合外周血干细胞移植，给予全身照射 / 依托泊苷 / 环磷酰胺（TBI/VP-16/Cy）清髓预处理，短程甲氨蝶呤 + 环孢素 + 吗替麦考酚酯预防急性移植物抗宿主病（GVHD）。回输外周血干细胞 MNC 计数 12.2×10^8/kg，CD34[+] 计数 4.91×10^6/kg。+11 天白细胞植活，+12 天血小板植活；+30 天复查嵌合率（FISH X/Y）：供者成分 99.8%。复查 HLH 基因测序，由错义突变 p.S58P 和非框架移码突变 c.1083_1094del 组成的复杂杂合突变转变为非框架移码突变 c.1083_1094del 的单基因改变。

　　+4 天癫痫大发作，意识丧失约 5 分钟，给予地西泮、苯巴比妥镇静，甘露醇降颅压治疗后症状缓解；同时监测外周血环孢素谷浓度 178ng/ml。+37 天、+56 天、+80 天分别再次出现抽搐，一过性意识丧失约 30 秒至 3 分钟，未予处理，自行缓解。+119 天，再次癫痫大发作，意识丧失约 7 分钟。地西泮镇静后症状缓解。复查脑脊液压力 $180mmH_2O$；脑脊液常规白细胞 30×10^6/L，其中淋巴细胞占 95%，中性粒细胞占 5%；脑脊液生化：总蛋白 106mg/dL；脑脊液免疫分型：淋巴细胞占有核细胞 73.17%，T 细胞占 91%，CD4/CD8=0.91；单核细胞占 1.76%，均为成熟阶段，未见明显 B 细胞、NK 细胞。头颅 MRI：脑内多发异常信号，与移植前比较范围稍缩小。脑电图：双侧颞叶、顶叶异常放电。考虑移植后原发性噬血细胞性淋巴组织细胞增多症中枢神经系统病变复发。给予鞘内注射甲氨蝶呤 + 地塞米松，每周 1 次 × 2 次，每 2 周 1 次 × 1 次，每月 1 次 × 4 次，每 2 个月 1 次 × 1 次；同时口服托吡酯抗癫痫治疗。治疗期间自移植后第一次鞘内注射（+119 天）后未再出现癫痫发作，其间监测脑脊液压力逐渐恢复正常范围，脑脊液白细胞计数、总蛋白水平变化（图 8-2A），头颅 MRI 多发病变范围逐渐缩小（图 8-2B）。目前移植后 5 年半，HLH 未复发，未再出现 CNS 症状。

分析与讨论：

　　由于先天性严重细胞毒功能缺陷，原发性 HLH 即使通过化疗和 / 或免疫治疗获得暂时缓解仍难以避免复发的厄运。因此异基因造血干细胞移植通过免疫重建和造血重建成为可能治愈原发性 HLH 并获得长期生存的唯一治疗选择。CNS-HLH 预后差，死亡率高，通过异基因造血干细胞移植其预后可获得明显改善。2011 年，Jordan MB 等确定了移植适应证，推荐人群包括中枢神经系统受累、难治 / 复发性疾病、持续 NK 细胞功能障碍以及已证实为家族性 / 遗传性疾病的患者。具有移植适应证的 HLH 经过诱导治疗缓解后是接受移植的最佳时机。由于 HLH 进展迅速且病情反复致使获得缓解的窗口期短暂，因此对于有适应证的 HLH 患者一旦确诊即应开始寻找移植供者。有研究认为，如果缺乏亲缘或无关全相合供者，亲缘半相合或脐血移植也可以作为选择。但是 HLH 移植后原发或继发植入失败发生率可达 4%～22%，尤其在减毒预处理造血干细胞移植（RIC-HSCT）供患混合嵌合发生率明显增高。由于细胞数量有限而不能支持后续供者淋巴细胞输注（DLI）使得无关供者和脐血来源的造血干细胞使用受到限制。对于原发性 HLH，亲缘全相合供者存在携带相同致病基因以及延迟发病的可能。因此确定供者前需要进行基因测序、CD107a、NK 细胞活性以及相关基因编码蛋白表达量检测。本研究病例无亲缘全相合供者，在中华骨髓库也未找到合适供者。鉴于移植后可能需要 DLI，因此选择了携带非框架移码突变 c.1083_1094del 且穿孔素蛋白表达量比较接近正常的大姐作为亲缘半相合供者。

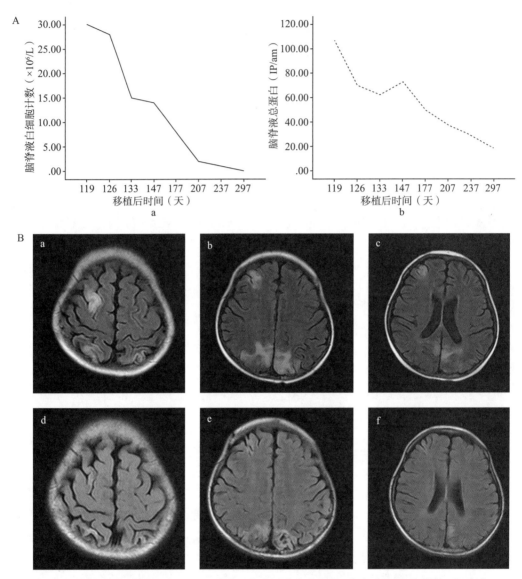

图 8-2 患者移植后给予 CNS-HLH 治疗，治疗后脑脊液变化，患者移植前后头颅 MRI 变化
A.脑脊液变化：（a）脑脊液白细胞计数变化；（b）脑脊液总蛋白变化。
B.头颅 MRI 变化：（a～c）移植前；（d～f）移植并治疗后。

对接受移植并获得生存的 CNS-HLH 患者进行长期随访发现，大部分患者的神经系统症状和认知功能均得到改善，生活质量基本恢复正常。另有文献报道，异基因造血干细胞移植可逐渐减少中枢神经损害，并通过 MRI 监测到颅脑代谢逐渐趋于正常。上述结果充分说明异基因造血干细胞移植治疗原发性 HLH 合并中枢脑病具有显著疗效。本研究病例在移植前通过化疗和反复鞘内注射甲氨蝶呤 MTX+ 地塞米松使中枢神经系统症状获得缓解。CNS-HLH 在移植治疗早期即出现复发，并经过鞘内注射症状再次获得缓解，CSF 检查逐渐恢复正常，MRI 监测结果显示头颅多发病变逐渐缩小。目前移植后 14 个月，癫痫停止发作持续 9 个月，停止鞘内注射 5 个月，一般情况稳定仍在持续随访中。移植后 HLH 复发的治疗尚无大宗病例报道亦无指南可循。本例 CNS-HLH 是通过反复鞘内注射获得了暂时性缓解，还是伴随移植后免疫重建取得了治愈性缓解，仍需要进一步随访。

专家点评：

　　原发性 HLH 相关基因目前正在不断扩展当中，现已知的相关基因至少有 12 种，包括 *PRF1*、*UNC13D*、*STX11*、*STXBP2*、*LYST*、*RAB27A*、*ADTB3A*、*SH2D1A*、*BIRC4*、*ITK*、*CD27* 和 *MAGT1*。对于疑似 HLH 的患者可通过基因测序完善目前已知的 HLH 缺陷基因筛查从而进行鉴别。常见的突变类型包括错义突变、无义突变、框架移码和剪接点序列变异。另一方面，流式细胞术检测穿孔素、颗粒酶 B、SAP（XLP-1）和 XIAP（XLP-2）等，被用来作为鉴定基因遗传性 HLH 的筛选方法，从而反映基因突变对蛋白表达量的影响。此外，NK 细胞活性降低或缺失是 HLH-2004 诊断标准中一项重要的检测指标，反映了机体的免疫缺陷状态。Janka 等发现原发性 HLH 患者在疾病早期 NK 细胞活性降低检测率几乎可达 100%，因此及时检测 NK 细胞活性对早期诊断极为重要。但免疫学检测不能完全替代基因检测，一旦上述免疫学指标提示 HLH 患者存在遗传基础，分子鉴定需进一步完善，包括父母及同胞。本研究中，患者两位胞姐出生时均有不明原因发热、黄疸和脾大病史并相继夭折；存在 NK 细胞活性降低；经过基因筛查和家系调查结果显示患者携带涉及 *PRF1* 基因的复杂杂合改变：一个来自父系的杂合错义点突变 p.S58P，一个来自母系的非框架移码突变 c.1083_1094del，两位胞姐各自携带不同突变位点；并且全家成员 *PRF1* 基因突变家系编码穿孔素蛋白表达量均有不同程度下降。患者临床表现不明原因发热，全血细胞减少，高甘油三酯血症，脾大，骨髓中有噬血现象。根据 HLH-2004 诊断标准，确诊原发性 HLH。

　　HLH 可累及全身多个系统，CNS-HLH 可作为伴随症状或独立症状出现且临床表现多样化。一项多中心大宗病例回顾性分析结果显示，CNS-HLH 最常见症状是烦躁易怒（34%）、癫痫（33%）和脑膜刺激征（24%）；其他症状还包括意识紊乱、发育迟缓、脑神经麻痹、共济失调、痉挛和偏瘫。CNS-HLH 还可表现为脑脊液（cerebrospinal fluid, CSF）异常，即 CSF 中淋巴细胞增多和总蛋白水平增加，常与中枢神经系统症状发生并不一致。Janka 等报道了家族性 HLH，确诊病例中伴有神经系统症状的不足 10%，而一半以上病例伴有 CSF 异常。北京儿童医院单中心报道获得性 EBV-HLH 初诊时前者占 12%，后者占 16%。另有研究证实，CNS-HLH 确诊时即有 CSF 异常更容易发生神经后遗症；并且 CSF 异常提示预后差、死亡率高。CNS-HLH 最常见的影像学改变是广泛的脑萎缩、脑白质病变和脱髓鞘改变。其他表现包括非特异性炎症，脑出血和脑水肿。由于影像检查往往在激素治疗之后，因此需要谨慎考虑脑萎缩发生的原因。影像检查以 MRI 更为精确，中枢病灶通常为多形性、多发性、双侧损害；多发生在脑室周围，而丘脑或基底核较少累及。MRI 特点是 T_2 加权像高信号强度的病灶。头颅 MRI 在诊断 CNS-HLH 并不具有特异性；经过积极治疗，CNS-HLH 中神经系统症状和 CSF 异常通常会在短期内明显改善，但是影像改变则恢复缓慢。结合本研究病例，诊断 CNS-HLH 之初仅有癫痫症状，头颅 MRI 提示多发病变，CSF

无异常。移植后出现 CNS-HLH 复发，临床表现为癫痫反复发作、CSF 淋巴数量增多和总蛋白水平增加。经过间断鞘内注射甲氨蝶呤 + 地塞米松和对症治疗后癫痫症状未再发作，CSF 改变在 5 个月内恢复正常，头颅 MRI 提示病灶缓慢缩小至目前尚未正常，与文献报道一致。

合并中枢神经系统病变的原发性 HLH 病情凶险反复，死亡率高，对有条件的患者尽早进行异基因造血干细胞移植是获得长期生存及治愈的唯一手段。基因测序结合免疫学指标检测以及家系调查，可全面完整地评估患者及家族成员的疾病状况，并为寻找合适的亲缘不全相合供者提供依据。原发性 HLH 接受异基因造血干细胞移植治疗后出现 CNS-HLH 复发，经过积极治疗仍可再次获得病情缓解。

（付　丽，金志丽，王　昭）

参考文献：

[1] HENTER J I, HORNE A, ARICÓ M, et a1. HLH-2004：Diagnostic and therapeutic guidelines for hemophagocytic lymphohistiocytosis[J]. Pediatr Blood Cancer, 2007, 48（2）: 124-131.

[2] HORNE A, TROTTESTAM H, ARICO M, et al. Frequency and spectrum of central nervous system involvement in 193 children with haemophagocytic lymphohistiocytosis[J]. Br J Haematol, 2008, 140（3）: 327-335.

[3] YANG S, ZHANG L, JIA C, et al. Frequency and development of CNS involvement in Chinese children with hemophagocytic lymphohistiocytosis[J]. Pediatr Blood Cancer, 2010, 54（3）: 408-415

[4] JORDAN M B, ALLEN C E, WEITZMAN S, et al. How I treat hemophagocytic lymphohistiocytosis[J]. Blood, 2011, 118（15）: 4041-4052.

[5] IMASHUKU S, HYAKUNA N, FUNABIKI T, et al. Low natural killer activity and central nervous system disease as a high-risk prognostic indicator in young patients with hemophagocytic lymphohistiocytosis[J]. Cancer, 2002, 94（11）: 3023-3031.

病例 9
噬血细胞性淋巴组织细胞增多症（UNC13D 基因突变）与异基因造血干细胞移植

病例展示：

患者，女性，26 岁。主因"发现淋巴结肿大 5 个月余，间断发热 2 个月余"入院。

患者既往体健，5 个月前无明显诱因出现左颈部肿物，2 个月余前拔智齿后间断出现发热,体温最高 39℃,伴畏寒,不伴寒战、咳嗽、咳痰,无恶心、呕吐,无头晕、头痛不适,无腹痛、腹泻,无尿频、尿急不适,给予头孢类抗生素治疗效果不佳,患者仍间断发热,体温波动于 38～39℃之间。完善检查示:血常规示 WBC 2.71×10^9/L、Hb 84g/L、PLT 440×10^9/L;SF > 40 000μg/L;Fg 1.86g/L;TG 4.39mmol/L;NK 细胞活性减低;腹部 CT 提示肝脾稍大。完善骨髓细胞学检查可见分类不明细胞占 9.0%、淋巴细胞形态不规则。骨髓流式细胞学检查未见异常表达。骨髓穿刺活检病理提示淋巴细胞比例增高。全身 PET-CT 可见全身多发淋巴结 FDG 代谢增高,肝脾大,代谢无局灶性异常增高,双侧肱骨盆诸骨及双侧股骨髓腔代谢弥漫增高。颈部淋巴结活检考虑淋巴增生性病变。EBV-DNA:血浆 6.34×10^6 拷贝/mL,PBMC 4.68×10^5 拷贝/mL。外院考虑"噬血细胞性淋巴组织细胞增多症,EB 病毒感染",给予地塞米松、丙种球蛋白、美罗培南、卡泊芬净、更昔洛韦等药物治疗,患者体温可降至正常,2 周左右再次发热,就诊于我院。

入院查体:患者生命体征平稳,神清,全身浅表淋巴结未触及肿大,双肺听诊未及干湿啰音,心律齐,未及心脏杂音及心包摩擦音,腹软,无压痛、反跳痛。肝脾肋下未及。病因方面,完善 EBV-DNA:血浆 < 6.6×10^2 拷贝/mL,PBMC 7.3×10^4 拷贝/mL。EBV 淋巴亚群检测:CD4$^+$ 细胞 4.5×10^3 拷贝/mL、CD8$^+$ 细胞 4.5×10^4 拷贝/mL、CD19$^+$ 细胞 2.6×10^3 拷贝/mL、CD56$^+$ 细胞 7.0×10^3 拷贝/mL。EBV-CA IgG(+),EBNA1 IgG(+)。颗粒酶 B:NK 93%,CTL 13%。CD107a:NK-ΔCD107a 7.14% ↓,CTL-ΔMFI 2.0 ↓。穿孔素表达:NK 87%,CTL4%。MUNC13-4 表达检测:ΔMUNC13-4 NK ≥ 51%,CTL ≥ 60%。NK 细胞活性14.12% ↓。家族性噬血细胞性淋巴组织细胞增多症基因检测回报(表 9-1):*UNC13D*,核苷酸改变 c.2588G > A、氨基酸改变 p.G863D、突变类型为错义突变、蛋白功能预测可能有害、基因型纯合、致病性有害。患者家系检查见图 9-1 和图 9-2。

诊断:原发性 HLH,EB 病毒感染。

表 9-1　患者基因检测发现 *UNC13D* 纯合错义突变

基因	转录本	核苷酸变化	氨基酸变化	突变类型	SIFT	PolyPhen2	dbSNP	1 000 Genomes	ExAC	基因型	致病性
UNC13D	NM_199242.2	c.2588G > A	p.G863D	错义	可能有害	有害	Rs2290770	0.001 4	0.000 36	纯合	有害

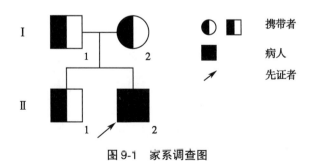

图 9-1　家系调查图

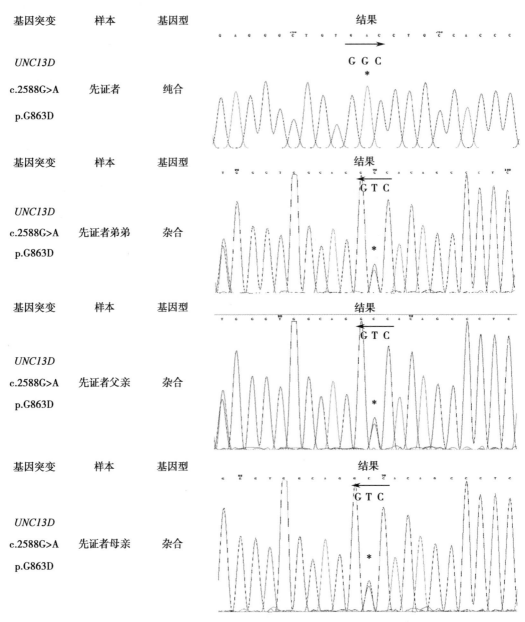

图 9-2　先证者及其家系 Sanger 测序 c.2588G ＞ A 示意图

诊疗经过:

共给予该患者四程 L-DEP(培门冬酶,多柔比星脂质体、VP-16、泼尼松)方案治疗后,检查示 WBC 5.49×10^9/L、Hb 114g/L、PLT 289×10^9/L、ALT 94U/L、AST 47.3U/L、SF 146μg/L、TG 2.09mmol/L、EBV-DNA 血浆 ＜ 5.0×10^2 拷贝 /mL、PBMC 6.0×10^3 拷贝 /mL、sCD25 3 035ng/L。腹部彩超脾大小正常,疗效评估达到部分缓解。选用其全相合弟弟作为供者行异基因造血干细胞移植术,移植过程顺利,移植后 1 个月复查血常规示 WBC 5.12×10^9/L、

Hb 74g/L、PLT 101×10^9/L，ALT 4U/L，AST 21.4U/L，SF 1 700μg/L，TG 2.17mmol/L，EBV-DNA 血浆 $< 5.0 \times 10^2$ 拷贝 /mL、PBMC $< 5.0 \times 10^2$ 拷贝 /mL，sCD25 1 883ng/L，NK 细胞活性 18.04%，骨髓血嵌合率 99.8%。半年后术后随访各项化验结果正常，无明显排异反应。

分析与讨论：

本例患者不明原因发热、抗感染药物治疗效果不佳，血常规两系减低，SF、TG 升高，NK 活性减低，肝脾大，诊断"噬血细胞性淋巴组织细胞增多症"明确。在寻找病因方面，患者完善骨髓穿刺及活检、淋巴结穿刺活检、PET-CT 检查等检测除外肿瘤性疾病，完善风湿、常见寄生虫检测除外风湿及寄生虫病，完善 EBV-DNA、CMV-DNA、HBV-DNA、抗结核抗体以及多种病原体、多次抽取血培养等检测除外感染性疾病。在完善 HLH 相关免疫学功能检测后发现 CD107a 功能减低、NK 细胞活性减低，进一步行基因测序后，诊断为原发性 HLH，*UNC13D* 基因纯合突变。对患者进行家系调查，对其父母及其弟弟进行 HLH 相关免疫学功能检测及一代测序基因检测，发现其父母及弟弟均为 *UNC13D* 杂合基因携带者，但他们的 HLH 相关基因的蛋白功能表达未见明显异常，并且均未发病。快速免疫学指标包括 NK 细胞活性、脱颗粒功能（CD107a）检测及基因缺陷蛋白表达鉴定技术等，由于具有较优的时效性往往被提倡用于原发性 HLH 的早期鉴别及预判。其中，NK 细胞活性降低或缺如是 HLH-2004 诊断标准中一项重要指标，反映了机体的免疫缺陷状态。CD107a 是溶酶体相关膜蛋白 -l（LAMP-1），是囊泡膜蛋白的主要成分，通过流式细胞术分析细胞毒细胞脱颗粒水平可快速、明确地区分存在颗粒胞吐功能缺陷（FHL-3-5，GS-2，CHS 和 HPS-2）与 FHL-2、XLP（SAP 或 XIAP 缺陷）以及继发性 HLH 的差别，目前该项检测指标正在被提倡纳入 HLH 诊断标准当中。此外，通过流式细胞术及 Western blot 技术检测穿孔素、SAP、XIAP 以及 Munc13-4、Syntaxin11、Munc18-2 等蛋白表达量有助于快速鉴定相关缺陷基因。一旦免疫学指标提示 HLH 患者存在遗传基础，需进一步进行基因分子学鉴定。两者需很好地结合起来并相互确证，从而指导后续治疗策略。

目前观点认为由于 HLH 病情进展迅速且易反复，并且原发性 HLH 患者存在先天性严重细胞毒功能缺陷，因此原发性 HLH 患者通过化疗或免疫治疗获得暂时缓解后，应及时衔接异基因造血干细胞移植，以获得治愈和长期生存可能。该患者进行 4 个疗程 L-DEP 方案控制 HLH 病情，疗效评估达部分缓解后，衔接异基因造血干细胞移植，移植过程顺利。对于原发 HLH 供者选择上，考虑到 HLH 移植后若植入失败，后期有可能需 DLI，因此可选择亲缘作为供者。但有观点认为由于亲缘全相合供者存在携带相同致病基因及延迟发病可能，因此，对于候选供者需进行基因测序、CD107a、NK 细胞活性及 HLH 相关基因编码蛋白表达量检测尤为重要。本例患者其弟弟 EBV-DNA 阴性，原发性 HLH 相关基因表达的蛋白功能基本正常，选择其基因杂合改变的全相合弟弟作为供者。患者目前移植术后半年，随访患者一般状态良好，未再发热，血象及各项指标均恢复正常水平，未出现明显排异反应及原发病复发等情况。

本例患者在移植前，存在 EBV-DNA 多次复查阳性，分选累及各群细胞，有观点认为对于原发性 HLH 患者，EBV 感染可能作为其发病的触发因素。该患者在异基因造血干细胞移植后，EBV-DNA 多次复查，长期转阴。

专家点评：

近年来，流式细胞术被用来作为鉴定基因遗传性 HLH 的筛选方法。细胞内着色用来检测穿孔素、SAP[X 连锁淋巴组织增殖性疾病（XLP-1）] 和 XIAP（XLP-2）。与颗粒胞吐损害（FHL-3-5、CHS 和 GS-2）有关的基因缺陷导致了溶酶体相关膜糖蛋白 CD107a 转移到细胞表面的功能受损。欧洲协作组对在 494 例患者进行了评估，NK 细胞脱颗粒分析可以清楚地区分存在颗粒胞吐功能缺陷的患者和获得性 HLH 或者其他遗传性缺陷如穿孔素、SAP 或 XIAP 缺陷。一旦这些功能检测提示 HLH 存在遗传基础，需进一步进行分子鉴定，包括其父母和同胞。免疫学检测的时效性明显优于基因检测，但不能完全替代基因检测，若将免疫学检测和基因检测密切结合则有望提高原发性 HLH 诊断的时效性和准确性，并最大限度地节省医疗费用，合理分配医疗资源。

UNC13D 基因位于 17q25 染色体上，c.2588G 纯合突变是该基因突变的一个常见位点，基因突变可导致其编码的蛋白缺少 C2A、C2B 等结构域，导致编码的蛋白功能缺失。UNC13D 蛋白在 CTL 和 NK 细胞中囊泡的形成、活化、极化、停靠及与细胞膜融合中发挥重要作用，其功能缺失导致 CTL 细胞及 NK 细胞中穿孔素 / 颗粒酶 - 细胞死亡途径异常，从而致病，引起家族 3 型 HLH。尽管 NK 细胞活性与 CD107a 检测指标均反映细胞毒功能水平，但二者意义不同，并非可以相互取代。NK 细胞活性反映的是机体细胞毒细胞的直接杀伤能力，由各种途径导致的细胞毒功能受损或缺陷均可引起 NK 细胞活性的降低，同时也是 HLH-2004 诊断标准中的一项重要指标；而 CD107a 反映的是溶细胞颗粒的胞吐功能，主要用于快速鉴定涉及调控囊泡转运相关基因的缺陷情况。同时需注意的是，在检测过程中所选用的蛋白抗体品牌不同，可能存在与目标蛋白特异性结合的位点及覆盖度的差异，从而影响结果判定的灵敏度及特异度；再者缺陷蛋白筛查试验实际上是利用蛋白表达量的多少来间接反映是否存在目标基因异常因而存在一定的局限性。各项免疫学指标所提示的意义及适用范围不同，各自的灵敏度及特异度也存在差异。

（何晓丹，张　嘉，金志丽，王　昭）

参考文献：

[1] JANKA G E. Familial and acquired hemophagocytic lymphohistiocytosis[J]. Eur J Pediatr, 2007, 166（2）: 95-109.

[2] 王昭, 王天有. 噬血细胞性淋巴组织细胞增多症诊治中国专家共识 [J]. 中华医学杂志, 2018, 98（2）: 91-95.

[3] ISHII E, OHGA S, IMASHUKU S, et al. Review of hemophagocytic lymphohistiocytosis（HLH）in children with focus on Japanese experiences[J]. Crit Rev Oncol/Hematol, 2005, 53（3）: 209-223.

[4] JANKA G E, LEHMBERG K. Hemophagocytic syndromes — An update[J]. Blood Rev, 2014, 28（4）: 135-142.

[5] 付丽, 魏娜, 王晶石, 等. 异基因造血干细胞移植治疗原发性噬血细胞性淋巴组织细胞增多症合并中枢神经系统病变病例报告 [J]. 内科急危重症杂志, 2016, 22（3）: 171-175.

病例10
原发性噬血细胞性淋巴组织细胞增多症伴 *RAB27A* 基因突变

病例展示：

患者，女性，35岁。主因反复发热、乏力半年入院。

患者半年前因受凉及劳累后出现发热、乏力，体温最高 41.0℃，伴畏寒，无寒战，无咳嗽、咳痰、腹泻、恶心、呕吐等不适，先后就诊多家医院，予抗感染治疗无效。

患者入院后完善相关检查：血常规：WBC 0.72×10^9/L，Hb 97g/L，PLT 104×10^9/L 血分片：共计数白细胞 20 个，其中淋巴细胞 19 个，单核细胞 1 个。生化：ALT 64U/L，AST 26U/L，TG 1.41mmol/L，Cr 56.2μmol/L，尿素氮 4.79mmol/L，总蛋白 56.8g/L，白蛋白 32.4g/L；SF 750.7μg/L。PCT 0.16ng/mL；抗链 O 335.00IU/mL；疱疹病毒筛查阴性。EBV-DNA 检测结果：血浆未检测到；全血低于检测范围 5×10^2 拷贝/L。NK 细胞活性 12.26%，sCD25 > 44 000pg/mL。CD107a：NK 细胞和 CTL 细胞可能存在脱颗粒功能缺陷。穿孔素 + 颗粒酶：NK 细胞 PRF1 蛋白表达及颗粒酶 B 表达属于正常水平，CTL 细胞 PRF1 蛋白表达及颗粒酶 B 表达减低。腹部彩超：脾大。浅表淋巴结超声：颈部、腋窝、腹股沟多发肿大淋巴结。骨髓细胞学：骨髓增生明显活跃，M：E=0.06：1；粒系增生不良，早幼粒细胞比例正常，中幼粒细胞比例减低，晚幼粒细胞、杆状粒细胞、分叶粒细胞阶段缺如或偶见。早幼、中幼粒细胞核浆发育失衡，部分中幼粒细胞胞浆颗粒明显增多、增粗。红系增生明显活跃，中、晚红细胞比例明显升高，幼红细胞可见类巨变、嗜碱性点彩。淋巴细胞占 9%，可见不典型幼淋样细胞。单核细胞可见。约 4.5cm² 片膜内共计数巨核细胞 315 个，血小板成堆及散在分布。涂片内易找到嗜血细胞，吞噬有核红细胞、成熟红细胞和血小板。涂片中偶见小巨核产板。铁染色：外铁（++），内铁阳性率 64%，其中 Ⅰ 型 42 个，Ⅱ 型 14 个，Ⅲ 型 8 个。骨髓有噬血现象；红系、巨核系增生旺盛伴轻度病态造血；粒系前体细胞增生尚可伴成熟障碍。流式细胞学：成熟淋巴细胞占有核细胞 78.16%，T 细胞占淋巴细胞 89.84%，CD4/CD8=0.98，未见明显异常细胞。B 细胞占有核细胞 1.61%，免疫分型未见明显单克隆细胞。噬血相关基因：*RAB27A* 基因纯合突变。具体突变位点：*RAB27A*Exon5：c.C244T（p.R82C）（图 10-1）。

诊断：原发性噬血细胞性淋巴组织细胞增多症伴 *RAB27A* 基因突变。

诊疗经过：

于 2015 年 8 月予 HLH-94 方案治疗后缓解。患者没有非血缘供者及同胞全合供者，其子携带 *RAB27a* 基因突变但是造血和免疫功能正常，故选为单倍体供者。于 2016 年 1 月行子供母，HLA5/10 相合，血型 B 供 AB 不合的外周血异基因造血干细胞移植术。预处理方案为 VP-16/BU/FLU/ATG,过程顺利。

移植后 +13 天白细胞植活,+12 天血小板植活。

移植 +28 天骨髓穿刺植活鉴定:增生明显活跃,未找到典型噬血细胞。骨髓嵌合率 97.78%。外周血 CD3 嵌合率 98.19%。

随访:目前移植后 4 年 3 个月余,本病持续完全缓解状态,病情稳定。

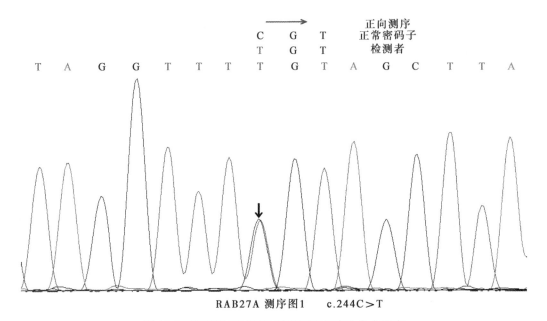

RAB27A 测序图1　c.244C＞T

图 10-1　移植后 *RAB27A* 基因测序图变为杂合突变

注:箭头所指为:CGT(精氨酸 R)→TGT(半胱氨酸 C)变异,该突变为杂合错义突变。

分析与讨论:

噬血细胞性淋巴组织细胞增多症(hemophagocytic lymphohistiocytosis,HLH)是不可控制的免疫反应引起的高炎症因子风暴的临床综合征,由于潜在的原发或是继发的免疫缺陷导致了高细胞因子血症。根据潜在的缺陷,HLH 分为遗传性(原发)和获得性(继发)两型。原发性 HLH(primary hemophagocytic lymphohistiocytosis,pHLH)是一种常染色体和 / 或性染色体隐性遗传病,其发病基础是由基因缺陷引起的自然杀伤(natural killer,NK)细胞和细胞毒性 T 淋巴细胞(cytotoxic T lymphocyte,CTL)功能减低或缺如所导致的过度免疫激活,该疾病进展迅速,甚可危及生命,如不治疗中位存活期不超过 2 个月。

HLH 的恰当治疗应该包括抑制高炎症因子风暴、减少诱因、杀伤感染细胞、替代患者免疫缺陷系统。诱导治疗的主要目标是抑制危及生命的炎症过程,它是 HLH 发病的基础。HLH 一年的总体生存率仅为 5%,过去的二十年化疗联合异基因造血干细胞移植使得 HLH 的总体生存率提高到了 60%。对于原发和难治复发的 HLH,行异基因造血干细胞移植仍然是治愈此类疾病的有效手段。国际组织细胞协会在 HLH-94 方案中引用了 VP-16 和造血干细胞移植,这被认为是此方案中将 HLH 患者的总体生存率提高到66%±8%的主要原因。

造血干细胞移植是可能治愈 pHLH 的唯一方法。对于具有基因突变的 pHLH,选用亲缘供者需特别慎重，因为家庭成员中可能有相同的基因突变，使供者的选择范围缩小。半相合移植具有可简单迅速得到供者及拟行二次移植时可方便地再次得到供者干细胞等优点，在 pHLH 的治疗中具有一定的优势，但同时存在更大的风险。对于没有非血缘干细胞来源的 pHLH 患者，提示携带单杂合突变基因的亲缘单倍体供者，如果细胞功能学正常也可以作为有效的干细胞来源，清髓预处理的单倍体异基因外周血造血干细胞移植是根治家族性 HLH 较为安全有效的方法。

专家点评：

HLH 是一种潜在威胁生命的综合征，其特征在于 NK 细胞和 CTL 不受控制且持续地激活，导致炎性细胞因子分泌增加和巨噬细胞活化，从而引起全身性炎性症状和体征。HLH 最早于 1939 年被 Scott 和 Robb-Smith 描述，1952 年再次被 Farquhar 和 Claireaux 报道，为一对同胞婴儿逐渐出现的致命的血细胞减少、肝脾大、发热以及尸检发现的噬血现象。此后，一系列相同的症状在儿童及成人被逐渐报道并认识。pHLH 根据其缺陷基因的特点，可分为家族性 HLH、免疫缺陷综合征和 EB 病毒驱动型 HLH，涉及相关基因至少 12 种。伴随分子学研究的不断深入和拓展，有学者也习惯将一些原发性免疫缺陷病归于其中，同时越来越多的候选基因也正在不断被纳入 pHLH 相关基因当中。

免疫缺陷综合征包括 Chediak-Higashi 综合征（Chediak-Higashi syndrome，CHS）、Griscelli 综合征 2 型（Griscelli syndrome type 2，GS2）及 Hermansky-Pudlak 综合征 2 型（Hermansky-Pudlak syndrome type 2，HPS2）。该患者携带的 RAB27A 基因突变所致的 pHLH 即为免疫缺陷综合征中的 GS2，其突变定位于染色体 15q21，是一种罕见的常染色体隐性遗传疾病，表现为色素沉着障碍和严重的免疫紊乱，从而导致反复感染和 HLH。RAB27A 编码类似 RAS 的小 GTP 酶，为 Rab GTP 酶的一种。在人类已鉴定出的 60 多种 Rab GTP 酶中，仅有 5 个编码 Rab 的基因与单基因人类疾病有关，而 RAB27A 为其中之一。Rab 蛋白通过在 GTP 结合的活性形式和 GDP 结合的非活性形式之间循环发挥分子开关的作用，以此来调节囊泡的运动、分类和分泌，允许蛋白质和膜在细胞内精确运输。RAB27A 的突变导致了分泌颗粒对接和释放过程中的缺陷，影响了黑色素小体、细胞毒性颗粒的胞吐，进而导致诸多临床症状。根据文献报道，原发噬血基因对于细胞毒功能影响较强的依次有：PRF1，RAB27A，UNC13D，STX11 等，由此可见 RAB27A 突变细胞毒功能受损较严重。该患者为纯合突变，故起病时临床表现较危重。

因为 HLH 是一种免疫激活不受限的综合征，所以治疗的目标是逆转有害的不受控制的免疫反应。HLH 的治疗策略分为两个主要方面，短期策略以控制过度炎症状态为主，长期策略以纠正潜在的免疫缺陷（积极控制原发病）为主。急性治疗的主要药物包括免疫抑制剂和骨髓抑制剂，最常见的是大剂量皮质类固醇（通常为地塞米松）和 DNA 拓扑异构酶 -Ⅱ 抑制剂依托泊苷。1986 年 Fischer 等报道了首例成功进行异基因造血干细胞移植的 HLH 患者，在之后的几十年里异基因造血干细胞移植显著地提高了 HLH 患者的预后。因此如果没有禁忌证，原发性 HLH 患者在其首发疾病得到缓解后普遍接受干细胞移植。

HLH-94 方案治疗试验是第一项国际 HLH 临床试验，其将骨髓抑制 / 细胞毒性治疗与表鬼臼毒素和免疫抑制治疗相结合。该试验研究对象为 HLH 儿童（＜ 16 岁），其最新长期结果发表于 2011 年，显示 5 年生存率估计为 54%±6%（中位随访期为 6.2 年），29% 的患者在接受异体 HSCT 干细胞移植之前死亡，接受 HSCT 的患者的 5 年生存率为 66%±8%。没有接受干细胞移植的家族性 HLH 患者均无法生存。目前还没有针对成人 HLH 一线治疗的前瞻性试验，因此，成人患者的治疗方案近似于 HLH-94 方案。

回顾性分析表明 pHLH 患者的总体生存率非常低。然而，2002 年 Henter 首次报道了多中心前瞻性实验结果，其中包括联合化疗达到缓解后行异基因造血干细胞移植，预处理方案包括 BU/CY/VP-16/ATG，大多数取得了明确的疗效；总体生存率为 55%，而大多数死亡发生在诊断后至移植前这段时间。Ohga 等 2010 年报道了采用清髓性 BU/CY/VP16/ATG 的预处理方案或减低强度 MEL/FLU/ATG 的预处理方案，10 年患者的长期无病生存率为 65.0%±7.9%。

近十年来，随着对于原发 HLH 的认识不断深化，以及相关病例报道愈来愈多，使得对于该疾病有了更好的理解。更完善的诊断标准以及可测量的疾病标志物的发现都将有助于早期诊断和迅速启动新的疾病改良疗法，这将显著改善 HLH 的临床疗效和预后。

（李智慧，张　嘉，王旖旎，金志丽，王　昭）

参考文献：

[1] SIENI E, CETICA V, HACKMANN Y, et al. Familial hemophagocytic lymphohistiocytosis：when rare diseases shed light on immune system functioning[J]. Front Immunol, 2014, 16(5): 167.

[2] FILIPOVICH AH. The expanding spectrum of hemophagocytic lymphohistiocytosis[J]. Curr Opin Allergy Clin Immunol, 2011, 11(6): 512-516.

[3] JANKA GE, LEHMBERG K. Hemophagocytic syndromes-an update[J]. Blood Rev 2014, 28(4): 135-42.

[4] KRZEWSKI KONRAD, CULLINANE ANDREW R. Evidence for defective Rab GTPase-dependent cargo traffic in immune disorders[J]. Exp. Cell Res, 2013, 319(15): 2360-2367.

[5] SEABRA MIGUEL C, MULES EMILIE H, HUME ALISTAIR N. Rab GTPases, intracellular traffic and disease[J]. Trends Mol Med, 2002, 8(1): 23-30.

病例 11
SH2D1A 基因缺陷导致的噬血细胞性淋巴组织细胞增多症

病例展示：

患者，男性，27 岁。间断发热 4 个月余就诊。患者入院 4 个月前出现发热，T_{max} 40.3℃，伴乏力、肌肉酸痛，发热无规律，多家医院就诊，自诉血常规白细胞增高，予以抗感染、退热及糖皮质激素等治疗效果不佳。进而出现皮肤巩膜黄染、尿色加深，恶心呕吐等症状。就诊于上级医院，查 ALT 4 870U/L，TBIL 349.5μmol/L；血常规白细胞增高；行病毒检查，EBV、CMV、HBV、HCV、HAV、RSV、HSV 等病毒均为阴性；ANA、ANCA、自身免疫性肝病抗体均为阴性；腹部 CT 提示肝脾大，腹膜后多发小淋巴结。诊断发热待查、急性肝衰竭，予以保肝、抗感染并予以糖皮质激素治疗，肝酶及黄疸好转，但仍有发热。监测血常规提示白细胞升高，以中性粒细胞升高为主。多次完善病原学检查及血、痰等培养无阳性发现。调整抗感染药物，予以抗细菌、抗真菌及病毒等治疗，抗感染治疗效果不佳，治疗过程中出现全血细胞减少，SF > 2 000μg/L，凝血功能异常，纤维蛋白原下降。骨髓形态：可见吞噬细胞及吞噬血细胞现象。PET-CT：右肺大片代谢异常增高实变影及双肺多发大片密度增高影，脾大且代谢异常增高，全身骨髓代谢增高，均考虑淋巴瘤可能；右侧胸小肌下方代谢增高淋巴结，性质待定。肝大，患者持续高热，胸部 CT：左肺上叶、两肺下叶多发淡片磨玻璃影；颌下、两腋窝、纵隔多发小淋巴结；双侧胸腔积液，伴右下肺膨胀不全；心包少量积液。患者出现呼吸衰竭，气管插管呼吸机辅助通气，转入重症监护病房，调整抗感染药物，继续抗细菌、抗真菌及抗病毒治疗，无明显效果。结合相关检查考虑 HLH 可能。治疗上在抗感染基础上联合地塞米松治疗后好转，并顺利脱机。激素继续维持逐渐减量。为进一步治疗 HLH 转入我院。

诊断：噬血细胞性淋巴组织细胞增多症。

诊疗过程：

转入后完善淋巴结活检未发现肿瘤病变。完善 HLH 基因检测，PRF1 基因突变检测示 Exon2 杂合错义突变 c.127C > A；SH2D1A 基因突变检测示 Exon1 发现半合子错义突变 c.7G > T。治疗方面予以依托泊苷联合糖皮质激素的治疗。追踪患者家属完成家系调查。患者父亲和其兄长均存在 PRF1 基因 Exon2 杂合错义突变 c.127C > A，患者母亲该基因未见突变；患者母亲存在 SH2D1A 基因 Exon1 发现杂合错义突变 c.7G > T，患者父亲及其兄长未见突变（图 11-1）。

患者后续行亲缘单倍体异基因造血干细胞移植，供者为其堂兄，未检测到 HLH 相关基因突变。患者移植过程顺利，移植后复查 PRF1 及 SH2D1A 基因未见异常。患者目前状况良好，未再有相关症状发作。

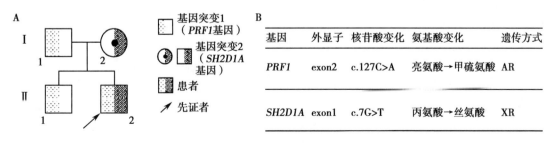

图 11-1 家系调查

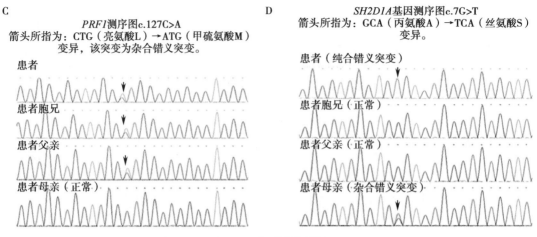

图 11-1　家系调查（续）

PRF1 基因突变检测示 Exon2 发现杂合错义突变 c.127C > A；*SH2D1A* 基因突变检测示 Exon1 发现半合子错义突变 c.7G > T。A. 家系图。B. 基因突变信息。C. *PRF1* 基因突变（c.127C > A）。D. *SH2D1A* 基因突变（c.7G > T）。

注：AR：常染色体隐性遗传；XR：X 染色体隐性遗传。

分析与讨论：

　　患者青年男性，以发热为初发表现，后续出现严重肝损、呼吸衰竭、血细胞减少等情况，治疗方面对糖皮质激素类药物反应较好，噬血细胞性淋巴组织细胞增多症诊断明确，原发病不明。PET-CT 虽全身淋巴结、脾脏高代谢，但淋巴结活检未见肿瘤改变，最终通过基因检查，明确存在 HLH 相关基因突变，最终确诊为原发性 HLH。

　　原发性噬血细胞性淋巴组织细胞增多症是由基因缺陷引起的细胞毒功能减低或缺如导致的免疫失控状态，死亡率高。目前主要分为家族性 HLH、免疫缺陷综合征以及 EB 病毒驱动型 HLH 三大类，所涉及基因正随着研究的不断深入而逐渐增加。*PRF1* 基因编码穿孔素蛋白，定位于染色体 10q21-22，有该基因突变的患者患家族性噬血细胞性淋巴组织细胞增多症 -2 型（FHL-2），其占 FHL 的 13%～50%，*PRF1* 突变的病例报道最多，但该患者为 *PRF1* 杂合错义突变，非主要致病基因。

　　X 连锁淋巴组织增殖性疾病（XLP）是一种罕见的原发性免疫缺陷病，以反复发作的 HLH、低丙种球蛋白血症和 / 或淋巴瘤为特点。XLP 分为 XLP-1 和 XLP-2 型，*SH2D1A* 基因突变属于 XLP-1 型，占 XLP 的大部分，以反复发作的 HLH、低丙种球蛋白血症和 / 或淋巴瘤为主要表现。*SH2D1A* 基因定位于 X 染色体 q25 位点附近。其编码产物为信号淋巴细胞活化分子相关蛋白（SLAM-associated protein，SAP），与信号淋巴细胞活化分子（signaling lymphocytic activation molecule，SLAM）家族的受体密切相关。SAP 能促进 Scr 相关的蛋白酪氨酸激酶 FynT 的募集及活化，参与免疫细胞内的信号转导，并且通过与 SLAM 表面受体结合促进 NK 细胞介导的细胞毒性作用。*SH2D1A* 基因突变影响 SAP 的生成或表达，使 SAP 不能正常介导 T/B 细胞间相互作用。这种免疫缺陷是产生 XLP 相应临床表现的重要原因。

　　该患者存在两种基因突变，*PRF1* 杂合错义突变及 *SH2D1A* 半合子错义突变。*PRF1* 定位于常染色体，患者遗传于其父亲，其兄长同样也有该突变，但由于其为杂合错义突变，患者父亲、兄长均无 HLH 相应症状，故其并非致病基因。患者与其母亲均有 *SH2D1A* 突变，患者遗传于母亲，但两者不同在于患者为半合子错义突变，而其母亲为杂合突变，原因是该基因定位于 X 染色体，故对于男性患者若携带该基因则可导致发病。对该患者我们考虑 *SH2D1A* 为主要致病基因。该患者初始考虑淋巴瘤可能，PET-CT 上有淋巴结及脾脏高代谢，但淋巴结活检未见肿瘤表现，而 XLP-1 患者确实多合并淋巴瘤，与该患者临床表现有相似之处。

　　在治疗方面，对于原发性 HLH 患者，异基因造血干细胞移植是治愈该疾病的唯一方法。患者一旦诊断原发 HLH，一方面应积极控制 HLH 症状，另一方面应尽快寻找合适供者以进行异基因造血干细胞移植。在供者选择方面，选择患者堂兄，通过基因检查，供者未携带以上基因突变。患者经过移植后复查基因恢复正常。移植后定期门诊复诊，未再有症状发作。

专家点评：

　　原发性 HLH 目前包括家族性 HLH、免疫缺陷综合征及 EB 病毒驱动型 HLH，XLP 属于 EBV 驱动型 HLH 的一种。EBV 常被认为是发病驱动因素，但该患者缺乏初始发病时病原学资料，后续 EBV 为阴性。此类型临床上可出现反复发作 HLH 表现。在原发性 HLH 诊断上，不仅仅需要进行基因检测，也应结合细胞毒性功能学检测，来综合判断是否为致病基因突变。

　　原发性 HLH 治疗可初始予以 HLH-94/HLH-2004 方案，控制炎症因子风暴，缓解症状。最终治疗仍需要异基因造血干细胞移植治疗。目前认为异基因造血干细胞移植仍然是原发性 HLH 治愈的唯一方法。因此患者一旦确诊原发性 HLH，则应积极准备移植。在此过程中可以用 HLH-94/HLH-2004 方案治疗，同时积极寻找供者。因为遗传的特殊性，家系调查尤为重要。对于供者选择可考虑无关供者，而亲缘供者需要行相关基因及细胞毒功能学检测，选择无相应基因突变或杂合突变并相应细胞毒功能学正常供者。移植后患者也应复查基因及相关功能学检查。

（吴　林，张　嘉，王旖旎，金志丽，王　昭）

参考文献：

[1] HENTER J I, HORNE A C, ARICO′ M, et al. HLH-2004: Diagnostic and therapeutic guidelines for Hemophagocytic lymphohistiocytosis[J], Pediatr Blood Cancer, 2007, 48(2): 124-131.

[2] MEAZZA R, TUBEROSA C, CETICA V, et al. Diagnosing XLP1 in patients with hemophagocytic lymphohistiocytosis[J]. J Allergy Clin Immunol, 2014, 134(6): 1381-1387. e7.

[3] MEHTA R S, SMITH R E. Hemophagocytic lymphohistiocytosis(HLH): a review of literature[J]. Med Oncol, 2013, 30(4): 740.

病例 12
异基因造血干细胞移植治疗原发性噬血细胞性淋巴组织细胞增多症
（*PRF1* 基因突变）

病例展示：

患者，男性，19岁。主因"反复发热1年余"入院。

患者于2013年4月无明显诱因出现发热，体温最高40.2℃，伴畏寒，无寒战，多于午后及晚间出现，伴乏力、全身肌肉关节酸痛，无咳嗽、咳痰。就诊于某院，查血常规示 WBC 3.07×10⁹/L, Hb 133g/L, PLT 21×10⁹/L；白细胞分类见42% 异型淋巴细胞；EBV、CMV、呼吸道合胞病毒、腺病毒等抗体均阴性；腹部超声示肝大、脾大、腹腔及腹膜后肿大淋巴结。考虑"传染性单核细胞增多症可能性大，淋巴瘤待除外"，予更昔洛韦抗病毒、甲泼尼龙治疗，以及注射用重组人白介素-11（巨和粒）升血小板等治疗，后体温降至正常，血象恢复正常出院。2013年7月劳累后再次出现上述症状，体温最高39.0℃，就诊于某院，血常规示淋巴细胞及单核细胞比例升高，血小板减低。完善骨髓穿刺检查骨髓细胞学提示淋巴细胞占41%，其中异型淋巴细胞占7%。免疫分型提示：髓系幼稚细胞比例不高，未见异常表达，粒细胞比例略低，未见明显发育异常及异常表达，淋巴细胞比例不高，未见异常克隆，考虑"病毒感染"，予抗病毒治疗（具体用药不详），后体温恢复正常水平。2013年10月再次出现发热，体温最高39.7℃，就诊外院复查骨髓细胞学检查示：骨髓增生活跃，分类可见大量疑似淋巴瘤细胞，细胞胞体大小不等，外形不规则，核染色质致密细致，核膜较厚，个别细胞可见核仁，部分细胞核型不规则，胞浆量丰富、深染，常见"拖尾"现象及"伪足"突出，部分细胞胞浆可见细小颗粒。粒、红两系比例减低，形态正常。淋巴细胞及单核细胞比例升高，形态正常。可见较多吞噬细胞及吞噬血细胞现象。免疫分型：未见明显异常表型细胞。IgH及TCR重排阴性。骨髓病理：骨髓增生略低下，造血成分约50%，血细胞三系可见，粒系增生减低，可见少量幼稚造血细胞。免疫组化：CD68、CD263、CD235a（部分细胞+），CD3、CD5、CD117（少量细胞+），CD20、CD61、CD79a（个别细胞+），CD30、CD34、TDT（-）。全身 PET-CT 示：双侧颈部（ⅠB、Ⅱ、Ⅲ及Ⅴ区）、双侧腋窝、纵隔（2R、3A、4R、4L及7区）、右肺门、肝门区、肠系膜区、腹膜后腹主动脉及下腔静脉周围、双侧腹股沟区多发高代谢大小不等淋巴结，骨髓呈弥漫性、局部结节样代谢增高，脾大伴代谢明显增高，考虑淋巴血液系统恶性病变可能。铁蛋白2 640μg/L。sCD25 水平检测：＞44 000ng/L。结合患者存在发热、肝脾大、粒系及血小板减少、血脂升高、sCD25升高等特点，考虑诊断"噬血细胞性淋巴组织细胞增多症，淋巴瘤待除外"。2013年9月底予甲泼尼龙联合 VP-16 方案治疗，后体温正常，激素及 VP-16 逐渐减停。

诊疗经过:

2014 年 4 月患者再次出现发热入院。复查血常规:WBC 2.50×10^9/L,Hb 148g/L,PLT 33×10^9/L;生化系列:ALT 15U/L,TBIL 26.1μmol/L,TG 2.4mmol/L,LDH 422U/L。铁蛋白 1 167.7μg/L。EBV DNA 阴性。腹部超声:脾大(厚 7.7cm,肋下 5.4cm)。NK 细胞活性 11.37%;sCD25 > 44 000ng/L。复查骨髓细胞学:增生明显活跃,淋巴细胞比例增高,占 40%,其中约 12% 细胞形态不典型;骨髓有噬血现象;不除外淋巴系疾病。骨髓免疫分型:淋巴细胞比例正常,CD4$^+$T 细胞 CD26 表达明显减低,其余未见异常,可疑免疫因素所致。未见明显异常细胞。骨髓病理:骨髓造血组织中红系明显减少;可见散在较多 T 细胞。2014 年 4 月予 DEP 方案挽救治疗,过程顺利,患者出院后病情平稳,未再出现发热。送检 HLH 基因检测,结果示穿孔素 *PRF1* 基因 Exon3:c.1349C > T(p.T450M)纯合错义突变,且该突变与致病相关。追问家族史,父母为近亲结婚。完善患者家属相关基因检查进行家系调查,患者父母也存在 *PRF1* 基因杂合错义突变(图 12-1A、B)。最终诊断为"原发性噬血细胞性淋巴组织细胞增多症"。配型检测提示与胞姐为 HLA 5/10 相合供者,后行单倍体异基因造血干细胞移植术。移植后检测未发现 *PRF1* 基因相关突变致病位点(图 12-1C)。患者病情持续缓解状态,随访中。

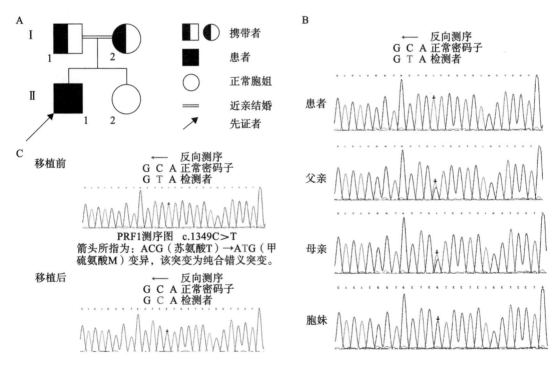

图 12-1 家系调查

A 家系图;B 基因测序图:患者 *PRF1* 基因 Exon3:c.1349C > T(p.T450M)纯合错义突变,患者父母也存在 *PRF1* 基因杂合错义突变;C 移植前后基因改变:患者移植前 *PRF1* 基因 Exon3:c.1349C > T(p.T450M)纯合错义突变;移植后检测未发现相关突变致病位点。

分析与讨论：

原发性噬血细胞性淋巴组织细胞增多症（pHLH）是一种常染色体和/或性染色体隐性遗传病，是由基因缺陷引起的 NK 细胞和 CTL 功能减低或缺如从而导致的过度免疫激活所致。原发性 HLH 又分为家族性噬血细胞性淋巴组织细胞增多症（familial hemophagocytic lymphohistocytosis, FHL）、免疫缺陷综合征以及 EB 病毒驱动型 HLH。本病例存在 *PRF1* 基因纯合错义突变 c.1349C＞T，为 FHL-2。*PRF1* 基因定位于染色体 10q21-22，相关基因编码穿孔素蛋白，占 FHL 的 13%～50%。FHL-2 患者发病年龄一般很小，中位年龄为 3 个月，但跨度很大，可达 30 年以上，本病例发病时年龄为 19 岁。穿孔素是一种 Ca^{2+} 依赖性、补体样可溶性成孔溶细胞蛋白，存在于 NK 细胞和 $CD8^+$ 细胞毒性 T 淋巴细胞（CTL）内。穿孔素/颗粒酶途径是 NK 细胞和 CTL 杀伤靶细胞的最主要途径。穿孔素的作用是在靶细胞膜上形成多聚穿孔素管状通道，然后使颗粒酶 B 进入靶细胞，从而诱导靶细胞凋亡，同时这种异常的通道改变了细胞渗透压，最终导致靶细胞溶解。当 *PRF1* 基因突变时，穿孔素的表达、活性及稳定性下降，此时受损的穿孔素无法顺利在靶细胞膜上形成管道，造成攻击细胞对靶细胞的杀灭作用受损，大量炎症因子累积失控，进而导致 HLH。

基因筛查是诊断原发性 HLH 的金标准，目前的检测方法包括进行 PCR 产物直接测序，以及高通量 DNA 测序技术。对考虑原发的 HLH 患者应该尽早完善基因筛查，以明确原发 HLH 诊断和指导治疗。除了基因筛查外，以流式细胞术为基础的功能学检测近来作为原发性 HLH 的快速筛选方法，如穿孔素、颗粒酶 B、SAP、XIAP 和 Munc13-4 表达均可以通过细胞内着色来检测，相关结果可以提示可能存在 FHL-2、XLP-1、XLP-2 及 FHL-3 型 HLH。CD107a 是溶酶体相关膜蛋白 -1，当 NK 细胞和 CTL 的细胞毒颗粒胞吐时，CD107a 会被转运到细胞膜表面，通过检测 CD107a 可以反映与颗粒胞吐损害（FHL-3、FHL-4、FHL-5，GS-2，CHS-1 和 HPS-Ⅱ）有关的基因缺陷。对于怀疑原发性 HLH 的患者，可以给予先行流式细胞术进行上述检测以快速筛选。但是该方法并不能取代基因检测，基因筛查仍是金标准。所以，对于反复复发，且进行 HLH 相关检查后未发现明确病因者，应积极行相关基因的检测以明确有无原发性 HLH 的可能。本病例应用激素和依托泊苷疾病缓解后反复复发，而且需要特别指出的是本病例父母为近亲婚配。以上均提示本病例非常必要行原发性 HLH 的基因检测。最终患者基因检测结果示 *PRF1* 基因 Exon3：c.1349C＞T（p.T450M）纯合错义突变，且该突变目前已被证实与致病相关，而患者父母也存在 *PRF1* 基因杂合错义突变。最终行姐供弟单倍体异基因造血干细胞移植，移植后基因检测未再发现相关致病基因突变位点。目前患者病情持续缓解状态，门诊随诊中。

专家点评：

基因筛查是诊断原发性 HLH 的金标准，尤其是对于原因不明、反复复发、家族中有遗传病或父母为近亲婚配的患者，均应积极完善相关基因的检测。功能学检测可以作为原发性 HLH 的快速筛选方法，但是最终确诊仍需要基因检测。本病例诊断 HLH 后应用激素联合 VP-16 治疗后缓解。但是疾病反复复发，结合患者是青年人，NK 细胞活性减低，后经反复追问病史父母为近亲婚配，考虑原发性 HLH 不除外，行基因筛查发现 *PRF1* 基因 Exon3：

c.1349C > T（p.T450M）纯合错义突变,最终诊断为原发性 HLH。而原发性 HLH 的治疗原则是异基因造血干细胞移植。本病例最终选择其姐姐为供者行单倍体异基因造血干细胞移植。

（孟广强,张　嘉,王旖旎,金志丽,王　昭）

参考文献:

[1] STEPP S E, DUFOURCQ-LAGELOUSE R, LE DEIST F, et al. Perforin gene defects in familial hemophogocytic lymphohistiocytosis[J]. Science, 1999, 286(5446): 1957-1959.

[2] JANKA G E. Familial and acquired hemophagocytic lymphohistiocytosis[J]. Eur J Pediatr, 2007, 166(2): 95-109.

[3] GHOLAM C, GRIGORIADOU S, GILMOUR K C, et al. Familial haemophagocytic lymphohistiocytosis: advances in the genetic basis, diagnosis and management[J]. Clin Exp Immunol, 2011, 163(3): 271-283.

[4] ZHANG K, JORDAN M B, MARSH R A, et al. Hypomorphic mutations in PRF1, MUNC13-4, and STXBP2 are associated with adult-onset familial HLH[J]. Blood, 2011, 118(22): 5794-5798.

[5] UEDA I, KUROKAWA Y, KOIKE K, et al. Late-onset cases of familial hemophagocytic lymphohistiocytosis with missense perforin gene mutations[J]. Am J Hematol, 2007, 82(6): 427-432.

第二章 感染相关噬血细胞性淋巴组织细胞增多症

第一节 EB 病毒相关噬血细胞性淋巴组织细胞增多症

病例 13
EB 病毒相关噬血细胞性淋巴组织细胞增多症

病例展示：

患者，男性，29岁。主因"间断发热3个月余"入院。

患者3个月余前出现发热，体温最高38.5℃，无盗汗、畏寒、寒战，无咽痛流涕，无咳嗽、咳痰，无腹泻、腹痛，无尿频、尿急、尿痛，无皮疹、无关节痛等不适，当地医院就诊，予口服中成药治疗，体温可降至正常。此后患者间断发热，多于受凉或劳累后出现，T_{max} 38.8℃，自服退热药治疗，体温可降至正常，其间出现尿色加深，未予重视。1个月前患者于当地行健康体检，血常规：WBC 2.04×10^9/L，NEU% 48%，Hb 144g/L，PLT 102×10^9/L；生化：ALT 422U/L，AST 348U/L，TBIL 68.4μmol/L，DBIL 53.1μmol/L，TG 2.43mmol/L；腹部B超提示脾大。遂就诊于上级医院消化科，进一步完善相关检查，LDH 1 069U/L，Fg 1.38g/L，SF > 2 000μg/L，EBV-DNA 5.2×10^4 拷贝/mL，CMV < 500 拷贝/mL，肝炎相关检查、风湿免疫系列均未见明显异常。胃镜示萎缩性胃炎，腹部CT提示：肝脾大。骨髓细胞学：粒系呈反应性增生，未见噬血细胞。骨髓活检：未见明显特征性组织学改变。予阿昔洛韦抗病毒，先后予左氧氟沙星、头孢哌酮舒巴坦、美罗培南抗感染，同时予保肝等对症支持治疗，患者症状无缓解，仍间断发热，血细胞三系进行性下降，血液科会诊，考虑患者存在发热、全血细胞减少、低纤维蛋白原血症、铁蛋白升高、脾大，符合HLH诊断，予VP-16、甲泼尼龙联合丙种球蛋白治疗，患者体温降至正常，肝功能好转。激素逐渐减量过程中患者再次出现发热，为进一步诊治就诊于我院。患者入院后完善相关检查，SF 4 750μg/L，sCD25 9 249ng/L，NK细胞活性14.3%，骨髓细胞学检查提示：可见0.5%的吞噬细胞，EBV-DNA 全血：5.2×10^4 拷贝/mL；未见新发感染灶。

诊断：EB病毒相关噬血细胞性淋巴组织细胞增多症。

诊疗经过：

考虑患者发热与 HLH 有关，予 HLH-94 方案治疗，患者体温及肝功能较前好转。完善原发 HLH 相关基因及功能学检查，未见有意义的基因突变及功能学异常。PET-CT 未见肿瘤性病变表现。规律治疗 4 周，HLH 疗效评价部分缓解，EBV-DNA 拷贝数无下降。激素减量后患者再次出现发热，转氨酶及胆红素升高，铁蛋白及 sCD25 明显升高，考虑 HLH 进展。予 DEP 方案挽救治疗。

分析与讨论：

EBV 相关 HLH 是感染相关 HLH 中的最常见类型，约占感染相关 HLH 的 70%，成人 HLH 的 15%。EBV 人群普遍易感，大部分成年人均感染过 EBV，它可以终生存在于健康人的 B 细胞中，当出现免疫功能低下或者缺陷时，会出现 EBV 再激活，导致 EBV 相关淋巴增殖性疾病。EBV-HLH 的发病机制至今尚未完全明确，主要见于无明确免疫功能缺陷的人群。患者符合以下三个条件：①首先需符合 HLH 的诊断；②具有活动性 EBV 感染的依据，组织或外周血中 EBV-DNA 载量增多或抗体滴度升高，Southern 杂交检测出 EBV 的 DNA，组织学检测出 EBV 编码的小 RNA（EBER）阳性细胞；③排除家族性 HLH 及肿瘤相关 HLH 合并 EBV 感染。该患者 HLH 诊断明确，具有持续的外周血 EBV-DNA 阳性，无原发 HLH 基因及功能学异常，未发现肿瘤性病变；故 EBV-HLH 诊断明确。

HLH-94/HLH-2004 方案是 HLH 患者的一线治疗方案，该方案绝大部分循证医学证据来自于 FHLH。EBV-HLH 的治疗除需要控制炎症因子风暴外，EBV 的清除同样重要。VP-16 可非特异性地选择作用于单核系统，抑制 EBV 核心抗原决定簇的合成，具有抗 EBV 的作用，早期应用可降低患者死亡风险。该患者早期应用 VP-16 联合甲泼尼龙治疗，首次复发后应用 HLH-94 方案治疗，HLH 均得到不同程度缓解，但 EBV-DNA 水平无下降。这种情况在 EBV-HLH 较常见，因此有人提出最佳治疗策略应该包括 3 个步骤：第一，对细胞因子风暴的控制，包括凝血障碍和器官衰竭；第二，控制机会性感染；第三，通过免疫化疗根除克隆增殖的 EBV 感染的细胞，必要时行造血干细胞移植。EBV 的清除是降低 HLH 复发率的关键因素。

专家点评：

HLH-94/HLH-2004 方案因其良好的有效性及安全性，已被广泛应用于临床，但是 HLH-94 方案的研究结果仍提示 > 30% 的患者对标准治疗无应答，早期发现这类患者，及早给予二线治疗，可能挽救患者生命。因此，HLH 患者建议每 2 周评估一次疗效。疗效评估的主要指标包括 sCD25、SF、血细胞计数、甘油三酯、噬血现象、意识水平（有 CNS HLII 者）等。完全缓解：上述指标均恢复正常范围。部分缓解：≥ 2 项症状 / 实验室指标改善 25% 以上，个别指标需达到以下标准：① sCD25 水平下降 1/3 以上；②铁蛋白和甘油三酯下降 25% 以上；③不输血情况下，中性粒细胞 < 0.5×10^9/L 者，需上升 1 倍并 > 0.5×10^9/L；中性粒细胞 $0.5 \sim 2.0 \times 10^9$/L 者，需增加 1 倍并恢复正常；④ ALT > 400U/L 者，需下降 50% 以上。该患者虽然对前期治疗有反应，但仅达到部分缓解，且 EBV 未清除，可能是患者早期复发的原因，对于此类患者早期给予挽救方案治疗，降低 EBV-DNA 水平，积极准备异基因造血干细胞移植可能会获得长期生存。不同于其他感染相关 HLH，EBV-HLH 尚无除异基因造血干细胞移植外的有效清除 EBV 方式，EBV-HLH 一旦确诊，早期给予 HLH 治疗非常重要，HLH 缓解，器官功能恢复，才能为后续治疗奠定基础。

（魏 娜，吴 林，王 昭）

参考文献：

[1] YANAGISAWA R, NAKAZAWA Y, MATSUDA K, et al. Outcomes in children with hemophagocytic lymphohistiocytosis treated using HLH-2004 protocol in Japan[J]. Int J Hematol, 2019, 109（2）: 206-213.

[2] BERGSTEN E, HORNE A, ARICO M, et al. Confirmed efficacy of etoposide and dexamethasone in HLH treatment: long-term results of the cooperative HLH-2004 study[J]. Blood, 2017, 130（25）: 2728-2738.

[3] SONG Y, WANG Y, WANG Z. Requirement for etoposide in the initial treatment of Epstein-Barr virus-associated haemophagocytic lymphohistiocytosis[J]. Br J Haematol, 2019, 186（5）: 717-723.

[4] LAI W, WANG Y, WANG J, et al. Epstein-Barr virus-associated hemophagocytic lymphohistiocytosis in adults and adolescents-a life-threatening disease: analysis of 133 cases from a single center[J]. Hematology, 2018, 23（10）: 810-816.

病例 14
慢性活动性 EB 病毒感染合并噬血细胞性淋巴组织细胞增多症

病例展示：

患者，男性，16 岁。主因"左侧面颊部肿胀 20 个月余，发热、全血细胞减少 1 个月"就诊。患者 20 个月前出现牙痛伴左面颊部肿胀，当地医院考虑为 26 根尖周炎，予以根管治疗及抗炎 1 周后未见好转，行 MRI 检查提示：口底及左侧面颊部间隙感染，左侧颈部淋巴结肿大，行左侧颌下淋巴结穿刺，结果提示未见恶性肿瘤细胞，予以拔牙，随访 1 个月左面颊部肿胀未见好转，其间出现左上下前庭沟、牙龈、颊黏膜同一部位溃疡反复发作，行口腔黏膜溃疡切除活检，病理示左前庭沟慢性炎，鳞状上皮轻度异常增生，予甲泼尼龙 80mg 每天 2 次治疗 7 天，口腔溃疡愈合，颌面部肿胀消退 2/3。停药 3 天后口腔溃疡及面颊部肿胀再次加重。再次就诊当地医院予醋酸泼尼松 30mg 联合沙利度胺 100mg 治疗 30 天，后减至醋酸泼尼松 15mg 联合沙利度胺 50mg 治疗 15 天，患者口腔溃疡愈合，颌面部肿胀消退，停药后再次复发，且体温升高至 39.4℃，B 超示脾大，颌下淋巴结肿大，外周血 EBV-DNA 阳性。行左颌下淋巴结切除活检经多家医院会诊诊断为 EB 病毒相关性 T 细胞淋巴组织增生性病变。先后予人血丙种球蛋白、干扰素、中药治疗，患者仍间断发热，左侧面颊部肿胀伴口腔溃疡。1 个月前患者体温峰值较前升高，出现贫血及血小板减少。外院诊断：HLH？慢性活动性 EB 病毒感染。为进一步诊治就诊我院。既往体健。入院查体：体温 38.3℃，脉搏 104 次 /min，呼吸 20 次 /min，血压 103/70mmHg。左侧颌面部肿胀，表面无红肿，皮温轻度升高，口腔黏膜可见多发溃疡、白斑，未见出血。咽部充血，扁桃体 Ⅱ 度肿大。左颌下及颈部可触及多发肿大淋巴结。双肺呼吸音清，未闻及干湿性啰音，心律齐，未闻及杂音。腹软，肝肋下未触及，脾肋下约 3cm。患者入院后完善检查，血常规：WBC 2.75×10^9/L，Hb 84g/L，PLT 63×10^9/L；生化：ALT 97U/L，AST 46U/L，LDH 420U/L，TG 3.8mmol/L；铁蛋白 15 400ng/ml；Fg0.9g/L；NK 细胞活性 15.4%；sCD25 42 350pg/ml；骨髓细胞学：骨髓增生活跃，偶见噬血细胞，部分淋巴细胞形态异常。骨髓免疫分型未见异常表型淋巴细胞。EBV-DNA 1.6×10^5 拷贝 /mL，EBV 感染淋巴细胞亚群检测示累及 CD56$^+$ 淋巴细胞。原发 HLH 基因筛查及功能学检查均无异常。

诊断：HLH，慢性活动性 EB 病毒感染。

诊疗经过：

予 L-DEP 方案治疗 1 个疗程后体温正常，血细胞三系恢复正常，脾脏缩小、颌面部肿胀消退，铁蛋白及 sCD25 较前下降。此后予巩固治疗 3 个疗程。患者症状、体征均缓解，但外周血 EBV-DNA 持续阳性。患者与其父 HLA 配型 5/10 相合，予 VP16/AraC/Bu/Cy 方案预处理，行亲缘不全相合异基因造血干细胞移植，预处理结束后患者 EBV-DNA 转阴。移植后 1 个月 EBV-DNA 复阳，无发热、脾大及面颊部肿胀，EBV 感染淋巴细胞亚群检测示累及 CD56$^+$ 细胞，逐渐减停免疫制剂，EBV-DNA 再次转阴，患者出现皮肤慢性移植物抗宿主病（cGVHD）。目前患者已随诊 8 个月，EBV-DNA 持续阴性。

分析与讨论：

EBV 属于疱疹病毒家族，其世界范围内的人群感染率超过 90%。原发性 EBV 感染通常是隐匿的，缺乏典型症状，病毒很快进入潜伏感染状态，终生存在于 B 细胞中。在某些情况下，感染 EBV 后，患者出现持续或间断发热、淋巴结病、肝脾大和肝功能受损，外周血中可以检测到明显升高的 EBV-DNA 拷贝和 / 或异常的 EBV 相关抗体，病变组织内可以检测到 EBV 编码的小 RNA 和病毒蛋白；上述情况持续大于 3 个月，称为慢性活动性 EB 病毒感染（chronic active Epstein-Barr virus infection，CAEBV）。亚洲地区，T 细胞或者 NK 细胞型 CAEBV 更为多见。在没有治疗的情况下，CAEBV 患者会出现进行性细胞和体液免疫缺陷，并发机会性感染、HLH、多器官功能衰竭或淋巴瘤，最终导致死亡。HLH 是 CAEBV 患者的一种危及生命的合并症，一旦出现需给予积极治疗。该患者既往 CAEBV 诊断明确，予多种治疗疗效均不持续，EBV-DNA 持续阳性。入院前再次出现疾病进展，持续高热，脾脏增大,血细胞减少,铁蛋白升高,完善 HLH 相关检查,符合 HLH 诊断。当 CAEBV 患者出现不明原因的血细胞减少,铁蛋白升高时,需警惕 HLH 可能,尽快完善相关检查。明确 HLH 诊断后,应早期开始 HLH-94/HLH-2004 方案治疗,降低病死率。对于在应用激素等药物治疗过程中合并 HLH 的 CAEBV 患者,可考虑早期开始给予 DEP/L-DEP 等挽救方案治疗。

异基因造血干细胞移植是目前唯一可以有效治愈 CAEBV 的方法,移植合并症和复发是影响患者长期生存的重要因素。移植前病毒负荷高,存在尚未控制的 HLH 均为导致患者死亡的高危因素。该患者就诊我院时存在高病毒拷贝数,有 EBV 相关软组织病灶,为 HLH 活动期,移植风险高。L-DEP 方案治疗后软组织病灶消退,EBV-DNA 拷贝数下降, HLH 缓解,为异基因造血干细胞移植创造了更佳的条件。对于合并 HLH 的 CAEBV 患者,建议在造血干细胞移植前,给予相关治疗,HLH 达到部分缓解及以上疗效,可能改善患者生存。

专家点评:

HLH 是 CAEBV 患者的严重合并症,常发生于 CAEBV 的疾病进展期。一旦确诊,应尽快开始给予 HLH-94/HLH-2004 方案治疗;若 2 周疗效评价为 NR 或者 PD,建议早期开始给予 DEP 或 L-DEP 等挽救治疗方案。清除 EBV 是预防 HLH 复发的关键。异基因造血干细胞移植是目前唯一可以治愈 CAEBV 的方法,但也存在一些问题,如移植相关合并症或者移植后复发等。CAEBV 患者常常表现为多器官累及,心脏、肺部、消化道等均可受累,造血干细胞移植前充分评估器官功能,是降低早期死亡的关键。HLH 未缓解患者移植后 OS 明显低于缓解期患者,在移植前尽可能控制 HLH,采用可能有效的方法,降低 EBV 负荷,是降低复发率、改善 OS 的重要措施。

(魏　娜,吴　林,王　昭)

参考文献:

[1] MACSWEEN K F, CRAWFORD D H. Epstein-Barr virus-recent advances[J]. Lancet Infect Dis, 2003, 3 (3): 131-140.

[2] COHEN J I. Epstein-Barr virus infection[J]. N Engl J Med, 2000, 343(7): 481-492.

[3] KIMURA H, COHEN J I. Chronic Active Epstein-Barr Virus Disease[J]. Front Immunol 2017, 8: 1867.

病例 15
以中枢神经系统受累为终末期表现的 EB 病毒相关噬血细胞性淋巴组织细胞增多症

病例展示：

患者，女性，20 岁。主因"间断发热 5 个月余"入院。

患者 5 个月余前出现发热，体温波动在 39℃左右，无皮疹、关节痛及口干眼干等不适，就诊于当地医院，血常规：WBC 1.96×10^9/L，NEU 1.34×10^9/L，Hb 91g/L，PLT 32×10^9/L；生化：ALT 131U/L，AST 188U/L，TG 2.91mmol/L；Fg 0.63g/L；SF > 2 000μg/L；EB 病毒阳性；骨髓活检及免疫分型未见异常；PET-CT 示脊柱及骨盆弥漫性 FDG 代谢轻度增高，肝脾大。诊断为"EB 病毒感染""噬血细胞性淋巴组织细胞增多症"。予抗感染治疗后患者体温降至正常，维持 10 余天后再次出现发热。血常规：WBC 1.28×10^9/L，NEU 0.34×10^9/L，Hb 91g/L，PLT 30×10^9/L；生化：ALT 149U/L，AST 206U/L，TG 3.47mmol/L；SF 9 501μg/L。完善基因检查后排除原发性 HLH，予 HLH-2004 方案治疗，并完善腰椎穿刺，颅压 95mmH$_2$O，脑脊液常规、生化及细胞学均未检出异常，治疗 2 周后 HLH 疗效评估为部分缓解。1 个月前，患者 HLH 复发，WBC 0.12×10^9/L，NEU 0.34×10^9/L，Hb 69g/L，PLT 119×10^9/L，并伴有头痛、恶心、呕吐和颅压升高等中枢神经系统（CNS）受累症状，腰椎穿刺示颅压高于 330mmH$_2$O，未行脑脊液 EBV 检测，头颅 MRI 示右枕叶异常信号，予脱水治疗，患者自觉头痛较前好转，但出现左侧上睑下垂，复查头颅 MRI 示右枕叶异常信号，考虑病毒感染伴皮质出血可能，为进一步治疗收入我院。

诊断：噬血细胞性淋巴组织细胞增多症（中枢受累），EB 病毒感染。

诊疗经过：

入院查体：左侧上睑下垂，左侧瞳孔大，对光反射减弱，调节反射正常，角膜反射存在，右侧上睑无下垂，瞳孔对光反射、角膜反射存在，调节反射正常，四肢肌力、肌张力正常。血常规：WBC 0.4×10^9/L，NEU 0.22×10^9/L，Hb 53g/L，PLT 27×10^9/L；生化：ALT 76U/L，AST 85U/L，TBIL 15.17μmol/L，DBIL 2.78μmol/L，IBIL 12.39μmol/L，TG 5.67mmol/L，Cr 60.5μmol/L；凝血功能：APTT 37.3s，Fg 2.81g/L，PT 12.3s，PTA 88.3%；PCT 0.74ng/mL；SF 6 654μg/L；sCD25 > 44 000ng/L；EBV-DNA：血浆 9.3×10^4/mL，PBMC 3.9×10^5/mL；头颅 MRI 示右侧颞叶、顶叶、枕叶异常信号，双侧基底核异常信号。予 L-DEP 方案挽救治疗，患者仍有发热，但热峰较前下降（图 15-1）。5 天后复查血常规：WBC 2.2×10^9/L，NEU 0.61×10^9/L，Hb 76g/L，PLT 105×10^9/L（血小板输注后）；生化：ALT 932U/L，AST 2 485U/L，

TBIL 50.04μmol/L，DBIL 37.02μmol/L，IBIL 13.02μmol/L；凝血功能：APTT 57.8s，Fg 0.45g/L，PTA 25.6%；SF：334.4μg/L；sCD25 > 44 000ng/L；EB 病毒拷贝数：血浆 2.2×10^8/mL，PBMC 3.3×10^6/mL；进一步完善腰椎穿刺，颅压 300mmH$_2$O，脑脊液无色，微浑浊，潘氏试验阴性，红细胞 70×10^6/L，脑脊液总蛋白 35.43mg/dL，氯 126.9mmol/L，葡萄糖 1.86mmol/L，涂片未找到细菌，EBV 拷贝数 2.5×10^6/mL。予鞘内注射甲氨蝶呤及地塞米松，1 天后患者出现少尿、左侧肢体震颤、消化道出血，于入院 9 天后死亡。

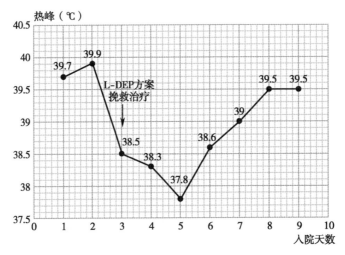

图 15-1　患者应用 L-DEP 方案治疗前后体温变化

分析与讨论：

本例患者为青年女性，以发热起病，确诊 HLH。原发病方面，患者无眼干、口干、皮疹及关节痛等风湿免疫病常见症状，自身抗体未检出异常，可排除自身免疫病相关性 HLH。患者 PET-CT、骨髓活检及免疫分型均未提示肿瘤性病变，可排除肿瘤相关性 HLH。患者 EB 病毒阳性，EB 病毒本身可引起 HLH，亦可作为其他类型 HLH 的诱因，但本例患者基因检测未见异常，结合上述辅助检查结果，诊断为 EB 病毒相关性噬血细胞性淋巴组织细胞增多症。起病时，患者无中枢神经受累症状，脑脊液压力、生化、常规及细胞学均未见异常，应用 HLH-2004 方案治疗，2 周后评估病情，HLH 达到部分缓解，后续治疗过程中，患者出现 HLH 进展，并伴有头痛、恶心呕吐及上睑下垂，脑脊液压力升高，头颅 MRI 出现异常信号，就诊于我中心后，复查腰椎穿刺，脑脊液压力 300mmH$_2$O，EB 病毒阳性，脑脊液常规及生化未见异常，考虑 CNS 受累，予 L-DEP 方案挽救治疗，鞘内注射甲氨蝶呤及地塞米松，患者热峰及铁蛋白下降，但随后体温再次升高，症状进一步恶化，最终因脏器功能损害及出血死亡。

噬血细胞性淋巴组织细胞增多症可累及全身多种组织器官，CNS 受累亦不少见，可出现于 HLH 起病时，但更多见于 HLH 进展期，我中心的数据显示，成人患者 CNS 受累的发生率为 20.7%，低于大多数文献中报道的儿童患者发生率。通常认为出现 CNS 症状、脑脊液异常、头颅影像学异常等，并排除电解质异常、神经系统原发病变等因素可判定为中枢神经系统受累，常见的神经症状包括脑膜炎、意识障碍、癫痫、共济失调、脑神经麻痹、眼震、易怒和颅内高压，脑脊液异常表现为白细胞增多（＞8cells/μL）或蛋白增高（＞450mg/L）；影像学改变包括脑沟加深增宽、脑萎缩、脑白质异常信号、灰白质分界模糊、脑室扩大、钙化、出血等。HLH-94/HLH-2004 方案中常规应用鞘内注射治疗，但 HLH-94/HLH-2004 方案为主要基于儿童原发性 HLH 的循证医学证据，成人继发 HLH 的中枢神经系统受累资料尚不完善。

儿童患者中，原发性 HLH 累及 CNS 发生率为 50%～70%，其机制尚不明确。过度活化的 T 细胞、巨噬细胞产生的细胞因子风暴及炎症细胞穿过血脑屏障被认为是可能的发病机制，细胞毒功能的减低导致清除受感染细胞能力的减弱也被认为可能参与了 CNS 受累的发生。MRI 被认为是诊断中枢神经系统受累的首选方法，有研究认为，脑影像学异常的发生可能早于中枢神经系统症状，CNS-HLH 患者异常的神经影像学表现与疾病的临床进程密切相关，对其进行分析有助于监测疾病活动和治疗效果（图 15-2），应重视头颅 MRI 在 HLH 患者中的应用价值。

我中心数据表明，起病初即出现 CNS 受累的患者中，半数伴有 EBV 感染，并证实了 EBV 感染是出现 CNS 受累的高危因素，传染性单核细胞增多症患者中，有 1%～5% 的患者有 CNS 症状，这也提示 EBV 在 CNS 受累的发生发展过程中起到了作用，但具体机制仍不明确，有研究认为 EBV 可能随着受感染的淋巴细胞进入脑脊液，并可在脑脊液中进行复制，本例患者 CNS 受累发生于 HLH 进展期，脑脊液 EBV 拷贝数高达 2.5×10^6/mL，而葡萄糖含量降低，患者的 CNS 症状更可能由 HLH 和 EBV 感染共同造成。治疗方面，针对 HLH 的治疗与鞘内注射应双管齐下，L-DEP 挽救治疗及鞘内注射后患者热峰及铁蛋白下降，但 CNS 症状未缓解，可能是由于已经产生的脑损伤未能逆转。CNS 受累是 HLH 的不良预后因素，CNS 受累显著提高了 HLH 患者死亡率，伴有癫痫者预后更差，为尽早明确 HLH 患者是否存在中枢受累，无论患者是否具有 CNS 症状，应常规进行腰椎穿刺及头颅 MRI 监测。治疗方面，除针对 HLH 的治疗外，HLH-2004 方案中推荐鞘内注射甲氨蝶呤及地塞米松，但国际上对鞘内注射能否改善患者预后存在争议。我中心的数据表明，61.4% 的患者在接受鞘内注射后中枢神经系统症状/体征得到改善，我们还观察到 1 例在移植后出现复发、累及中枢的男性原发性 HLH 患者在接受每周 1 次、持续 8 周的鞘内注射后，CNS 症状、体征缓解，脑脊液恢复正常，头颅 MRI 显示病变较前显著改善（图 15-2）。

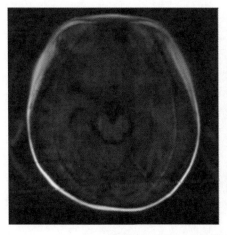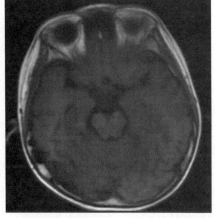

图 15-2　CNS-HLH 鞘内注射前后脑 MRI 对比

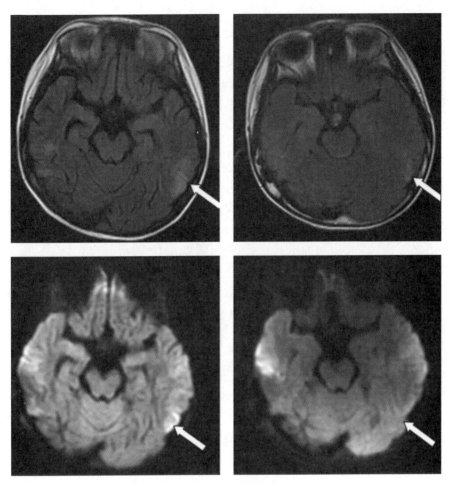

图 15-2　CNS-HLH 鞘内注射前后脑 MRI 对比（续）

左为治疗前，右为治疗后。

专家点评：

　　HLH 中枢神经系统受累目前无统一的定义，这给 HLH 中枢受累的诊断、治疗效果的评估带来了困难，但不可否认的是，中枢神经系统受累是噬血细胞性淋巴组织细胞增多症的不良预后因素，HLH 患者，尤其是伴有 EBV 感染的 HLH 患者，应警惕中枢神经系统受累的发生，常规监测头颅 MRI 及脑脊液相关检查，包括脑脊液 EBV 定量检测，有助于 CNS-HLH 的早期诊断。

　　鞘内注射对患者预后的改善虽然存在争议，但对于没有条件进行异基因造血干细胞移植的患者而言，仍是改善预后的可能方法。我中心的研究表明，脑脊液 EB 病毒阳性是 EBV-HLH 的不良预后因素，而 EBV-HLH 患者中，约半数脑脊液 EB 病毒阳性，鞘内注射可以改善 EBV-HLH 患者预后。异基因造血干细胞移植则可以显著改善 CNS-HLH 患者的预后，可以将患者的生存率提升至无 CNS 受累患者的水平。

（贺凌博，王旖旎，吴　林，魏　娜，王　昭）

参考文献：

[1] CHUANG H C, LAY J D, HSIEH W C, et al. Epstein-Barr virus LMPl inhibits the expression of SAP gene and upregulates Thl cytokines in the pathogenesis of hemophagocytic syndrome [J]. Blood, 2005, 106(9): 3090-3096.

[2] KIM M M, YUM M S, CHOI H W, et al. Central nervous system(CNS)involvement is a critical prognostic factor for hemophagocytic lymphohistiocytosis [J]. Korean J Hematol, 2012, 47(4): 273-280.

[3] SONG Y, PEI R J, WANG Y N, et al. Central nervous system involvement in hemophagocytic lymphohistiocytosis in adults: a retrospective analysis of 96 patients in a single center [J]. Chin Med J, 2018, 131: 776-783.

[4] JOVANOVIC A, KUZMANOVIC M, KRAVLJANAC R, et al. Central nervous system involvement in hemophagocytic lymphohistiocytosis: a single-center experience [J]. Pediatr Neurol, 2014, 50(3): 233-237.

[5] DEIVA K, MAHLAOUI N, BEAUDONNET F, et al. CNS involvement at the onset of primary hemophagocytic lymphohistiocytosis [J]. Neurology, 2012, 78(15): 1150-1156.

病例 16
芦可替尼治疗难治性 EB 病毒相关噬血细胞性淋巴组织细胞增多症

病例展示：

患者，男性，19 岁。主因"反复发热 10 个月余，伴咳嗽及咳痰 3 个月"入院。

患者 10 个月余前无明显诱因出现发热，体温最高达 39℃，自服退烧药后体温可降至正常，后患者间断发热。3 个月前患者再次出现发热，伴咳嗽、咳痰。查体：颈部、腋窝及腹股沟淋巴结肿大。实验室检查：WBC 3.17×10^9/L，Hb 131g/L，PLT 78×10^9/L，SF 1 195.50μg/L，TG 1.81mmol/L，Fg 1.52g/L，NK 细胞活性 20.77%，sCD25 15 558ng/L，CD107a、穿孔素、颗粒酶、SAP 和 XIAP 蛋白检测均正常，EBV-DNA 5.17×10^5 拷贝 /mL；PET-CT：颈部双侧、颌下、右侧锁骨上区、纵隔、双侧腋窝、肝门、盆壁以及两侧腹股沟多发代谢增高肿大淋巴结显影，脾大；腹股沟区淋巴结活检：淋巴结 EBV 阳性 T 细胞淋巴组织增殖性疾病，Ⅱ 级。以更昔洛韦、膦甲酸钠抗病毒，莫西沙星抗感染治疗效果欠佳。以 HLH-94 方案治疗后仍有发热。B 超示脾脏长约 18.9cm，厚约 4.7cm。PBMC、血浆 EBV-DNA 分别为 1.3×10^3 拷贝 /mL、$< 5 \times 10^2$ 拷贝 /mL。EBV 淋巴细胞分选：$CD3^+CD4^+$T 细胞 1.8×10^5 拷贝 /100 万个细胞；$CD3^+CD8^+$T 细胞小于检测下限；$CD19^+$B 细胞 7×10^4 拷贝 /100 万个细胞；$CD3^-$$CD56^+$NK 细胞小于检测值下限。骨髓活检：EBV 阳性 T 细胞淋巴组织增殖性疾病 Ⅱ 级（交界性）；腹股沟淋巴结活检：EBV 阳性 T 细胞淋巴组织增殖性疾病 Ⅱ 级。胸部 CT：双肺多

发病变,考虑感染性病变可能大,双肺部分支气管壁稍厚;双侧肺门及纵隔内多发淋巴结,部分略增大(图 16-1A)。抗结核抗体试验:阳性;结核感染 T:阴性;降钙素原检测、血沉均正常。

诊断:①HLH;②EBV 阳性 T 细胞淋巴组织增殖性疾病Ⅱ级;③肺部感染。

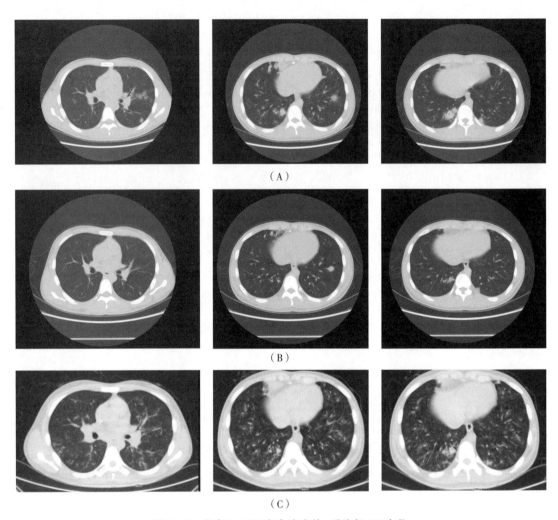

(A)

(B)

(C)

图 16-1 患者 L-DEP 方案治疗前、后胸部 CT 变化

A. L-DEP 方案治疗前。B. L-DEP 方案治疗后。C. 芦可替尼治疗后 4 周。

诊疗经过:

L-DEP 方案挽救治疗(多柔比星脂质体 40mg 第 1 天,依托泊苷 150mg 第 1 天,甲泼尼龙 80mg/d 第 1~5 天,培门冬酶 1 500U/m² 第 3 天)。同时给予伏立康唑、异烟肼、乙胺丁醇和吡嗪酰胺抗感染治疗。L-DEP 方案治疗结束第 5 天患者再次出现发热(体温 38.8℃)。复查血常规:WBC 1.22×10^9/L,Hb 126g/L,PLT 92×10^9/L;肝功能:ALT 146U/L,AST 119.0U/L,TBIL 22.35μmol/L,LDH 329U/L;SF 612.00μg/L;Fg 0.58g/L;ESR 1mm/1h;PCT

0.27ng/mL。EBV-DNA：血浆 4.2×10^2 拷贝 /mL；PBMC $< 5 \times 10^2$ 拷贝 /mL。腹部超声：脾厚约 4.7cm，长约 14.4cm。胸部 CT 提示肺部感染较前好转（图 16-1B），抗感染治疗无好转。

　　L-DEP 方案治疗结束后第 15 天开始芦可替尼 20mg/d 治疗，第 2 天体温降至正常，后续以芦可替尼维持治疗，2 周后复查血浆、PBMC EBV-DNA 分别为 5.8×10^2 拷贝 /mL、$< 5 \times 10^2$ 拷贝 /mL，WBC 10.03×10^9/L，PLT 371×10^9/L，SF 806μg/L，Fg 5.40g/L，TG 0.92mmol/L，sCD25 4 335ng/L，B 超示脾脏 16.2cm × 4.3cm。

　　芦可替尼维持治疗 4 周后患者再次出现发热，考虑疾病复发，肺内病变较前加重（图 16-1C），气管镜肺泡灌洗液查 EBV-DNA 阳性。

分析与讨论：

　　患者青年男性，病程 10 个月。以发热、血两系细胞减少、铁蛋白升高、脾大和可溶性 CD25 升高为主要临床表现。根据 HLH-2004 诊断标准，诊断 HLH 明确。完善病因相关检查，查原发 HLH 相关蛋白，例如 CD107a 等均正常。PET-CT 提示多发淋巴结肿大，淋巴结穿刺病理诊断系统性慢性活动性 EB 病毒感染，Ⅱ级。故诊断 EBV-HLH 明确。

　　患者给予更昔洛韦、膦甲酸钠抗病毒，HLH-94 方案治疗后未缓解，故可以诊断难治性 EBV-HLH。当患者对目前的标准治疗方案无应答时，往往死于无法控制的疾病活动。目前国内外缺乏统一推荐的挽救治疗方案，一线治疗失败后的挽救治疗多为个例报道或小样本的临床报道。本中心曾采用多柔比星脂质体联合依托泊苷和大剂量甲泼尼龙（DEP 方案）治疗 HLH-94 方案治疗后疾病未缓解的 EBV-HLH 患者，72.7% 的患者获得部分缓解及以上疗效，成为诱导治疗向病因治疗过渡的桥梁，但是 DEP 方案存在疗效持续时间短，有一定消化道出血风险。本中心在改良 DEP 方案基础上联合培门冬酶治疗难治性 EBV-HLH 患者，使治疗的总体反应率提高到 85.7%，使更多的患者有机会进行异基因造血干细胞移植。此难治性 EBV-HLH 患者也先后接受了 L-DEP 及 DEP 挽救治疗，曾有一过性疗效，但很快复发。在此情况下加用芦可替尼单药治疗，第 2 天体温降至正常且炎性标志物和器官功能显著改善，疗效评估为部分缓解，缓解持续时间约 4 周。

　　本例患者肺部病变，在 L-DEP 治疗同时抗感染治疗后好转，但在疾病复发后再次加重，最终肺泡灌洗查 EBV-DNA 阳性，提示肺部病变为 EBV 肺部受累。EBV 病毒可直接侵犯或进入血液循环播散到肺，引起肺损害。EBV 感染引起肺损害主要以发热、咳嗽及气促等非特异症状为主，影像学表现为肺部广泛间质性炎症浸润，部分合并肺部片状渗出或胸腔积液。此例患者肺部症状在 L-DEP 治疗后好转，随诊疾病复发再次加重，与 EBV 感染所致肺部受累的病程一致。

专家点评：

　　目前认为 HLH 的病理过程是由于 NK 细胞和 / 或 CTL 的细胞毒性功能下降或缺失导致不能有效清除被感染的细胞，持续存在的抗原血症通过树突状细胞激活抗原递呈，由于细胞毒性功能的缺陷使细胞毒细胞不能清除活化的树突状细胞，从而导致持续激活 T 细胞。被激活的 T 细胞浸润多个器官并分泌包括 IFN-γ 在内的细胞因子，升高的 IFN-γ 等细胞因子水平随之激活巨噬细胞及其他细胞,进而,这些细胞又分泌多种细胞因子,强化了这种正反馈的循环,从而导致"细胞因子风暴"。HLH 的一系列临床表现,如发热、全血细胞减少、高甘油三酯血症、低纤维蛋白原血症、肝脾大、肝功能异常以及中枢神经系统症状均由高细胞因子血症和炎性细胞浸润引起。HLH 的许多关键细胞因子(包括 IFN-γ、IL-2 和 IL-6)通过 JAK/STAT 信号通路来传导信号。细胞因子与相应的受体结合后引起受体分子的二聚化,这使得与受体偶联的 JAK 激酶相互接近并通过交互的酪氨酸磷酸化作用而活化。JAK 激活后催化受体上的酪氨酸残基发生磷酸化修饰,继而这些磷酸化的酪氨酸位点与周围的氨基酸序列形成"停泊位点",同时含有 SH2 结构域的 STAT 蛋白被招募到这个"停泊位点"。最后,激酶 JAK 催化结合在受体上的 STAT 蛋白发生磷酸化修饰,活化的 STAT 蛋白以二聚体的形式进入细胞核内与靶基因结合,调控基因的转录。

　　JAK/STAT 信号通路在细胞因子传导信号中发挥重要作用,JAK 已经成为多种炎性疾病的治疗靶点。美国食品和药物管理局(FDA)已经批准 JAK1/2 抑制剂芦可替尼用于治疗类风湿关节炎和骨髓增殖性疾病等。最近,芦可替尼在原发性和继发性 HLH 小鼠模型中显示出了良好的疗效。芦可替尼可抑制穿孔素缺陷的 HLH 小鼠 IFN-γ、IL-6、IL-12 的产生,并改善 HLH 相应的临床症状。基于芦可替尼在 HLH 小鼠模型中的良好疗效,国外已有芦可替尼治疗 HLH 的个案报道。Broglie 等报道应用芦可替尼治疗 1 例 11 岁男性难治性 HLH 患者,取得了很好的临床疗效。Sin 等应用芦可替尼治疗 1 例地塞米松、静脉丙种球蛋白、依托泊苷和利妥昔单抗治疗无效的 38 岁 EBV 相关 HLH 女性患者,血清铁蛋白、乳酸脱氢酶、纤维蛋白原和肝功能等疾病活动指标明显改善。

　　本例为难治性 EBV 相关 HLH,在 DEP/L-DEP 挽救方案治疗后不缓解,在加用芦可替尼的第 2 天体温降至正常且炎性标志物和器官功能显著改善。此结果提示对于难治/复发 EBV-HLH 患者,芦可替尼可以作为通往异基因造血干细胞移植的桥梁。本患者对芦可替尼耐受良好,治疗过程中未出现血小板计数下降。芦可替尼挽救性治疗 HLH 的疗效在本例得到初步显示,尚需进行前瞻性多中心临床研究进一步验证。

(王晶石,吴　林,魏　娜,王　昭)

参考文献:

[1] MASCHALIDI S, SEPULVEDA F E, GARRIGUE A, et al. Therapeutic effect of JAK1/2 blockade on the manifestations of hemophagocytic lymphohistiocytosis in mice[J]. Blood, 2016, 128(1): 60-71.

[2] DAS R, GUAN P, SPRAGUE L, et al. Janus kinase inhibition lessens inflammation and ameliorates disease in murine models of hemophagocytic lymphohistiocytosis[J]. Blood, 2016, 127(13): 1666-1675.

[3] BROGLIE L, POMMERT L, RAO S, et al. Ruxolitinib for treatment of refractory hemophagocytic lymphohistiocytosis[J]. Blood Adv, 2017, 1(19): 1533-1536.

[4] 王晶石,王旖旎,吴林,等. 芦可替尼挽救治疗难治/复发噬血细胞性淋巴组织细胞增多症三例并文献复习[J]. 中华血液学杂志, 2019, 40(1): 74-76.

病例17
芦可替尼治疗儿童EB病毒相关噬血细胞性淋巴组织细胞增多症

病例展示：

患者，幼年女性，4岁。主因"间断发热2个月"入院。

患者发热2个月，体温最高40℃，无畏寒寒战，伴咳嗽、咳痰，超声提示肝脾及淋巴结增大，血常规三系进行性下降，WBC 1.57×10^9/L，NEU 0.57×10^9/L，Hb 115g/L，PLT 86×10^9/L，CRP 51.46mg/L，SF 25 082μg/L，EBV-DNA 1.9×10^5拷贝/mL，Fg 1.3g/L，TG 3.91mmol/L，ALT 315U/L，AST 448U/L，ALB 23.1g/L，TBIL 45μmol/L，DBIL 38.8μmol/L，LDH 1 051U/L，sCD25 > 44 000ng/L，骨髓细胞学可见噬血现象，诊断为HLH，二代测序检测到 *RECQL4* 上存在内含子 NM-004260.3：c×9C > T（杂合，变异频率46.5%），未检测到与HLH相关报道。当地医院予以HLH-94方案，化疗2周后评估病情，未见明显好转，继续HLH-94方案治疗2周，病情仍无好转，行挽救方案DEP方案治疗，治疗后仍反复发热，铁蛋白较前升高，并出现血便，后行E-CHOP+L方案（VP-16、甲泼尼龙、环磷酰胺、多柔比星脂质体、长春新碱及培门冬酶）后体温降至正常，便血改善，此后行2次VP-16巩固。住院期间骨髓免疫分型：2.95%细胞（占有核细胞）为异常表型 CD8$^+$T 淋巴细胞，TCRVB监测12个亚单位未见明显异常。不能除外 CD8$^+$T 细胞淋巴瘤。因表达ki-67，可疑具有侵袭性。基因重排：TCRB、TCRD、TCRG克隆性重排均为阴性。骨髓病理：免疫组化 CD20（-），CD3（+），CD30（-），CD4（个别+），CD8（+），CD56（-），ALK（-），PAX5（-），CD10（-），CD1a（-），TDT（-），GramB（+）；原位杂交结果：EBV-EBER（散在+）。

特殊染色结果：网银（+）。病理诊断：EB病毒阳性的T淋巴细胞异常增生。治疗后患者白细胞减低，EB持续阳性，为进一步诊治来我院。

诊疗经过：

入院后患者持续白细胞减低，血常规 WBC 1.94×10^9/L，NEU 1.58×10^9/L，Hb 87g/L，PLT 46×10^9/L，ALT 24U/L，AST 24.6U/L，TBIL 8.99μmol/L，DBIL 1.26μmol/L，SF 1 877.70μg/L，sCD25 3 302ng/L，NK细胞活性9.68%，穿孔素、颗粒酶、Munc13-4蛋白表达正常；Λ107a NK 18.4%，CTL 15.6%。结合既往检查，诊断EBV-IILII明确，予以减量 E-CHOP 方案巩固。E-CHOP 方案治疗后1周，患者再次出现发热，血象持续减低，给予 G-CSF 升白、抗生素抗感染治疗，无明显好转，复查肝酶明显升高，ALT 348U/L，AST 488.5U/L，TG 3.82mmol/L，SF 925.10μg/L，sCD25 18 520ng/L，EBV-DNA 血浆 1.1×10^4拷贝/mL，PBMC 6.0×10^3拷贝/mL；EB病毒分选累及T、NK细胞为主，考虑原发病进展。予

以培门冬酶治疗后仍无明显改善,血象持续较低,肝酶、SF、sCD25 及 EBV-DNA 进行性升高。为缓解症状,加用芦可替尼联合甲泼尼龙维持治疗,其间给予升白、输血等对症,1 天后患者体温降至正常,13 天后患者血常规白细胞升至正常,PLT 75×10^9/L,此后给予芦可替尼、口服激素维持治疗,并逐渐减量。1 个月后随访 EBV-DNA 血浆未检出,PBMC 1.1×10^3 拷贝 /mL,2 个月后随访肝酶已降至正常,EBV-DNA 血浆未检出,PBMC $< 5 \times 10^2$ 拷贝 /mL。目前已随访 1 年,未再有 EB 病毒复阳。芦可替尼治疗前后患者常规指标、HLH 相关指标及 EBV-DNA 的变化在图 17-1 及表 17-1 中展示。

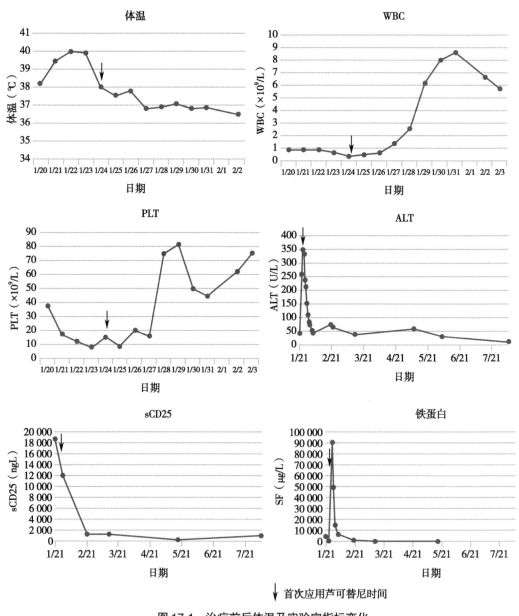

图 17-1 治疗前后体温及实验室指标变化

表 17-1　芦可替尼治疗前后 EBV-DNA 变化表

	EBV-DNA 血浆（拷贝 /mL）	EBV-DNA PBMC（拷贝 /mL）
治疗前	1.40×10^4	6.00×10^3
治疗后 4 天	7.00×10^3	1.60×10^3
治疗后 28 天	未检出	1.10×10^3
治疗后 48 天	未检出	< 500
治疗后 3 个月	< 500	540
治疗后 6 个月	0	< 500

分析与讨论：

该患者幼年女性，虽然 EB 病毒高拷贝，但是诊断方面仍需警惕原发性 HLH 可能。入院后完善了原发性 HLH 蛋白表达，结合患者既往 HLH 基因二代测序结果可不考虑原发性 HLH。结合患者发热、淋巴结肿大，EB 病毒高拷贝数情况，确诊为 EB 病毒相关噬血细胞性淋巴组织细胞增多症。

EBV-HLH 的预后较差，病死率超过 50%。目前主要的治疗方案为 HLH-94 方案，挽救治疗方案包括 DEP、ECHOP 等。对于无原发性 HLH 基因缺陷的 EBV-HLH 患者，如果初始治疗 HLH 完全缓解，则停药观察，无须维持 40 周或 52 周的治疗；如初始治疗不能达到完全缓解，则应尽快行 HLA 配型，寻找相合骨髓供者，并进入维持治疗，等待造血干细胞移植。对于家族性 HLH、X 连锁淋巴组织增殖性疾病和慢性活动性 EBV 感染（CAEBV）合并的 EBV-HLH，以及难治复发 EBV-HLH，需要尽快进行造血干细胞移植治疗。近年来随着免疫抑制治疗的应用，儿童 HLH 预后较前改善，日本 2014 年一项针对 98 名儿童 EBV-HLH 的临床研究发现，60% 患儿经历了多种化学药物治疗，包括糖皮质激素类药物、依托泊苷及环孢素等。经过治疗，90.3% 的 EBV-HLH 患者在初始治疗时可达到完全缓解，未缓解的患者多数死亡，7 例（8.2%）患者最终噬血复发。

EBV-HLH 的临床过程可能因疾病严重程度而有很大差异。某些 EBV-HLH 患者仅使用类固醇或免疫球蛋白即可能治愈，而许多患者即使经过强化治疗也可能死亡。在另一项研究中发现，治疗后 EB 病毒拷贝量下降的患者发生复发的概率更低。此外，感染 EB 病毒的淋巴细胞亚群也对预后有着重要影响，单独累及 B 细胞预后相对较好，累及 T、NK 细胞的预后较差。

专家点评：

从该患者的治疗中我们可以发现 EB 病毒感染持续转阴是 EBV-HLH 患者能够得到长期生存的重要原因。我中心的两项研究中发现，治疗后 EBV 转阴比 EBV 持续阳性的患者预后好，治疗前后 EB 病毒载量下降 1×10^2 拷贝 /mL 的患者预后相较于下降小于 1×10^2 拷贝 /mL 的患者更好。日本最新的一项关于儿童 EBV-HLH 研究中发现，治疗时年龄较小（< 2 岁）和血浆高 EB 病毒载量（> 10³ 拷贝 /mL）相比其他临床指标有更高的复发风险，并且对于指导 EBV-HLH 儿童后续治疗强度具有重要意义。因此 EB 病毒载量对预测预后有重要作用，该患者长期生存的主要原因是 EB 病毒持续转阴。

芦可替尼在控制 HLH 炎症因子风暴的同时，对 EB 病毒也有一定抑制作用。患者为复发难治的 EBV-HLH，疾病进展过程中给予芦可替尼治疗后 HLH 得到缓解，最终 EBV 转阴。芦可替尼治疗难治 EBV-HLH 的主要机制是抑制了 JAK-STAT 信号通路，此通路在 HLH 细胞因子传导信号中发挥重要作用，是许多关键细胞因子（包括 IFN-γ、IL-2 和 IL-6）产生的重要通路。目前多个临床病例报道已提示芦可替尼在难治复发 EBV-HLH 中的作用，但是其对 EB 病毒是否有清除作用尚不清楚。目前体外研究发现，STAT3 在 CAEBV 感染的 PBMC 中（包括 EB 病毒感染的 T 和 NK 细胞）持续被激活，导致了 EBV 感染细胞的存活及细胞因子的产生。因此芦可替尼通过 JAK-STAT 途径在改善噬血症状的同时，抑制 EB 病毒感染。我中心一例 CAEBV 的患者，经芦可替尼治疗也获得了长期生存，且 EBV-DNA 转阴，芦可替尼在 EB 病毒感染中的应用需更大规模临床试验证实。

儿童尤其是对于年龄小于 7 岁，免疫功能尚未健全的患儿，EBV-HLH 存在等待观察的机会，观察等待期间应密切监测 EB 病毒及 HLH 相关指标，警惕复发。根据文献报道，儿童 EBV 相关的淋巴增殖性疾病预后较成年人相对更好。Kimura 等发现年龄大于 8 岁是 EB 相关淋巴增殖性疾病的独立危险因素。根据我科既往经验，部分患儿甚至未经异基因造血干细胞移植即得到病情缓解，甚至痊愈。具体机制可能是由于儿童免疫功能尚不完善，存在观察等待机会，随着年龄增长，免疫功能逐渐完善，同时不存在明显免疫缺陷时，EB 病毒有被清除的机会。因此，对于儿童，如果不存在免疫功能缺陷，单纯 EB 病毒诱发的 HLH，异基因造血干细胞移植可考虑二次缓解期做。但应注意的是此类患者等待观察期间有 HLH 复发甚至丧失移植条件的可能，需严密监测 EBV-DNA、sCD25 及铁蛋白等相关指标。

（宋德利，吴　林，魏　娜，王　昭）

参考文献：

[1] WANG J, WANG Y, Wu L, et al. PEG-aspargase and DEP regimen combination therapy for refractory Epstein-Barr virus-associated hemophagocytic lymphohistiocytosis[J]. J Hematol Oncol, 2016, 9(1): 84.

[2] 曾祥宗，魏娜，王旖旎，等. 61 例 EBV 相关噬血细胞性淋巴组织细胞增多症患者的疗效及预后分析 [J]. 中华血液学杂志，2015, 36(06): 507-510.

[3] ONOZAWA E, SHIBAYAMA H, TAKADA H, et al. STAT3 is constitutively activated in chronic active Epstein-Barr virus infection and can be a therapeutic target[J]. Oncotarget, 2018, 9(57): 31077-31089.

[4] KAZUHIRO K, HIROKI S, TAKESHI A, et al. Prognostic factors of Epstein-Barr virus-associated hemophagocytic lymphohistiocytosis in children: report of the Japan Histiocytosis Study Group [J]. Pediatr Blood Cancer, 2014, 61(7): 1257-1262.

[5] YANAGAISAWA R, MATSUDA K, OHGA S, et al. Factors predicting the recurrence of Epstein-Barr virus-associated hemophagocytic lymphohistiocytosis in children after treatment using the HLH-2004 protocol[J]. Int J Hematol, 2019, 109(5): 612-617.

[6] KIMURA H, ITO Y, KAWABE S, et al. EBV-associated T/NK-cell lymphoproliferative diseases in nonimmunocompromised hosts: prospective analysis of 108 cases[J]. Blood, 2012, 119(3): 673-686.

病例 18
L-DEP 方案挽救治疗 EB 病毒相关噬血细胞性淋巴组织细胞增多症

病例展示:

患者,男性,28 岁。主因"间断发热 7 周,血细胞减少 6 周"入我院。

患者于 7 周前开始出现发热,伴寒战,最高体温 40.0℃,每日下午及夜晚出现,伴大汗、头痛、头晕,附近诊所予抗炎、退热等治疗,效果不佳。6 周前出现咳嗽、气促,偶有胸前痛,就诊当地医院。查血常规:WBC 4.00×10⁹/L,Hb 113g/L,PLT 81×10⁹/L;生化:ALT 58U/L,AST 45U/L,LDH 477U/L;胸部 CT:①考虑双肺下叶炎症,部分肺组织膨胀不全;②双侧胸腔积液;③脾大;行纤维支气管镜检查提示:气管、四级以内支气管呈炎症改变。先后予美洛西林、哌拉西林舒巴坦、左氧氟沙星、万古霉素等抗感染治疗,患者仍反复发热,复查血常规提示血小板明显下降,5 周前转入上级医院治疗。入院后查血常规:WBC 3.87×10⁹/L,Hb 106g/L,PLT 65×10⁹/L;ESR 23mm/h;SF: 4 779.33μg/L。生化:ALT 64U/L,TG 3.46mmol/L,LDH 537U/L。NK 细胞活性下降;sCD25: > 7 500ng/L。骨髓细胞学:①网状细胞比例增高,易见吞噬型网状细胞;②血小板形成不良;骨髓流式、染色体:未见异常。骨髓原位杂交:B 细胞 -EBER(+),T 细胞 -EBER(-)。未行 EBV 感染淋巴细胞亚群检测。EBV-DNA:1.63×10⁵ 拷贝 /mL。PET-CT:①所见全身骨髓弥漫代谢较活跃;肝脾大,代谢稍活跃。双肾实质代谢不均匀。②双肺下叶片状密度增高影,代谢活跃;余双肺弥漫代谢稍活跃,考虑感染性病变。左侧胸腔少量积液。③左侧上颌窦炎。右侧颈部 Ⅱ 区淋巴结,代谢稍活跃,考虑炎性改变。诊断 HLH、EB 病毒感染。予以芦可替尼控制症状,予利妥昔单抗 0.1g / 次 / 周,VP-16 80mg / 次 / 周和地塞米松 10mg/d,并积极抗细菌、抗真菌等抗感染治疗,初始治疗后体温降至正常,临床化验指标一度好转,疗效评估为 PR。10 日前再次出现发热,复查 EBV-DNA:6.67×10⁵ 拷贝 /mL,复查骨髓 B 细胞 EBER(-),T 细胞 EBER(+),故两次利妥昔单抗后停用,继续予以 VP-16 和地塞米松治疗。患者仍持续发热,外周血细胞三系明显减低,转氨酶持续升高,为进一步治疗转入我院。

入院时查体体温 38.8℃;心率 113 次 /min;呼吸 25 次 /min;血压 104/59mmHg,神清,精神弱,心肺查体未见明显异常,肝脾大,约肋下 3cm,肝区有压痛。双下肢无水肿。血常规:WBC 2.08×10⁹/L,Hb 82g/L,PLT 19×10⁹/L;CRP 13.8mg/L。ESR: 13.85mm/h。PCT: 1.27ng/mL。SF 30 035μg/L。生化:K 5.5mmol/L,Na 123mmol/l,ALT 191U/L,AST 238U/L,ALB 35g/L,LDH 1 570U/L。抗结核抗体(-)。ANA(-),ENA(-)。G 试验、GM 试验:均为阴性。sCD25:

208 305ng/L。NK 细胞活性：20.11%。EBV-DNA：血浆 4.3×10^5 拷贝 /mL，PBMC 1.5×10^6 拷贝 /mL。EB 病毒感染淋巴细胞亚群：CD4$^+$ 细胞未检出；CD8$^+$ 细胞未检出；CD19$^+$ 细胞 9.9×10^4 拷贝 /mL；CD56$^+$ 细胞 1.3×10^5 拷贝 /mL。骨髓形态学：异常淋巴细胞占 11.5%，噬血细胞易见。骨髓免疫分型：可见 12.55% 异常 NK 细胞。骨髓 IgH+TCR：未见异常。骨髓活检诊断系统性 EB 阳性 T/NK 细胞淋巴组织增殖性疾病，2 级（交界性），伴噬血现象。腹部超声：①肝大伴肝门静脉轻度扩张；②脾大伴脾门静脉扩张。HLH 相关基因测序结果阴性。

诊断：HLH，系统性 EBV 阳性 T/NK 细胞淋巴组织增殖性疾病，2 级（交界性）。

诊疗经过：

患者一线治疗失败，考虑难治性 HLH，故予 Ru-L-DEP 方案治疗（芦可替尼、培门冬酶、VP-16、多柔比星脂质体、甲泼尼龙）。积极抗感染、对症支持。次日开始体温恢复正常，转氨酶进行性下降至正常。予以粒细胞集落刺激因子及促血小板生成素，患者白细胞、血小板逐渐恢复，sCD25 从 208 305ng/L 降至 7 849ng/L，铁蛋白从 30 035μg/L 降至 5 006μg/L。一疗程后评估达到 PR。后续患者继续予以 2 个疗程 Ru-L-DEP 方案，评估 HLH 达到 CR，后续完成亲缘单倍体异基因造血干细胞移植。移植后病情稳定，门诊随诊 EBV 持续阴性。

分析与讨论：

患者为青年男性，因发热、血细胞减少、肝功能异常为主要表现，病程中出现血细胞减少，肝酶进行性升高，结合患者相关的实验室检查、影像学检查等，诊断 HLH。原发病考虑系统性 EB 病毒阳性 T/NK 淋巴组织增殖性疾病，2 级（交界性）。

患者初始治疗采用了剂量调整的 HLH-94 方案，并予以芦可替尼控制症状。芦可替尼目前已经在移植物抗宿主病及 HLH 治疗中应用较多。有研究表明芦可替尼可减轻 HLH 炎症因子风暴的发生，虽然目前其在控制炎症因子风暴的作用机制及上下游通路尚未完全阐明。在初始治疗中，该院根据患者病理 EBER 结果采用了利妥昔单抗，原因可能当时骨髓原位杂交 B 细胞 -EBER（+）。我国患者 EBV 感染相关 HLH 病例中，EBV 多感染 T/NK 细胞为主，B 细胞为主较少。利妥昔单抗可应用于 EBV 主要累及 B 细胞的 EBV 感染，但需骨髓病理反复验证所累及细胞种类，同时应加做外周血 EB 病毒感染淋巴细胞亚群测定，如果两者结果间有冲突，则应再次复合结果。对于 EBV 主要累及 B 细胞的 HLH 成人患者，应高度警惕淋巴系统肿瘤的可能，在治疗中也应反复寻找肿瘤的证据。

对于一线方案或剂量调整 HLH-94 方案治疗中反应欠佳的患者应尽快进行挽救方案的治疗。患者在治疗中应密切监测铁蛋白、sCD25、肝功能、EBV-DNA 等指标变化，对于治疗反应的评估不应晚于 2 周。DEP 方案可作为 HLH 患者挽救治疗的一种选择，可应用于各种类型 HLH 的挽救治疗。针对该患者 EB 病毒阳性的 T/NK 增殖性疾病，加用了培门冬酶。我们前期的研究发现 EBV-HLH 患者在 DEP 治疗中加用培门冬酶可以提高患者应答率，降低 EBV 载量。在治疗中需要警惕培门冬酶常见的不良反应，即凝血异常、血栓及胰腺炎等情况，故治疗中需要监测凝血功能，在应用培门冬酶前及应用后应严格限制高脂、高蛋白食物摄入，并应定期监测淀粉酶水平。

EBV-HLH 患者预后不良，目前单纯化疗或抗病毒治疗尚不能清除 EB 病毒，若体内持续存在 EB 病毒，则 HLH 极有可能复发或进展到肿瘤。该患者骨髓中明确提示 EB 病毒阳性的 T/NK 增殖性疾病 2 级，虽然通过化疗可能控制病情，并可能短期内降低 EBV 载量，但是停止治疗后患者疾病可能随时进展，如果在应用挽救治疗后疾病复发，则可能进展极快。若患者在治疗中评估铁蛋白、sCD25 及 EBV-DNA 下降不明显，则更应该提早完善异基因造血干细胞移植相关准备。该患者通过挽救治疗达到较好的效果，在疾病缓解期应进行异基因造血干细胞移植，以达到完全清除 EB 病毒的目的。而如果在 HLH 疾病活动期或复发后强行移植治疗，则移植相关死亡率及移植后疾病复发概率会较高。

专家点评：

HLH 活动期疾病进展迅速，若不及时治疗死亡率高。随着 HLH-94 及 HLH-2004 方案的广泛应用，HLH 的缓解率已经提高到 50% 以上，取得了很大的进步。但是临床上仍有一部分患者对一线治疗无明显应答。根据我们既往统计发现，HLH 患者的死亡多集中于初始治疗 4 周内。若患者在初始治疗 2~3 周内未达到部分缓解，则应诊断难治性 HLH，可考虑予以挽救治疗。目前尚无统一的挽救治疗方案，有报道一线挽救治疗失败后，采用阿仑单抗、阿那白滞素、达利珠单抗、托珠单抗、抗胸腺细胞球蛋白等药物用于挽救治疗，取得了一定的疗效。

DEP（VP-16、多柔比星脂质体、甲泼尼龙）方案在 VP-16 及糖皮质激素的基础上加用了多柔比星脂质体，后者为广谱抗肿瘤药物，使机体产生广泛的生物化学效应，具有强烈的细胞毒作用。在以 VP-16 为核心抑制单核细胞、组织细胞活化的基础上，改良糖皮质激素的应用方法，联合多柔比星脂质体，可以更好地抑制炎症因子的分泌及其导致的浸润性损伤。研究表明 DEP 方案用于难治性 HLH 治疗，总应答率达到 76.2%，其中完全应答达为 27%，部分应答为 49.2%。接受 DEP 方案达到 CR 的患者生存时间较 PR 患者显著延长。因此该方案是挽救治疗成人 HLH 的有效手段。

在 DEP 方案中调整糖皮质激素质量及治疗疗程，联合培门冬酶（PEG-Asp）形成了 L-DEP，该方案可用于难治性 EBV 感染相关 HLH。该方案疗效时间较 DEP 方案延长。培门冬酶半衰期较长，其可使进入细胞的 L- 天门冬酰胺水解，后者是合成蛋白质的必需氨基酸，故影响了蛋白质的合成，使细胞增长繁殖受到抑制，从而导致 EBV 下降。L-DEP 用于难治性 EBV-HLH，使治疗的总体反应率达到 85.7%。当然该方案并不能彻底使难治性 HLH 患者长久生存，桥接异基因造血干细胞移植，重建免疫系统，才可能有望清除 EBV。

（刘　欢　吴　林，魏　娜，王　昭）

参考文献：

[1] HENTER J I, HORNE A C, ARICO′M, et al. HLH-2004: Diagnostic and therapeutic guidelines for Hemophagocytic lymphohistiocytosis[J]. Pediatr Blood Cancer, 2007, 48(2): 124-131.

[2] WANG Y, HUANG W, HU L, et al. Multicenter study of combination DEP regimen as a salvage therapy for adult refractory hemophagocytic lymphohistiocytosis[J]. Blood, 2015, 126(19): 2186-2192.

[3] WANG J, WANG Y, WU L, et al. PEG-aspargase and DEP regimen combination therapy for refractory Epstein-Barr virus-associated hemophagocytic lymphohistiocytosis[J]. J Hematol Oncol, 2016, 9(1): 84.

病例19
利妥昔单抗治疗EB病毒相关噬血细胞性淋巴组织细胞增多症

病例展示：

患者，男性，70岁。主因"间断发热1个月余"入院。

患者1个月前因膀胱癌行第5次卡介苗灌注后出现发热，最高达39℃，不伴畏寒寒战，乏力明显，无咳嗽咳痰、低热、盗汗不适，无淋巴结肿大。查血常规：WBC 2.45×10^9/L，Hb 111g/L，PLT 66×10^9/L；PCT 0.47ng/mL；生化：ALT 127U/L，TBIL 138.7μmol/L，DBIL 110.8μmol/L；Fg 1.48g/L；结核分枝杆菌、流感病毒、衣原体、支原体、军团菌等相关检测阴性，肥达外斐试验阴性。予以抗感染、保肝等对症支持治疗，仍有反复高热。查EBV-DNA：血浆 $< 5.0 \times 10^2$ 拷贝/mL，PBMC 4.4×10^3 拷贝/mL，EBV感染淋巴细胞亚群：CD19+细胞 1.9×10^5 拷贝/mL，余未检出，SF 1 225.4μg/L，sCD25 28 919ng/L，NK细胞活性13.91%，骨髓可见噬血现象。为进一步诊治入我院。既往胃癌病史5年余，膀胱癌病史3个月。入院查体：全身皮肤无出血点，浅表淋巴结未触及肿大，巩膜无黄染，胸骨无压痛，心率90次/min，肝脾肋下未触及，双下肢无水肿。

诊断：HLH，EB病毒感染。

诊疗经过：

入院后完善检查，血常规：WBC 10.86×10^9/L，Hb 103g/L，PLT 153×10^9/L；TG 2.24mmol/L；EBV-DNA：血浆 $< 5.0 \times 10^2$ 拷贝/mL，PBMC 2.2×10^3 拷贝/mL；SAP、颗粒酶B、穿孔素、XIAP、MUNC13-4表达未见异常；ESR 55mm/h；PCT、G试验、GM试验在正常范围内；CMV-DNA、疱疹病毒、腺病毒、抗结核抗体均未见异常。胸部CT：①左上肺近纵隔处及右肺后基底段肺大疱；②右肺中叶及下叶背段、后基底段考虑陈旧性病变；③肝大、脾大。复查骨髓穿刺，骨髓流式：淋巴细胞比例增高占41.26%。*IgH*、*TCR*基因重排阴性。骨髓活检：造血组织增生活跃。染色体核型：46，XY[20]。PET-CT：①未见明确血液系统恶性肿瘤征象；②胃癌术后，局部未见明确复发征象；③红骨髓分布区骨骼FDG摄取弥漫性增高，考虑与噬血或发热相关；④膀胱癌术后，充盈欠佳，局部未见复发征象。予芦可替尼

10mg、每天 2 次，联合人血丙种球蛋白治疗 HLH；予以利妥昔单抗 375mg/m²、2 周 1 次，清除 EBV 病毒感染的 B 细胞。患者体温、转氨酶、胆红素恢复正常，乏力症状明显好转。第二个疗程利妥昔单抗治疗结束后，复查 EBV-DNA 转阴，铁蛋白、sCD25 明显下降（表 19-1）。继续予以利妥昔单抗两疗程，检测 EBV 持续阴性。

表 19-1　患者初治及治疗间化验结果

	起病时	入院时	第一个疗程结束	第二个疗程结束
EBV-DNA PBMC（拷贝 /mL）	4.4×10^3	2.2×10^3	1.1×10^3	未检出
EBV-DNA 血浆（拷贝 /mL）	未检出	未检出	未检出	未检出
铁蛋白（µg/L）	1 225.4	1 823	1 883	892
sCD25（ng/L）	28 919	18 613	8 643	6 825
EBV 感染淋巴细胞亚群 CD3⁻CD19⁺ 细胞（拷贝 /mL）	1.9×10^5			未检出

随访：随诊 6 个月，患者一般情况可，EBV-DNA 持续阴性，无相关淋巴系统肿瘤征象。

分析与讨论：

　　EBV-HLH 患者中 EBV 感染细胞可累及 NK、T、B 淋巴细胞，目前资料显示，EBV 感染类型存在地域差异，亚洲人群主要累及 NK 细胞和 T 细胞，欧美人群则主要累及 B 细胞。亚洲人群中，单纯累及 B 淋巴细胞的 EBV-HLH 在原发性 HLH、移植后、自身免疫性疾病患者中多见。中老年患者，需警惕合并 EBV 阳性淋巴系统肿瘤可能。该患者既往确诊多种恶性肿瘤，在肿瘤治疗过程中出现发热、血象下降、肝功能损伤、低纤维蛋白原血症、高铁蛋白及高 sCD25，HLH 诊断明确。HLH 病因筛查示原肿瘤性疾病稳定，HLH 相关功能学无明显异常，其他感染相关检测均未见异常，EBV-DNA 检查多次阳性，考虑为 EBV 感染继发 HLH。EBV 感染淋巴细胞亚群分析感染细胞类型为 CD19⁺B 淋巴细胞，考虑与患者既往肿瘤治疗导致免疫抑制状态有关，但需除外 EBV 阳性 B 细胞淋巴瘤可能。

　　利妥昔单抗（rituximab，RTX）是一种人鼠嵌合性单克隆抗体，可与胸腺、脾脏、外周血和淋巴结的 B 淋巴细胞上的 CD20 特异性结合，从而介导 B 细胞溶解。它杀伤 B 细胞的机制主要在于三方面：①抗体依赖性细胞介导的细胞毒性作用：与 B 淋巴细胞表面 CD20 抗原结合，巨噬细胞、自然杀伤细胞、单核细胞通过 Fc 受体与 RTX 的 Fc 段结合而聚集，诱导 CD20⁺B 淋巴细胞溶解；②补体介导的细胞毒性作用：与 B 淋巴细胞表面 CD20 抗原结合并与补体 C1q 结合，激活补体级联反应形成膜攻击复合物；③直接诱导 B 细胞的凋亡：启动 Caspase-3 介导的信号传导通路诱导细胞凋亡；其中通过抗体介导的细胞毒性作用是最主要的机制。RTX 通过清除 B 淋巴细胞，减轻病毒载荷，一般 2 周后 EBV 拷贝数能得到有效控制。目前 RTX 在治疗 EBV-HLH 中，多为回顾性分析，病例数少且多为联合治疗。在 Chellapandian 的一项回顾性研究中，用含有 RTX 方案的方案治疗，43% 的患者临床症状得到改善，在第一次使用 RTX 2～4 周后，EBV-DNA 载荷和铁蛋白出现了显著下降，提高了 EBV-HLH 患者的生存率,且该研究表明病毒载荷下降至 1 500 拷贝 /mL 的患者生存率更高。

考虑患者高龄,合并多种恶性肿瘤,体能状态差,HLH-94/HLH-2004 方案副作用较大,且患者 HLH 诱因明确,有短期内清除机会。治疗上未选择含激素方案,一方面应用芦可替尼联合丙种球蛋白控制 HLH 炎症风暴,另一方面针对 EBV 感染进行治疗。芦可替尼可通过抑制 JAK1/JAK2 及其下游信号通路的激活,减少干扰素 γ 和 IL-2 等细胞因子信号传导和引发的炎症反应,改善 HLH 相应的临床症状,如体温、铁蛋白和 sCD25 等炎症指标,此患者持续高热 1 个月余,予以口服芦可替尼后体温得到有效控制,但它对潜在病因无明显治疗作用。利妥昔单抗通过对 B 细胞进行杀伤降低 EBV 载荷,从而去除引起 HLH 的病因。此患者在治疗后 1 个月 EBV 持续下降至转阴。RTX 可使外周血 CD20$^+$B 淋巴细胞清除维持约 5 个月,B 淋巴细胞水平约 12 个月恢复正常。其间注意预防感染。

专家点评:

EBV-HLH 的病死率极高,亚洲人多累及 T 及 NK 淋巴细胞,少数累及 B 细胞。EBV 感染淋巴细胞类型分析能够确定 EBV 感染的靶细胞,指导临床给予针对性治疗。

Beutel 等研究表明,利妥昔单抗可以作用于 EBV 感染的 B 淋巴细胞,有效治疗 B 淋巴细胞 EBV 相关 HLH。Imashuku 等假设 EBV 最初感染 B 淋巴细胞,持续产生病毒颗粒进而感染 T 或 NK 细胞,利妥昔单抗可能对于最初感染的 B 淋巴细胞有作用,故利妥昔单抗对于 EBV 感染的 T 细胞及 NK 细胞可能也有效。但本中心结果显示,对于非 B 淋巴细胞受累或者多系受累患者,RTX 作用有限。儿童患者出现病程较长的 B 淋巴细胞受累 EBV-HLH 时,需警惕原发性 HLH 可能。老年患者若出现 B 细胞受累 EBV-HLH 时,需积极完善 PET-CT 等检查,除外 EBV 阳性 B 淋巴细胞肿瘤可能,即使 RTX 治疗后 EBV 转阴,也需规律随访。

(喻明珠,吴 林,魏 娜,王 昭)

参考文献:

[1] DAS R, GUAN P, SPRAGUE L, et al. Janus kinase inhibition lessens inflammation and ameliorates disease in murine models of hemophagocytic lymphohistiocytosis[J]. Blood, 2016, 127(3): 1666-1675.

[2] CHELLAPANDIAN D, DAS R, ZELLEY K, et al. Treatment of Epstein Barr virus-induced haemophagocytic lymphohistiocytosis with rituximab-containing chemo-immunotherapeutic regimens[J]. Brit J Haematol, 2013, 162(3): 376-382.

[3] BEUTEL K, GROSS-WIELTCH U, WIESEL T, et al. Infection of T lymphocytes in Epstein-Barr virus-associated hemophagocytic lymphohistiocytosis in children of non-Asian origin[J]. Pediatr Blood Cancer, 2009, 53(2): 184-190.

病例20
自体造血干细胞移植治疗 EB 病毒相关噬血细胞性淋巴组织细胞增多症

病例展示：

患者，男性，33 岁。主因"间断发热、腹胀 15 个月"入院。

患者 15 个月前无明显诱因出现腹胀，伴纳差、干呕，无腹痛、黑便，无发热。就诊当地医院，查血常规：WBC 7.0×10^9/L，Hb 102g/L，PLT 40×10^9/L；生化：ALT 97U/L，AST 173U/L，Cr 107μmol/L；胃镜提示：胃体息肉？糜烂性胃炎；病理提示：（胃窦黏膜）慢性非萎缩性胃炎。完善检查过程中，患者出现发热，T_{max} 39.6℃，无畏寒、寒战，予抗感染治疗后体温无明显下降。外周血涂片示异型淋巴细胞 56%；EB 病毒 VCA IgG > 750U/ml，EB 病毒 EBNA IgG > 600U/ml，EBV-DNA 9.01×10^5 拷贝 /ml；胸部 CT：双肺感染，双侧胸腔积液，右侧胸膜增厚钙化；腹部 CT：肝、脾大，小肠壁稍增厚，腹腔积液，腹盆壁皮下软组织水肿。骨髓：增生明显活跃，粒系及巨核系成熟障碍，噬血细胞易见占 1%，异型淋巴细胞占 3.5%；流式：未见克隆性细胞。予甲泼尼龙 40mg 每天 1 次治疗，体温无下降。sCD25 29 845ng/L，NK 细胞活性 18.4%，SF 17 540μg/L。自身免疫、原发性 HLH 基因及功能学检查均阴性，PET-CT 未见明显肿瘤性病变。

诊断：EBV-HLH。

诊疗经过：

予 HLH-94 方案治疗 8 周，疗效评价为 PR，EBV-DNA 持续阳性。此后予 L-DEP 方案治疗 1 个疗程。予阿糖胞苷联合 VP-16 方案动员后采集自体造血干细胞。10 个月前予 BEAC 方案预处理，行自体造血干细胞移植。移植后 HLH 疗效评价达到 CR，EBV-DNA 未转阴。监测 EBV-DNA 持续波动于 $10^3 \sim 10^5$ 拷贝 /mL。5 个月前患者再次出现发热，脾脏进行性增大，铁蛋白、sCD25、甘油三酯进行性升高，纤维蛋白原明显下降，EBV-DNA 1.7×10^6 拷贝 /mL，HLH 复发。予芦可替尼联合 HLH-94 方案治疗，反复于激素减停后出现发热，EBV-DNA 持续阳性。患者与其父 HLA 配型 5/10 相合，行亲缘不全相合异基因造血干细胞移植。

分析与讨论：

EBV-HLH 的治疗尚无标准治疗方案，针对 HLH 的治疗，可改善患者一般情况，控制 HLH 相关症状，改善造血及器官功能，但是对于 EBV 清除的作用有限。对于 EBV 无法清除的患者,HLH症状可能反复发作,甚至危及生命。异基因造血干细胞移植是目前公认可以治愈EBV-HLH的方式,但是由于较高的治疗风险和费用,限制了其临床广泛应用。目前能够接受异基因造血干细胞移植患者比例仅为全部患者的30%左右。自体移植风险及花费均低于异基因造血干细胞移植,在淋巴瘤及多发性骨髓患者中应用广泛,但其在EBV-HLH治疗中的疗效尚不确定,目前报道多为个案,缺乏大规模的临床研究及报道。

Ohga Shouichi等采用自体造血干细胞移植治疗2例EBV-HLH患者,1例移植后获得完全缓解及病毒清除,随访13年仍无病生存,1例患者在移植后50天内死于HLH复发;采用同基因双胞胎干细胞移植治疗1例EBV-HLH患者,随访10年仍无病生存。本中心既往就诊的2例EBV-HLH患者,在自体造血干细胞移植后均出现一过性EBV-DNA下降,虽EBV-DNA持续阳性,但无临床症状。2例患者均在自体造血干细胞移植后1年内出现HLH复发。

自体造血干细胞移植为自体造血干细胞支持下的大剂量化疗,其通过大剂量化疗,最大限度地清除体内对化疗敏感的感染细胞,残留的EBV感染细胞在移植后继续扩增复制,为患者复发的根源。异基因造血干细胞移植除预处理阶段的大剂量放化疗可达到与自体造血干细胞移植类似的治疗作用外,后期的移植物抗病毒作用,可进一步清除体内残留的EBV感染细胞,并具有免疫监视作用,这是自体造血干细胞移植所不具备的优势,也是治愈此类疾病的关键。

虽然自体移植对于绝大多数EBV-HLH患者无法达到完全清除病毒治愈疾病的作用,但本中心及国外文献均提示,其可降低患者EBV-DNA水平,使HLH达到更深层次缓解。在患者短期内无法找到合适的异基因造血干细胞移植供者,或者EBV感染负荷过高时,或许可考虑应用自体造血干细胞移植进行序贯治疗,为患者争取时间创造异基因造血干细胞移植条件。

专家点评:

异基因造血干细胞移植仍是目前EBV-HLH患者唯一可达到治愈的治疗方式。自体造血干细胞移植在EBV-HLH的疗效和地位尚不清楚,虽然部分患者能够达到HLH更深层次的缓解,但由于缺乏移植物抗EB病毒作用,对EBV的持续清除作用有限。对于短期内无条件进行异基因造血干细胞移植患者,该治疗可能短期内控制病情降低EBV负荷,为后续桥接异基因造血干细胞移植创造条件。

(魏 娜,吴 林,王 昭)

参考文献:

[1] QIN Q, XIE Z, SHEN Y, et al. Assessment of immunochemotherapy and stem cell transplantation on EBV-associated hemophagocytic lymphohistiocytosis in children: a systematic review and meta analysis [J]. Eur Rev Med Pharmacol Sci, 2012, 16(5): 672-678.

[2] OHGA S, KUDO K, ISHII E, et al. Hematopoietic stem cell transplantation for familial hemophagocytic lymphohistiocytosis and Epstein-Barr virus-associated hemophagocytic lymphohistiocytosis in Japan[J]. Pediatr Blood Cancer, 2010, 54(2): 299-306.

[3] LAI W, WANG Y, WANG J, et al. Epstein-Barr virus-associated hemophagocytic lymphohistiocytosis in adults and adolescents-a life-threatening disease: analysis of 133 cases from a single center[J]. Hematology, 2018, 23(10): 810-816.

病例 21
异基因造血干细胞移植治疗难治性 EB 病毒相关噬血细胞性淋巴组织细胞增多症

病例展示：

患者，男性，55 岁。主因"反复发热 6 个月，加重伴肝功能损伤 4 个月余"入院。

患者 6 个月前无明显诱因出现发热，体温最高达 38℃，伴畏寒，无寒战，伴乏力、食欲下降，胸、腹部 CT 示脾大，增强后不均匀，肺部少许纤维条索影，抗感染治疗效果欠佳，体温波动于 38~39℃。4 个月前查血常规：WBC 3.6×10^9/L、Hb 133g/L、PLT 116×10^9/L。肝功能检查：ALT 96U/L、AST 107U/L、LDH 513U/L, TG 4.01mmol/L。SF 6 469μg/L。Fg 1.8g/L。骨髓发现噬血现象。EBV-DNA（PBMC）：2×10^4 拷贝 /mL。风疹病毒、CMV-DNA、单纯疱疹病毒 IgM 均阴性。抗心磷脂抗体、自身抗体、抗中性粒细胞胞质抗体（ANCA）、布鲁氏菌、肥达试验、疟原虫、肝吸虫、弓形虫、血吸虫、旋毛虫相关检测均为阴性。PET-CT 示脾脏增大，未见异常代谢增高灶。患者持续高热，全血细胞减少并进行性加重，肝功能损害进行性加重。

诊断：EBV 相关噬血细胞性淋巴组织细胞增多症（EBV-HLH）。

诊疗经过：

HLH-2004 方案治疗 1 个疗程，膦甲酸钠抗病毒治疗，临床表现未见好转。

3 个月前查血常规：WBC 1.81×10^9/L、Hb 103g/L、PLT 109×10^9/L。肝功能检查：ALT 186U/L、AST 46U/L、TBIL 27.7μmol/L、DBIL 13.8μmol/L。Fg 1.55g/L。SF 11 758μg/L。NK 细胞活性 21.56%；sCD25（sIL-2）43 909.2ng/L。EBV-DNA（PBMC）5.03×10^6 拷贝 /mL。骨髓病理：可见个别 EBER（+）细胞。骨髓免疫分型：淋巴细胞比例低，未见异常克隆。HLH 基因检查：*PRF1* 基因（EXON3）编码序列存在 1 个纯合同义突变 C.900C > T，但该位点未引起编码氨基酸改变。*STXBP2* 基因编码序列发现 1 个杂合同义突变 C.1443T > C，该

突变位点未引起编码氨基酸改变。*RAB27A*、*SH2D1A*、*STX11*、*BIRC4* 和 *UNC13D* 基因编码序列均未发现突变。腹部超声：脾大，脾厚 7.1cm，长 19.4cm。给予阿昔洛韦及更昔洛韦抗病毒治疗，病毒拷贝数无下降。先后予 VP-l6 联合甲泼尼龙、E-CHOP 方案治疗 HLH，治疗过程中患者临床表现和实验室检测指标好转，但甲泼尼龙减量至 4mg/d 后再次出现发热，谷丙转氨酶增高，白细胞及血小板计数下降。

患者 HLH 反复发作，EBV-DNA 持续阳性，既往疗效欠佳，患者与其妹 HLA 配型 10/10 相合，拟行异基因造血干细胞移植。移植前 3 天再次出现发热，血常规检查：WBC 1.6×10^9/L、Hb 73g/L、PLT 93×10^9/L。肝功能检查：ALT 115U/L、AST 98U/L。SF 11 579μg/L。EBV-DNA（PBMC）2.3×10^6 拷贝 /mL，考虑 HLH 复发，予甲泼尼龙 1g，第 1~3 天。

大剂量甲泼尼龙挽救治疗后开始全身照射（TBI）/ 环磷酰胺（Cy）方案预处理。第 0 天回输单个核细胞（MNC）9.2×10^8/kg，CD34+ 细胞 5.43×10^6/kg，白细胞 +10 天植活，血小板 +11 天植活，+24 天骨髓 FISH 检查 X/Y 嵌合率回报为供者来源 90%，+34 天复查嵌合率供者来源 84%，免疫抑制剂减量，+42 天回输供者 MNC 为 0.7×10^8/kg，+53 天复查嵌合率供者来源为 80%，+64 天停用免疫抑制剂，+66 天回输供者 MNC 为 1.4×10^8/kg，+89 天和 +134 天复查嵌合率均为 99.8%。移植后 EBV-DNA 持续阳性，+45 天复查 EBV-DNA 转阴（图 21-1）。移植前后血细胞和肝功能变化见图 21-2，图 21-3。

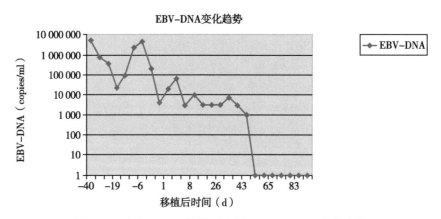

图 21-1 患者 HSCT 前后不同时间点 EBV-DNA 变化趋势

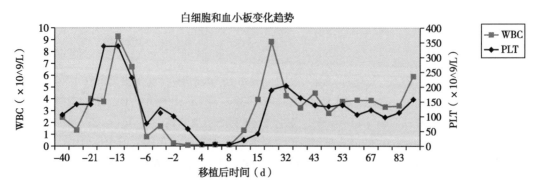

图 21-2 患者移植前后白细胞和血小板变化趋势

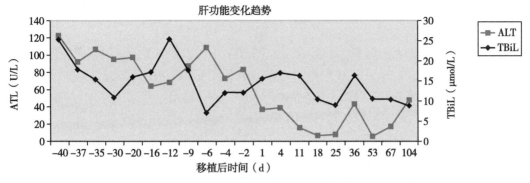

图 21-3　患者移植前后肝功能变化

分析与讨论：

本例患者为中年男性，病程 6 个月余。以①发热、②脾大、③血细胞减少（2 系或 2 系细胞以上受累）、④骨髓出现噬血现象、⑤铁蛋白升高和⑥ sCD25 升高为主要临床表现，根据 HLH-2004 诊断标准，诊断 HLH 明确。本病例进一步完善 HLH 相关基因、PET-CT、骨髓活检及流式细胞学检测及风湿免疫疾病相关检查均未发现明确病因，多次查 EBV-DNA 波动于 $10^5 \sim 10^7$ 拷贝 /mL，故诊断 EBV 相关 HLH 明确。

HLH 的治疗策略分为两个主要方面，短期策略以控制过度炎症状态为主，长期策略以纠正潜在的免疫缺陷（积极控制原发病）为主。诱导治疗的主要目标是抑制危及生命的炎症过程，它是 HLH 发病的基础。本例患者采取了 VP-16、环孢素和地塞米松的 HLH-2004 方案的诱导治疗，但患者在治疗开始后 2～3 个周内未表现出部分反应，且血象和肝功能恶化，故考虑予以挽救治疗。

本例患者在 VP-16、环孢素和地塞米松诱导治疗失败后采取了 E-CHOP 方案的挽救治疗措施，虽然取得了一定疗效，但疗效不能持续，激素减量至甲泼尼龙 4mg/d，再次出现 HLH 复发。此外，本例患者先后使用膦甲酸钠、阿昔洛韦及更昔洛韦抗病毒治疗，EB 病毒拷贝数无下降，因为这些抗病毒药物只能阻碍活动期的 EBV 复制，但对潜伏期的 EBV 无作用。

难治性 EBV 相关 HLH 通常预后较差，因此有观点认为此类患者应进行造血干细胞移植，日本学者报道 EBV-HLH 患者接受 HSCT 后长期生存率达到 75%。此例患者 EBV-DNA 持续阳性，原发病未得到控制，HLH 多次复发，且患者存在亲缘全相合供者，故采用异基因造血干细胞移植。但是此例患者移植前再次出现 HLH 复发，给予甲泼尼龙 1g 第 1～3 天挽救治疗后疾病得到暂时控制，开始进行移植预处理。

本例患者移植后 +45 天 EBV-DNA 转阴，+34 天嵌合率供者来源 84%，+53 天嵌合率供者来源为 80%，提示不需要完全供者嵌合状态也可以达到抑制 EBV 的作用，这与先前的动物和临床研究结果一致：稳定的 10%～20% 供者细胞嵌合也许已经足够，但不完全嵌合率的"安全"仍是未知的。

专家点评：

　　EBV-HLH 常见于亚洲国家，曾祥宗等分析 EBV-HLH 患者的 1 年总生存率仅为 25.0%，预后非常差。目前初治 EBV-HLH 患者的主要治疗方案为 HLH-94 方案，此方案主要由 VP-16、地塞米松和环孢素组成，伴或不伴有鞘内注射甲氨蝶呤，进而进行异基因造血干细胞移植。然而，HLH-94 研究结果提示仍有约三成以上的患者对标准治疗方案无应答，大多数死亡发生在开始治疗的最初几个星期。

　　EBV-HLH 患者在进行异基因造血干细胞移植之前若 HLH 控制不佳，会导致移植相关死亡率的升高。曾祥宗等研究中 5 例 EBV-HLH 患者进行异基因造血干细胞移植，其中 2 例未缓解患者均在确诊 3 个月左右死亡；1 例患者疾病复发后未达完全缓解而行移植，于确诊 7 个月时死亡；另有 2 例患者在病情平稳期进行移植，至今仍存活。因此，移植时 HLH 未能获得缓解或持续活动会显著降低移植后的总生存率，这与之前研究报道的结果一致。因此，针对难治性 EBV-HLH 如何采取挽救治疗使病情稳定，获得异基因造血干细胞移植的机会，成为治疗的关键所在。HLH-94/HLH-2004 方案治疗失败的 EBV-HLH 患者的挽救治疗目前还没有共识，多药联合的化疗方案已被用于 allo-HSCT 前的挽救治疗。本例 EBV-HLH 患者在给予 HLH-2004 方案治疗后疾病未缓解，采用 E-CHOP 方案的挽救治疗措施，虽然取得了一定疗效，但疗效不能持续，激素减量至甲泼尼龙 4mg/d，再次出现 HLH 复发。给予甲泼尼龙 1g 第 1～3 天挽救治疗后疾病得到暂时控制，开始进行移植预处理。糖皮质激素的主要作用是抑制细胞因子的释放、合成和发挥效力，以及抑制其他调节免疫和炎症反应的物质。在抑制炎症介质产生的同时，对免疫过程的许多环节均有抑制作用。首先抑制巨噬细胞对抗原的吞噬和处理，其次也引起暂时性淋巴细胞减少，其原因可能与细胞黏附分子的改变使淋巴细胞移行至血液以外的组织有关，这是控制病情进展的关键措施。大剂量激素可以为病情严重的患者争取更多的时间寻找有效的治疗方案，或作为通往 allo-HSCT 的桥梁。

　　选择合适的干细胞供者对于 HLH 患者行异基因造血干细胞移植非常重要。已有报道选用无关全相合供者和同胞全相合供者疗效相当。如果没有 HLA 全相合供者，选择单倍体供者也是可行的。当选择供者时应该考虑同胞供者可能携带致病基因，应该排除 FHL 迟发的可能，供者需进行 FHL 基因和 NK 细胞活性的筛查。如果患者为 EBV-HLH 患者，供者还需要进行 EBV-DNA 的检查。

　　异基因造血干细胞移植进行免疫重建可以使患者重新获得清除 EBV 的能力，从而延长生存期，甚至达到治愈 HLH 的目的。此例患者持续高 EBV 负荷，HLH 多次复发，故选择 allo-HSCT。研究表明采取 allo-HSCT 的难治 EBV 相关 HLH 患者相比非移植患者生存率分别为 66% 和 10.1%，提示 HSCT 治疗 EBV 相关 HLH 是有效的，且有潜在治愈可能，但 HSCT 治疗 EBV-HLH 的适宜时机和预处理方案仍不确定。目前将 HLH 的预处理方案大致分为 3 类：清髓性方案（myeloablative conditioning regimen，MAC）、非清髓性方案（non-myeloablative conditioning regimen，NMAC）和减低强度预处理方案（reduced-intensity conditioning，RIC）。EBV-HLH 进行 allo-HSCT 的研究多为单中心及个例报道，他们中大多数在移植前取得部分缓解，Imashuku 等报道的 78 例 EBV 相关 HLH 中进行 allo-HSCT 的 12 例患者，其中 9 例存活。Kunitomi 等报道 1 例 26 岁女性高热伴肝衰竭，诊断 EBV 相关

HLH，大剂量甲泼尼龙联合 VP-16 治疗后无缓解，E-CHOP 方案化疗后能改善 HLH 症状，但持续 EBV 血症，故行 allo-HSCT，供者为 HLA 匹配的无关供者，移植后 2 年患者持续缓解，这与本病例的临床病程相似。Ohga 等研究 57 例患者（原发性 HLH 43 例，EBV-HLH 14 例），原发性 HLH 的 10 年总生存率为 65.07%，EBV 相关 HLH 的 10 年总生存率为 85.79%，原发性 HLH 因早期移植相关死亡而较 EBV-HLH 预后更差（P=0.02）。

总之，对于难治/复发的 EBV 相关 HLH，allo-HSCT 是一种可能的治疗选择，但对于移植的时机和预处理方案仍无一致意见，仍需进一步的大规模临床研究确定这种治疗的价值。

（王晶石，吴 林，魏 娜，王 昭）

参考文献：

[1] CHELLAPANDIAN D，DAS R，ZELLEY K，et al. Treatment of Epstein Barr virus-induced haemophagocytic lymphohistiocytosis with rituximab-containing chemo-immunotherapeutic regimens[J]. Br J Haematol，2013，162（3）：376-382.

[2] SOVINZ P，SCHWINGER W，LACKNER H，et al. Severe Epstein-barr virus encephalitis with hemophagocytic syndrome：rapid clearance of virus following allogeneic hematopoietic stem cell transplantation from a seropositive donor[J]. Pediatr Infect Dis，2010，29（6）：553-556.

[3] KUNITOMI A，KIMURA H，ITO Y，et al. Unrelated bone marrow transplantation induced long-term remission in a patient with life-threatening Epstein-Barr virus-associated hemophagocytic lymphohistiocytosis[J]. J Clin Exp Hematop，2011，51（1）：57-61.

[4] 王晶石，吴林，付丽，等. 异基因造血干细胞移植治疗 EBV 相关噬血细胞性淋巴组织细胞增多症一例报告并文献复习[J]. 中华血液学杂志，2015，36（4）：344-346.

第二节 非 EB 病毒感染相关噬血细胞性淋巴组织细胞增多症

病例 22
巨细胞病毒感染继发噬血细胞性淋巴组织细胞增多症

病例展示：

患者，女性，69 岁。主因"喘憋 2 个月，发热 1 个月"入院。

患者 2 个月余前无明显诱因出现喘憋，无发热，无咳嗽、咳痰。就诊于当地医院查胸部 CT 提示双肺间质性炎症，纤维化改变伴支气管扩张；支气管镜检查活检病理提示慢性炎性改变。当地医院和北京某医院呼吸科均诊断为间质性肺炎，开始应用环磷酰胺、甲泼尼龙治疗（具体剂量不详）。治疗 1 个月后患者自觉喘憋有好转，但出现间断发热，体温高峰达 38.5℃，伴畏寒，无寒战，无咳嗽、咳痰，无腹痛、腹泻、尿频、尿痛。在当地医院查血常规 WBC 3.75×10^9/L，Hb 112g/L，PLT 90×10^9/L；SF 2 084.4μg/L；胸部 CT 提示双肺间质性炎症改变；先后给予哌拉西林他唑巴坦、亚胺培南西司他丁、氟康唑抗感染治疗。患者体温无明显好转趋势，仍有间断发热，复查血常规三系较前减低。完善骨髓穿刺检查骨髓细胞学可见组织细胞吞噬血细胞现象。查 NK 细胞活性 16.59%，sCD25 17 978ng/L，考虑不除外噬血细胞性淋巴组织细胞增多症。

诊疗经过：

后患者就诊于我科，查血常规 WBC 2.39×10^9/L，NEU 1.77×10^9/L，Hb 89g/L，PLT 85×10^9/L，CRP 76mg/L。PCT 0.35ng/mL。呼吸道病原学 IgM 九联检测（流感病毒 A 型、B 型，嗜肺军团菌，肺炎支原体，Q 热立克次体，肺炎衣原体，腺病毒，呼吸道合胞病毒，副流感病毒 1、2、3 型）均阴性。G 试验、GM 试验、抗结核抗体试验、结核感染 T 细胞检测：均阴性。血沉 34mm/1h。生化：ALT 23U/L，AST 49U/L，ALB 23.7g/L，TBIL 10.92μmol/L，LDH 481U/L。凝血功能：Fg 2.68g/L。SF 5 110.7μg/L。EB 病毒 DNA 血浆和 PBMC 均未检出。人巨细胞病毒 DNA：608 186 拷贝 /mL。抗链 "O" 12.3IU/mL。类风湿因子 9.5kIU/L。抗核抗体谱、抗 ENA 抗体谱、抗中性粒细胞胞浆抗体、抗心磷脂抗体：均阴性。布鲁氏菌虎红平板凝集试验、肥达外斐反应、杜氏利什曼原虫 IgG 抗体、流行性出血热 IgG+IgM 抗体：均阴性。单纯疱疹病毒（Ⅰ+Ⅱ型），人疱疹病毒 6、7、8 型及细小病毒 B19 DNA 检测均阴性。sCD25 26 917pg/mL。Perforin、Granzyme、MUNC13-4 表达率，及 CD107a 激发实验均正常范围。*PRF1*、*UNC13D* 及 *STX11* 基因检测未发现突变。细胞因子：IL-1 RA 2 461pg/mL（正常 ≤ 206pg/mL）、IFN-γ 22.5pg/mL（正常 ≤ 7pg/mL）、MCP-1 598.3pg/mL（正常 ≤ 108pg/mL）、IL-10 21.2pg/mL（正常 ≤ 2pg/mL）、IL-18 438.8pg/mL（正常 ≤ 50pg/mL）。复查骨髓细胞学：粒系、红系增生活跃，单核细胞系可见噬血细胞 1%，巨核细胞系产板不良。骨髓免疫分型：髓系原始细胞比例不高，未见明显异常表达。粒细胞比例正常，早中阶段细胞略多。成熟淋巴细胞比例不高，T 细胞占淋巴细胞比例升高，CD4/CD8 比值倒置，NK 细胞占淋巴细胞比例减低，未见明显异常细胞。未见非造血细胞。骨髓病理：造血偏低下，未见明确淋巴瘤细胞。*IgH*、*TCR* 基因阴性。染色体：46，XX[20]。腹部超声：肝脾大小正常，轻度脂肪肝。浅表淋巴结超声（颈部、腋窝、腹股沟）：未见异常肿大淋巴结。胸部 CT：双肺间质病变（图 22-1）。患者因低氧血症未能耐受支气管镜检查。患者诊断为噬血细胞性淋巴组织细胞增多症，CMV 感染。

患者入院后给予更昔洛韦抗病毒治疗，联合免疫球蛋白 20g 共 5 天治疗。继续给予美罗培南、万古霉素及卡泊芬净抗感染治疗。患者仍有间断发热，结合患者高龄、一般状况差，既往有高血压病史，伴间质性肺炎、低氧血症，给予加用芦可替尼 10mg、每天 2 次，治疗后体温正常。2 周后患者 CMV-DNA ＜ 250 拷贝 /mL，血细胞较前恢复，铁蛋白及 sCD25 下降。再次给予复查支气管镜肺泡灌洗液，经高通量检测未检测到 CMV 序列数。复查胸部 CT：双肺间质病变，较前无明显改变（图 22-2）。患者好转后出院。

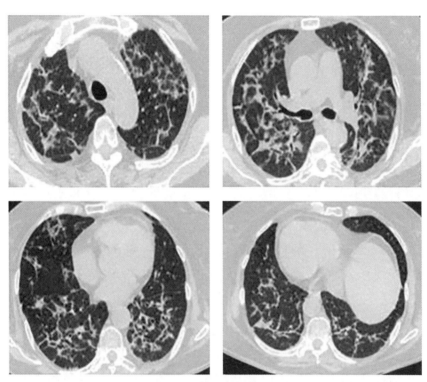

图 22-1 患者发病时胸部 CT 表现
双肺间质改变。

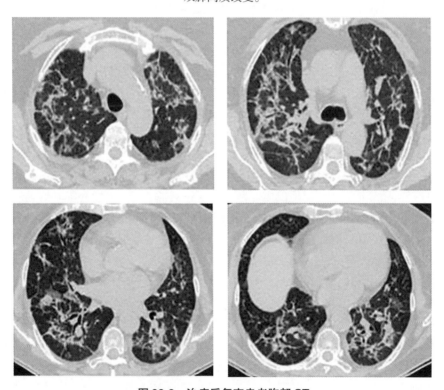

图 22-2 治疗后复查患者胸部 CT
仍表现为双肺间质改变,较前无显著变化,此时外周血和肺泡灌洗液中 CMV-DNA(－)。

分析与讨论：

　　HLH 是一种以炎性细胞因子风暴为特征的罕见的致命性疾病。在继发性 HLH 的诱因中，最常见的为感染。结合本病例原发性 HLH 蛋白表达均在正常范围内，且 *PRF1*、*UNC13D* 及 *STX11* 基因检测未发现突变，故原发性 HLH 基本除外。自身免疫病方面检查亦未发现异常。本病例为高龄，应警惕恶性肿瘤的可能，结合患者影像学及浅表超声未发现明显占位病变或肿大淋巴结，同时骨髓病理亦未见肿瘤病变证据。在感染继发的 HLH 中，又以病毒感染最为常见，巨细胞病毒亦是常见的可以诱发 HLH 的病毒类型。巨细胞病毒感染主要见于儿童和免疫功能低下的成人。目前报道的 CMV 相关的 HLH 成人患者多为免疫抑制状态，包括实体器官移植后，或者合并感染和自身免疫性疾病。而发生在免疫功能正常的成人患者极为罕见。本病例自诊断为间质性肺炎后持续口服环磷酰胺和激素 1 个月余，患者处于一种免疫抑制状态，最终发生 CMV 相关的 HLH。本病例需要特别注意的为间质性肺炎是否为巨细胞病毒感染后的病毒性肺炎？结合患者最初发病时外院行支气管镜活检病理未发现 CMV 感染证据，在治疗 1 个月余后才出现发热等症状，而且巨细胞病毒 DNA 在经治疗转阴后，再次行支气管镜检查肺泡灌洗液中经高通量检测未检测到 CMV 序列数，且巨细胞病毒 DNA 在治疗前及经治疗转阴后胸部 CT 均为间质性改变，无明显变化。均证实患者不是 CMV 相关肺炎。

　　在本病例治疗中，考虑患者高龄伴高血压，且一般情况差，首先给予更昔洛韦抗病毒治疗，联合免疫球蛋白治疗。对于激素和依托泊苷等细胞毒类药物的应用存在顾虑，因为这些药物会进一步抑制免疫系统，使病毒感染加重。综合多方面的考虑，最终选择更昔洛韦联合免疫球蛋白治疗的基础上，加用芦可替尼控制 HLH 炎性因子风暴。最终取得很好的治疗效果。对于 CMV 相关 HLH 的治疗是否不需要依托泊苷类细胞毒性药物？目前对于轻症患者，应用抗病毒治疗等积极治疗原发疾病可以取得很好的疗效。但是对于重症患者，文献报道基于糖皮质激素和依托泊苷的 HLH-94 方案的疗效是肯定的。尤其是依托泊苷的早期应用可以尽快阻断炎性因子风暴控制 HLH 症状，对于改善 HLH 的预后有重要意义。无论对于轻症还是重症感染相关的 HLH，免疫球蛋白均有其重要的辅助治疗意义。所以对于 CMV 相关 HLH，在抗病毒治疗、糖皮质激素、化学治疗和免疫球蛋白等治疗方案的基础上，根据患者的具体情况选择一种或多种联合治疗是目前常见的治疗选择。而新药的出现为 HLH 的治疗带来了新的选择。参与 HLH 发生的关键细胞因子（包括 INF-γ，IL-2 和 IL-6）通过 JAK/STAT 信号通路传导信号。JAK 1/2 抑制剂芦可替尼不仅在原发和继发性 HLH 小鼠模型中显示出良好的疗效，而且已有其成功挽救治疗难治 / 复发性 HLH 的报道。本病例在抗病毒治疗同时联合芦可替尼治疗，最终取得了很好的疗效。

专家点评：

　　感染是继发性 HLH 的最常见原因。其中以病毒感染最常见，EBV 感染占半数以上，其他常见的有 CMV、人疱疹病毒 8 型等。CMV 相关 HLH 主要见于幼儿和免疫功能低下、受损或缺陷的成人。本病例为老年女性，诊断为间质性肺炎后开始应用环磷酰胺和激素等免疫治疗，后发生 CMV 感染，最终发生 HLH。本病例在免疫抑制状态下感染 CMV，所以对于长期应用激素等免疫治疗的患者应注意监测 CMV。CMV 相关 HLH，既可以出现 HLH 典型临床表现，同时又可以出现 CMV 血症表现。CMV 相关 HLH 轻症患者经积极抗病毒治疗亦可以达到治疗效果。而对于感染的治疗，尤其是病毒感染，免疫球蛋白有其重要的辅助治疗意义，应该积极应用。本病例应用更昔洛韦和免疫球蛋白治疗后仍有发热，结合患者高龄，伴高血压、间质性肺炎，一般情况差，最终决定加用芦可替尼控制 HLH。

芦可替尼是一种 JAK 1/2 抑制剂。因为 HLH 发生的部分关键细胞因子（包括 INF-γ、IL-2 和 IL-6）通过 JAK/STAT 信号通路传导信号，而 JAK 1/2 抑制剂芦可替尼治疗 HLH 主要是通过阻断该通路从而控制炎症因子风暴。目前芦可替尼主要应用于 HLH 的挽救治疗，并取得了很好的疗效。本病例加用芦可替尼后体温正常，HLH 的其他指标亦逐渐好转。所以，JAK 1/2 抑制剂芦可替尼对于本病例的成功治疗具有重要意义。

（孟广强，宋　悦，王晶石，王　昭）

参考文献：

[1] HENTER J I, HORNE A, ARICO M, et al. HLH-2004：Diagnostic and therapeutic guidelines for hemophagocytic lymphohistiocytosis[J]. Pediatr Blood Cancer, 2007, 48（2）: 124-131.

[2] MAAKAROUN N R, MOANNA A, JACOB J T, et al. Viral infections associated with haemophagocytic syndrome[J]. Rev Med Virol, 2010, 20（2）: 93-105.

[3] ALOTAIBI T, ADEL M, GHEITH O, et al. Successful management of late-onset cytomegalovirus-induced hemophagocytic lymphohistiocytosis in kidney transplant recipient after coronary artery bypass graft surgery[J]. Exp Clin Transplant, 2019, 17（Suppl 1）: 207-211.

[4] WANG J, WANG Y, WU L, et al. Ruxolitinib for refractory/relapsed hemophagocytic lymphohistiocytosis[J]. Haematologica, 2020, 105（5）: e210-e212.

[5] SLOSTAD J, HOVERSTEN P, HADDOX C L, et al. Ruxolitinib as first-line treatment in secondary hemophagocytic lymphohistiocytosis：A single patient experience[J]. Am J Hematol, 2018, 93（2）: E47-E49.

病例 23
人类免疫缺陷病毒感染继发噬血细胞性淋巴组织细胞增多症

病例展示：

患者，男性，23 岁。主因"间断发热 2 个月余"入院。

患者 2 个月余前无明显诱因出现发热，T$_{max}$ 39℃，伴咽痛、畏寒、头晕、乏力，伴盗汗、纳差,伴咳嗽、咳痰,无寒战,无腹痛、腹泻,无尿频、尿急,无眼干、口干、皮疹、关节疼痛等症状,查体扁桃体Ⅱ度肿大,可见脓点。考虑急性化脓性扁桃体炎,给予头孢类药物、阿奇霉素等抗感染治疗效果不佳,患者仍间断发热。当地医院化验血常规示 WBC 1.77×10^9/L↓,Hb 103g/L↓,PLT 114×10^9/L;NK 细胞活性降低,sCD25 升高,SF 2 332μg/L,Fg 4.13g/L,脾大。完善骨髓细胞学示骨髓有核细胞增生尚活跃,未见特殊细胞及寄生虫,未见噬血现象。骨髓免疫分型:淋巴细胞占有核细胞比例明显升高,T 细胞 CD4/CD8 比例明显倒置,建议做病毒相关检测。粒细胞比例增高。骨髓血培养回报提示新型隐球菌。外周血新型隐球菌荚膜多糖定量检测 > 100μg/L,G 试验(+)163.6pg/mL。PET-CT 提示双侧颈部、颌下、锁骨区、腋窝、纵隔、左侧肺门、脾门、肝门、腹膜后、肠系膜根部、双侧髂血管旁多发淋巴结肿大,代谢增高,SUVmax7.1;脾大,代谢轻度增高,SUVmax3.4。当地考虑患者为噬血细胞性淋巴组织细胞增多症,新型隐球菌感染,淋巴瘤不除外,遂转入我院。

诊疗经过:

入院查体:体温 38.9℃,皮肤巩膜无黄染,浅表淋巴结未触及肿大。双肺呼吸音粗,未闻及湿啰音。心率 86 次/min,心律齐,未及心脏杂音及心包摩擦音。腹部膨隆,无压痛、反跳痛,肝肋下未触及,脾肋下可及一横指。化验血常规示:WBC 3.38×10^9/L,Hb 109g/L,PLT 214×10^{12}/L。ALT 21U/L,AST 19.3U/L,TBIL 7.87μmol/L,DBIL 1.51μmol/L,IBIL 6.36μmol/L,TG 1.79mmol/L。SF 1 070.8μg/L。$CD4^+T$ 细胞 7.95%,CD4/CD8 比例 0.13。血液病原学二代测序回报新型隐球菌感染。完善腰椎穿刺检查,脑脊液常规、生化、找白血病细胞、墨汁染色、抗酸染色及病原学二代测序(未行 RNA 病毒病原学检测)均未见明显异常。感染筛查:呼吸道病毒抗体(-),EBV-DNA(-),CMV-DNA(-),HBV-DNA(-),肥达外斐反应(-),流行性出血热抗体(-),杜氏利士曼原虫抗体(-),布鲁氏菌(-),结核抗体(-)。免疫检查:ANA(-)、ANCA(-)、RF(-),抗链球菌"O"抗体 1 622IU/mL。根据患者院外化验结果,可明确诊断噬血细胞性淋巴组织细胞增多症。病因方面考虑新型隐球菌感染,淋巴瘤不除外。予两性霉素 B、氟康唑经验抗感染治疗,患者体温峰值较前有所下降。后患者结果回报:HIV 抗体初筛(+),完善 HIV 抗体确证试验结果回报为(+),分析该患者 HLH、新型隐球菌感染及淋巴结肿大为 HIV 感染所致。建议患者就诊于传染病专科医院,规律服用抗逆转录病毒药物治疗,同时口服氟康唑抗感染,半年后随访患者未再发热。

分析与讨论:

本例患者不明原因发热,抗感染效果不佳,出现血常规提示两系细胞减少,NK 细胞活性减低、sCD25 升高;铁蛋白升高,脾大,诊断噬血细胞性淋巴组织细胞增多症。病因方面患者骨髓培养回报新型隐球菌,外周血新型隐球菌荚膜多糖定量检测 > 100μg/L,G 试验(+),血液病原学二代测序提示新型隐球菌感染。由于多方面检测结果提示新型隐球菌感染,故初始诊断为新型隐球菌感染相关的 HLH,予两性霉素 B、氟康唑抗感染治疗,患者体温峰值较前有所降低。但在进行仔细的筛查后,患者有流行病学史,自述 3 个月前有高危不洁性交史,化验 $CD4^+T$ 细胞减低(7.95%),CD4/CD8 比例明显倒置(0.13),

HIV抗体初筛试验阳性,确证试验亦证实患者为HIV感染,因此最终诊断为HIV感染相关HLH。

在治疗方面,与原发性HLH及EBV相关HLH不同,对于非EBV感染相关的HLH治疗,目前更强调个体化治疗。在一项18例HIV合并组织胞浆菌相关HLH的病例回顾性分析中,总体死亡率为44%(8例),分析发现未进行抗真菌治疗及血中发现组织胞浆菌是死亡的主要危险因素。14例接受抗真菌治疗的患者中,有10例存活,这些存活的患者均未接受化疗或骨髓移植治疗,提示在HIV合并真菌感染相关HLH患者中,及时的诊断及早期抗真菌治疗对预后十分重要。本例患者确诊新型隐球菌感染继发于HIV感染后,规律使用氟康唑抗真菌感染及抗逆转录病毒治疗HIV感染,未使用HLH-2004方案及其他HLH挽救治疗方案即达到完全缓解,提示早期寻找病因,治疗原发病,对于轻至中度继发性HLH患者的治疗及预后有十分重要意义。

专家点评:

新型隐球菌属于隐球菌属,为酵母型真菌,广泛存在于外界的土壤中,鸽粪中含量较高,常通过吸入性感染,引发肺炎、脑膜炎,易感染淋巴瘤、长期使用类固醇、移植等细胞免疫应答降低患者,一般免疫功能正常人不易发病,因此对于临床诊断新型隐球菌感染的患者需查找其背后原因,注意是否有免疫功能缺陷。

HIV感染引起HLH较为少见,在欧洲国家的报道率更高,在一项39例HIV相关HLH患者回顾性报道中,男女比例为4:1,平均发病年龄38岁(26～59岁),其中11例(28%)为单纯HIV感染,6例(15%)合并组织胞浆菌,5例(13%)合并卡波西肉瘤及其他类型淋巴瘤,其余为弓形虫、分枝杆菌等其他类型机会性感染。HIV相关HLH可发生于HIV感染病程的各个时期,可能通过以下几方面引起HLH,大多数情况是在AIDS的背景下,由某个机会性感染触发HLH,即"两次打击"学说。HIV感染者由于CD4+T细胞减低,细胞免疫功能低下,极易合并各种机会感染及肿瘤,包括结核分枝杆菌、巨细胞病毒、新型隐球菌、EB病毒、马尔尼菲青霉菌、念珠菌、组织胞浆菌病等,这些机会性感染引起免疫失调,导致HLH。另外在不合并其他机会性感染的情况下,HIV本身也可引起HLH,这与HIV感染可导致获得性细胞毒功能缺陷相关,其发病机制类似家族性HLH基因突变导致细胞毒功能缺陷,进而导致细胞因子分泌增加、巨噬细胞过度活化、免疫失调,引起HLH。

HIV感染相关HLH的治愈率较低,CD4+细胞绝对值低下可能为不良预后的一个危险因素。及时的诊断及早期抗真菌治疗对预后十分重要。

(何晓丹,宋　悦,王晶石,王　昭)

参考文献:

[1] CASTILLETTI C, PREZIOSI R, BERNARDINI G, et al. Hemophagocytic syndrome in a patient with acute human immunodeficiency virus infection[J]. Clin Infect Dis, 2004, 38(12): 1792-1793.

[2] DOYLE T, BHAGANI S, CWYNARSKI K. Haemophagocytic syndrome and HIV[J]. Curr Opin Infect

Dis, 2009, 22(1): 1-6.

[3] BHATIA S, BAUER F, BILGRAMI S A. Candidiasis-associated hemophagocytic lymphohistiocytosis in a patient infected with human immunodeficiency virus[J]. Clin Infect Dis, 2004, 37(11): e161-e166.

[4] SUBEDEE A, VAN SICKELS N. Hemophagocytic syndrome in the setting of AIDS and disseminated histoplasmosis: case report and a review of literature[J]. J Int Assoc Provid AIDS Care, 2015, 14(5): 391-397.

病例24
噬血细胞性淋巴组织细胞增多症与单核细胞增生李斯特菌感染

病例展示：

患者，女性，55 岁。主因"间断发热 2 个月余"入院。

2 个月前患者无明显诱因出现发热，伴畏寒，无寒战，伴咳嗽、咳少量白痰，体温最高 39℃，就诊于当地医院。由于患者既往有成人 Still 病病史，当地医院考虑患者疾病复发，入院后继续予以糖皮质激素治疗，但患者仍有持续发热。当地医院继续完善检查提示：血常规 WBC 3.7×10^9/L，Hb 93g/L，PLT 50×10^9/L；SF > 2 000μg/L；Fg 1.67g/L；TG 3.12mmol/L；骨髓细胞形态学诊断报告：可见噬血细胞。遂考虑 HLH 不除外，予以加量糖皮质激素至甲泼尼龙 100mg 每天 2 次治疗。患者仍有间断发热。为进一步诊治就诊入院。既往史：7 个月前患者因发热伴全身关节疼痛、皮肤丘疹，于当地医院就诊，诊断为成人 Still 病，糖皮质激素治疗后好转出院。

主要诊断：HLH，成人 Still 病。

诊疗经过：

收入院后患者持续发热，体温最高达 40℃，完善相关检查，血常规：WBC 5.58×10^9/L，Hb 97g/L，PLT 52×10^9/L；CRP 80mg/L；ALT 187U/L，AST 22.3U/L，TBIL 13.67μmol/L，DBIL 3.58μmol/L，TG 3.12mmol/L；Fg 1.40g/L；CT 提示脾大；SF 7 301.4μg/L；骨髓细胞形态学诊断检查可见噬血现象。EBV-DNA、结核、寄生虫、免疫球蛋白、噬血原发蛋白、类风湿因子筛查均无阳性结果。痰涂片见到革兰氏阳性球菌，偶见真菌孢子及假菌丝；ESR 49mm/h。予以抽取血培养，并先后应用头孢唑肟、美罗培南并根据痰涂片结果加用万古霉素、伏立康唑抗感染。患者体温未见下降，考虑噬血细胞性淋巴组织细胞增多症引起发热，予以患者 1 个疗程 DEP 方案治疗。治疗后患者体温高峰稍降至 38.9℃，复查 SF 6 900μg/L。痰涂片可见革兰氏阳性球菌及念珠菌，继续抗感染治疗。3 日后患者突发意识障碍，予以停用伏立康唑，但症状不缓解，次日意识障碍加重，伴四肢肌力增高、口吐白沫，查体颈项强直，头颅 CT 提示多发腔隙性脑梗死、左侧脑室稍扩大，血培养提示单核细胞增生李斯特菌感染。予以完善腰椎穿刺，患者脑脊液常规检查：潘氏试验弱阳性，WBC 171×10^6/L，RBC 110.0×10^6/L；脑脊液生化：UCFP 549.83mg/dL（正常 15.00～40.00mg/dL），GLU 2.17mmol/L（正常 2.24～3.92mmol/L）；脑脊液细胞学涂片：中性分叶核粒细胞 93%，淋巴细胞 5%，单核细胞 2%。考虑患者存在中枢感染，单核细胞增生李斯特菌脑膜炎可能性大，留取脑脊液培养，予以患者美罗培南、氨苄西林及甲氧苄啶 - 磺胺异噁唑（TMP/SMX）抗感染治疗，并予以地西泮、左乙拉西坦控制癫痫发作，再次复查 SF 12 961μg/L，血常规 WBC 1.40×10^9/L，Hb 77g/L，PLT 44×10^9/L。后脑脊液培养结果报告李斯特菌感染，患者持续昏迷状态，并出现呼吸衰竭，连接呼吸机后转 ICU 加强监护继续治疗，患者最终死亡。

分析与讨论：

　　HLH 包括原发性 HLH 和继发性 HLH。继发性 HLH（又称"获得性 HLH"）可以由感染、肿瘤、风湿系统疾病、妊娠等引起，根据病因不同，治疗策略也不尽相同。不同感染引起的继发性 HLH 的治疗方式也不同，但多数细菌、真菌及寄生虫等感染引起的继发性 HLH 可通过控制感染的方式治疗，随着感染的控制，HLH 症状也会缓解。风湿系统疾病亦可能引起继发性 HLH，又称巨噬细胞活化综合征（MAS），尤其临床上有关成人 Still 病相关继发性 HLH 的报道非常多见，这可能与成人 Still 病发病机制中巨噬细胞的活化有关，而针对 MAS 的治疗目前尚无标准治疗方案，临床通常采用糖皮质激素、环孢素及 VP-16 治疗。回顾本例患者，其入院时相关检查结果提示血象两系减低、血清铁蛋白升高、高甘油三酯血症、脾大、骨髓细胞形态学诊断检查可见噬血现象，根据 HLH-2004 诊断标准，诊断 HLH 明确。由于患者既往有成人 Still 病及口服糖皮质激素药物治疗史，对于糖皮质激素控制效果不佳的 MAS 患者，通常对 VP-16 治疗，尤其是以 VP-16 为核心药物之一的 DEP 化疗方案治疗的反应较好。相关研究显示，HLH 可引发脑膜脑炎和其他的神经系统症状（CNS-HLH），其最多见症状为癫痫发作，还可能伴随共济失调、易怒、意识紊乱等临床表现，脑脊液检查结果可有脑脊液蛋白升高、单核细胞轻度增高等表现。此外，有一部分 HLH 累及中枢系统的患者诊断时没有明显的临床症状而仅存在脑脊液结果异常。而单核细胞增生李斯特菌由于其嗜神经性极易合并中枢感染，预后非常差。治疗方面，明确单核细胞增生李斯特菌感染后，积极予以患者美罗培南、氨苄西林及 TMP/SMX 抗感染治疗。查阅相关文献显示，单核细胞增生李斯特菌是李斯特菌种中唯一对人类致病的菌种，免疫低下者是其易感人群，尤其是使用免疫抑制剂、化疗后及移植后的患者，且单核细胞增生李斯特菌具有嗜神经性，有半数以上的患者合并中枢感染，尤以脑膜脑炎常见。有文献收集了 9 例单核细胞增生李斯特菌感染的患者的病历资料，其中 88.9% 的患者存在免疫抑制状态或有基础疾病，其中 5 例在感染单核细胞增生李斯特菌前接受过化疗或糖皮质激素治疗。该患者既往由于成人 Still 病曾接受过半年以上免疫抑制剂治疗，是单核细胞增生李斯特菌的易感人群。文献曾有一例单核细胞增生李斯特菌感染引起继发性 HLH 的个案报道：一例非霍奇金淋巴瘤合并继发性 HLH 患者在疾病化疗缓解后衔接异基因造血干细胞移植过程中合并了单核细胞增生李斯特菌感染，并再次出现高热、血清铁蛋白升高、高甘油三酯血症等症状，完善骨髓细胞学可见到噬血现象且未见异常细胞，无肿瘤复发证据，筛查未见其他病原微生物，积极抗感染治疗后以上症状均缓解，因此考虑患者造血干细胞移植过程中发生的 HLH 为单核细胞增生李斯特菌感染引起。而单核细胞增生李斯特菌可以激活巨噬细胞，为单核细胞增生李斯特菌引起继发性 HLH 提供了一种潜在的机制。回顾本例病例，患者成人 Still 病开始发病时并未合并继发性 HLH，在成人 Still 病复发治疗过程中出现 HLH 症状，行 DEP 方案治疗后，患者仍有高热，血清铁蛋白较前稍有下降但下降并不显著（治疗前 7 301.4μg/L，治疗后下降至 6 900μg/L），同时，入院血培养结果提示单核细胞增生李斯特菌感染；而对于该患者的中枢系统症状，由于其脑脊液培养结果提示为单核细胞增生李斯特菌感染，故考虑李斯特菌脑炎，但不能除外 CNS-HLH 可能。因此对于本例患者，原发病难以鉴别是成人 Still 病还是单核细胞增生李斯特菌感染。

专家点评：

感染和自身免疫性疾病均是继发性 HLH 的病因，在治疗方面，对于可针对病原菌治疗的感染相关继发性 HLH，其治疗措施主要为积极控制感染；自身免疫病相关继发性 HLH 则需要使用以 VP-16 为核心的治疗方案诱导 HLH 缓解，后续使用免疫抑制剂维持治疗。本例患者 HLH 诊断明确，对于原发病方面，其病史提示在成人 Still 病复发后的治疗过程中出现了 HLH 症状，但采用以 VP-16 为核心的 DEP 方案治疗后患者各项指标并无明显好转，结合既往文献中曾有单核细胞增生李斯特菌感染的报道，因此对于本例患者来说，单核细胞增生李斯特菌感染究竟是继发性 HLH 的合并症还是引起继发性 HLH 的元凶，仍值得讨论。在临床工作中，对于常见可引起继发性 HLH 的病原菌我们通常会仔细完善相关病原学的检查，但罕见的致病菌则有可能被忽视。因此，对于一个不除外合并感染的 HLH 患者，及时的血培养、排泄物培养和体液培养等检查是必需的。由于单核细胞增生李斯特菌感染多发生于免疫缺陷或免疫抑制期的患者，而血液病、自身免疫病患者本身即存在单核细胞增生李斯特菌的易感因素，因此在临床工作中，需要注意单核细胞增生李斯特菌感染引起继发性 HLH 的可能。

（阴晴霞，宋　悦，王晶石，王　昭）

参考文献：

[1] HENTER J, HORNE A, ARICÓ M, et al. HLH-2004: Diagnostic and therapeutic guidelines for hemophagocytic lymphohistiocytosis[J]. Pediatr Blood Cancer, 2007, 48(2): 124-131.

[2] 郭永征，朱彪，梁伟峰，等. 成人产单核细胞李斯特菌脑膜炎五例临床分析 [J]. 中华临床感染病杂志，2015, 8(2): 147-149.

[3] LAMBOTTE O, FIHMAN V, POYART C, et al. Listeria monocytogenes skin infection with cerebritis and haemophagocytosis syndrome in a bone marrow transplant recipient[J]. J Infect, 2005, 50(4): 356-358.

病例 25
结核分枝杆菌感染相关嗜血细胞性淋巴组织细胞增多症

病例展示：

患者，男性，74岁。主因"反复发热伴乏力3个月"入院。

患者入院前3个月开始无明显诱因出现反复发热，体温最高38.5℃，偶伴畏寒，无明显寒战，不伴咳嗽、咳痰、腹痛、腹泻，不伴盗汗、体重减轻等不适。既往青光眼病史。就诊于当地医院，查血常规：WBC 4.4×10^9/L，Hb 134g/L，PLT 208×10^9/L；胸部CT：双肺散在条索、结节及钙化影，考虑慢性炎性病变，双侧多处胸膜结节状增厚伴钙化。PET-CT：双肺散在致密影，双下肺明显，代谢轻度增高，多为炎性改变；纵隔内淋巴结，部分伴钙化，代谢不高，多为非特异性改变；双侧胸膜下多发钙化灶；脾脏稍大；全身未见明显恶性肿瘤病变征象。应用氟喹诺酮类、碳青霉烯抗生素及唑类抗真菌药物治疗，体温未控制，应用激素后体温仅可短期内控制，发热反复出现。完善骨髓穿刺检查，骨髓细胞学：有核细胞增生活跃，血细胞三系增生骨髓象，可见嗜血现象；骨髓活检：骨髓肉芽肿性病变，抗酸染色阳性，考虑分枝杆菌感染，结核可能性较大；原位杂交检测：EBER（−）。诊断"HLH？"，为进一步诊治就诊于我院。

入院后相关检查示，血常规：WBC 2.9×10^9/L，NEU 0.83×10^9/L，Hb 85g/L，PLT 30×10^9/L；Fg 1.25g/L；SF 1 970.3μg/L；抗结核抗体及结核感染T淋巴细胞斑点试验均为阴性；风湿免疫相关抗体：ANA、ENA、ANCA均阴性；EBV-DNA及CMV-DNA检测均为阴性；HLH相关分子及基因检测结果均阴性。完善胸部CT检查：左肺上叶舌段、双肺下叶实变，考虑肺膨胀不全，部分炎症可能；右肺中叶索条、小结节，陈旧病变不除外，建议复查；双侧胸腔积液；双侧胸膜局限性增厚，内见斑片状钙化灶（图25-1）。该患者有发热、脾大、血细胞减低、SF升高、Fg减低以及骨髓组织中可见嗜血现象，以上表现符合HLH-2004诊断标准。

诊断：嗜血细胞性淋巴组织细胞增多症，髂骨结核感染？

诊疗经过：

结合患者反复发热、血细胞减低、血清铁蛋白升高等表现，评估患者为HLH活动期，启动HLH-94方案治疗。与此同时，将患者骨髓活检组织病理切片送至北京胸科医院会诊，意见：骨穿刺髓内组织间少许肉芽肿病变，少许坏死，抗酸染色（+），形态学符合结核分枝杆菌（tuberculous bacillus，TB），建议进一步TB-DNA检测。

在病因方面，该患者不能除外TB感染相关HLH（TB-HLH），治疗方面，立即减停细胞毒药物并将激素减量，请结核专科医院会诊后，建议至专科医院进一步诊治。

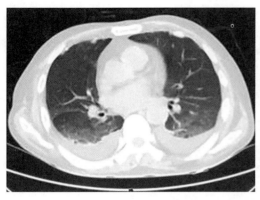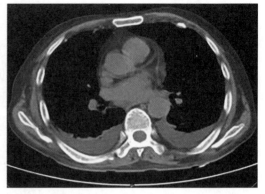

图 25-1　患者完善胸部 CT 检查

左图为肺窗,右图为纵隔窗,显示右肺中叶索条、小结节;

双侧胸腔积液;双侧胸膜局限性增厚,内见斑片状钙化灶。

随访:后期随访患者,患者在专科医院诊断髂骨结核感染,应用抗结核治疗后体温逐步控制,血象及各项指标逐步恢复至正常范围。从患者发病至笔者撰写病案共 4 年的随访时间,患者未曾出现 HLH 复发,髂骨结核感染亦治愈。

分析与讨论:

回顾该患者的病史、治疗经过及随访的情况,均支持该患者为继发性 HLH,继发性病因为 TB 感染。患者 HLH 诊断后应用激素联合 VP-16 治疗,明确致病因素后,治疗的原则应首先针对继发性病因进行治疗,抗结核治疗应放在首要地位,同时立即减停细胞毒药物并将激素减量,后患者至专科医院抗结核治疗后 HLH 亦得到控制,且长期随访未复发。

骨结核病在肺外结核病中占 10%～35%,结核性骨髓炎比较常见,结核性骨髓炎常常表现为"冷脓肿",包括局部肿胀、轻度发红或疼痛,可以无明显发热及局部皮温升高。但该患者仅表现为反复发热,无骨髓炎的相关临床表现,仅通过髂骨穿刺活检病理发现肉芽肿病变且抗酸染色阳性而被发现,诊断髂骨结核感染。目前髂骨结核感染鲜有报道,因血液病行髂骨穿刺活检而诊断的病例暂无文献记录。在原发性 TB 感染中,TB 血症可在骨和 / 或滑膜组织中散播病原菌。大多数患者呈亚临床感染,局部免疫防御力降低时,TB 再激活并进展为临床显性疾病的风险增加,此类情况包括患者营养不良、年龄较大、HIV 感染等。髂骨结核感染,临床上极为罕见,该患者反复发热 3 个月就诊于我中心,入院肺部影像学检查提示双肺炎症伴胸腔积液,但患者无明显咳痰症状,因而,痰涂片及染色、痰培养鉴定、痰找抗酸杆菌等病原学检测未能实施。依据患者就诊于我中心的资料分析,患者肺炎考虑细菌感染可能性较大,肺结核亦不能除外。诊断肺外结核的最大难点是临床医生很难意识到该病,因为大多数病例都没有活动性胸部病灶证据,尤其是缺乏呼吸道症状且抗结核抗体及结核感染 T 细胞斑点试验结果均为阴性的患者更易被漏诊。

本例患者为老年男性,无局部骨痛等炎症表现,骨髓穿刺活检组织发现肉芽肿病变,少许坏死,抗酸染色(+),形态学符合 TB,支持患者髂骨结核感染的诊断。另外,值得注意的是,该患者胸部影像学检查提示双肺钙化影,胸膜结节状增厚伴钙化,纵隔淋巴结部分钙化,以上征象亦提示患者曾有原发感染 TB 的可能,肺外结核需引起内科临床医生足够重视。

经抗 TB 治疗后,患者 HLH 亦得到控制,且随访 4 年时间,患者结核治愈,HLH 未复发。我中心近期共收治 TB-HLH 患者 7 例,男女比例为 4∶3,平均发病年龄为 44 岁,其中5 例患者无任何伴发疾病。抗结核治疗最为关键,共 2 例患者死亡,起病时伴多脏器功能不全者预后较差。早期精准的诊断尤为重要,尤其是首发累及肺外部位的 TB 感染患者,局部组织活检为诊断提供确切依据。非 EBV 感染相关 HLH 预后相对较好,因而,早期明确诊断并积极抗感染治疗以祛除感染性诱因最为关键。

专家点评:

TB 为最常见的细菌感染诱发 HLH 的病因,局部组织活检可以为诊断提供确切的证据。有学者统计 2 197 例成人 HLH 患者,发现细菌感染所致继发性 HLH 约占所有病因的 9.4%,其中 TB 为最常见的细菌(38%),80% 以上继发于结核感染的 HLH 患者伴有基础疾病且患者死亡率接近 50%。有文献分析报道 36 例 TB-HLH,男女患者比例为 3∶2,中位发病年龄为 44 岁。发热、肝脾大、血细胞减少为最常见的临床表现,且 83% 的患者可以找到肺外结核证据。

小鼠经气溶胶途径感染 TB 后大约 2 周,在肺泡巨噬细胞和树突状细胞中可见 TB。如果宿主的固有防御系统未能将感染清除,则 TB 会在肺泡巨噬细胞内增殖,而巨噬细胞则可能从肺迁移进入肺外其他组织。HLH 患者免疫反应效率低下,感染相关的 HLH 与细胞内致病微生物诱导的辅助 T 细胞(Th)1 免疫反应有关。在动物模型中,结核分枝杆菌感染后的免疫调控需要 Th1 细胞的参与。因而,感染相关 HLH 更加印证了 HLH 是一系列病因所致的免疫紊乱综合征。TB-HLH 预后相对较好,临床医生需提高对该疾病的认识,早期诊断并积极针对病原菌进行有效的治疗后,HLH 亦可获得缓解。

HLH 病情凶险,一旦确诊需尽早治疗以控制炎症因子风暴。对于非 EB 病毒感染相关HLH,治疗的首要原则需针对感染病原体,积极抗感染治疗,尽早祛除感染性诱因。与此同时,细胞毒药物需尽快停用并将激素减量使感染得到有效控制。该患者为 TB-HLH,明确诊断后首先积极结核治疗,同时立即减停细胞毒性药物并将激素减量,结核感染得到控制,随后 HLH 亦获得缓解。关于 TB-HLH 的治疗国内外尚无一致性结论,有文献报道抗结核治疗联合免疫调节治疗可以改善患者的预后,如静脉输注丙种球蛋白等。TB-HLH 重在早期诊断,尤其是肺外结核者,需要内科医生提高警惕。

(尤亚红,宋　悦,王晶石,王　昭)

参考文献:

[1] RAMOS-CASALS M, BRITO-ZERÓN P, LÓPEZ-GUILLERMO A, et al. Adult haemophagocytic syndrome[J]. Lancet, 2014, 383(9927): 1503-1516.

[2] PEI R, WANG Z, WANG Y, et al. A multicenter retrospective etiological analysis of 601 patients with hemophagocytic lymphohistiocytosis in China[J]. Zhonghua Nei Ke Za Zhi, 2015, 54(12): 1018-1022.

[3] WOLF A J, LINAS B, TREVEJO-NUÑEZ G J, et al. Mycobacterium tuberculosis infects dendritic cells with high frequency and impairs their function in vivo[J]. J Immunol, 2007, 179(4): 2509.

[4] BRASTIANOS P K, SWANSON J W, TORBENSON M, et al. Tuberculosis-associated haemophagocytic syndrome[J]. Lancet Infect Dis, 2006, 6(7): 447-454.

病例 26
布鲁氏菌感染继发噬血细胞性淋巴组织细胞增多症

病例展示:

患者,男性,50 岁。主因"间断发热 1 个月余"入院。

患者 1 个月前受凉后出现发热,为午后发热,体温最高 39.5℃,伴盗汗、乏力,无畏寒、寒战,无咳嗽、咳痰,无头晕、头痛、恶心、呕吐,无腹痛、腹泻,无尿频、尿急,体温于次日晨可自行降至正常,午后再次发热。就诊于外院,查血常规示 WBC 2.43×10^9/L,Hb 115g/L,PLT 154×10^9/L;查生化示 AST 49U/L,ALT、TBIL、TG 均正常;血分片示异型淋巴细胞 3%;EBV DNA 5.05×10^2 拷贝/mL,CMV DNA 阴性;肿瘤标记物示 CEA 5.93ng/mL,CA125 56.59U/mL;自身免疫性抗体相关检测均阴性,凝血功能未见明显异常。骨髓穿刺细胞学示:淋巴细胞占 44%,偶见异型淋巴细胞;浆细胞多见,可见噬血现象,噬血细胞比值高占 3%。半个月前患者出现右腰椎旁疼痛,不向其他部位放射,再次就诊于外院,免疫球蛋白示 IgA 459mg/dL,SF 4 210.29μg/L,复查血常规示三系减低,生化示 AST 较前升高,白蛋白降低,腹部超声示脾大(13.5cm × 5.3cm)。

患者入我院时仍有高热,呈间歇热型,完善相关辅助检查,结果见表 26-1。患者 15 年前因"胃穿孔"行"胃部分切除术",无牛、羊接触史,否认其他相关病史及家族遗传病史、类似疾病史。体格检查示患者消瘦体型,精神弱,皮肤、黏膜无苍白、黄染。双侧颌下可触及多个黄豆粒大小淋巴结,边界清楚,活动度可,有触痛。双肺叩诊呈清音,双肺呼吸音粗,未闻及干湿啰音及胸膜摩擦音。肝脾未及增大。右侧腰椎旁压痛,无脊柱活动障碍。

表 26-1 患者入院后辅助检查结果

	项目	结果
外周血	WBC	0.90×10^9/L
	Hb	78g/L
	PLT	76×10^9/L

项目		结果
	AST	30.0U/L
	ALT	27U/L
	Fg	2.45g/L
	SF	1 285.60μg/L
	sCD25	19 628.8ng/L
	NK 细胞活性	13.64%
	EBV DNA	阴性
	CMV DNA	阴性
	抗中性粒细胞胞浆抗体	阴性
	抗核抗体	未见明显异常
	呼吸道相关病毒 IgM	阴性
	抗结核抗体	阴性
骨髓	穿刺细胞学	M：E=2.30：1,粒系增生欠佳,红系增生欠佳,淋巴细胞比例升高,可见不典型幼淋样细胞,单核细胞、网状组织细胞易见,可见噬血细胞吞噬血小板
	病理诊断	镜下：造血组织占 40%,三系血细胞可见,有核细胞 2～4 个 / HPF; 免疫组化：CD3 散在细胞 +,CD20 散在细胞 +,CD61 散在细胞 +,CD235 部分细胞 +,MPO 部分细胞 +,CD68 散在细胞 +
影像	腹部超声	肝囊肿,胆囊结石,脾大
	浅表淋巴结超声	双侧颈部及锁骨上、右腋窝多发淋巴结,均可见髓质回声及血流信号

诊断：HLH。

诊疗经过：

第 2 天,开始予亚胺培南抗感染治疗,患者仍反复发热;第 5 天加用利奈唑胺、伏立康唑抗感染,联合甲泼尼龙静脉滴注;第 6 天,予一次 VP-16 联合甲泼尼龙治疗,辅以抑酸、保护胃黏膜等治疗;第 8 天,患者血培养生长马耳他布鲁氏菌,布鲁氏菌虎红试验阳性,诊断"布鲁氏菌病",考虑患者 HLH 为布鲁氏菌感染继发引起,调整抗生素为多西环素联合利福喷丁口服,继续静脉滴注甲泼尼龙,复查 SF,降至 995.8μg/L。第 10 天,患者出院,继续口服多西环素、利福喷丁及甲泼尼龙片(减量至停药)。入院期间患者体温变化见图 26-1,血细胞三系变化见表 26-2。

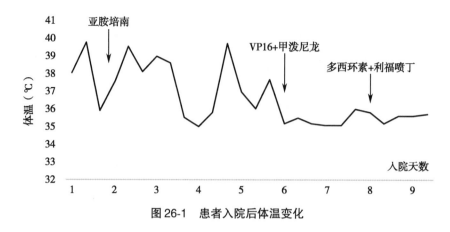

图 26-1 患者入院后体温变化

表 26-2 患者入院期间血细胞三系变化

项目	Day 1	Day 3	Day 4	Day 5	Day 6	Day 7	Day 8	Day 9
WBC	0.9	1.1	0.7	1.0	0.9	2.0	6.9	6.2
Hb	78	73	86	67	79	90	91	78
PLT	76	92	92	89	98	124	148	115

注：WBC 单位（$\times 10^9$/L），Hb 单位 g/L，PLT 单位（$\times 10^9$/L）。

分析与讨论：

本患者以发热为首发症状，伴有全血细胞减少，同时有铁蛋白及 sCD25 升高，NK 细胞活性降低，骨髓中可见噬血现象，结合患者临床表现及辅助检查，根据 HLH-2004 诊断标准，可对患者作出 HLH 诊断，需进一步寻找病因。患者基因检测不支持原发性 HLH 诊断，完善自身抗体、呼吸道相关病毒 IgM 抗体检测、结核分枝杆菌抗体试验、胸部 CT、浅表淋巴结超声等检查，未见证据支持肿瘤、药物、自身免疫病、结核分枝杆菌感染等相关病因。结合患者血培养结果，并排除其他可能原因，考虑患者 HLH 继发于布鲁氏菌感染，经 VP-16 及甲泼尼龙抑制过度炎症反应，并予针对性抗生素治疗后，患者体温恢复正常，一般情况逐步改善，支持目前诊断。鉴别方面，主要针对病因方面，注意排除原发性 HLH 及其他感染、肿瘤、自身免疫性疾病，有病原学证据支持，可作出诊断。

布鲁氏菌病是一种由布鲁氏菌引起的人畜共患性自然疫源性疾病，羊、牛、猪是主要传染源，多发生于牧区，主要通过皮肤黏膜接触、消化道及呼吸道等途径传播。临床表现多样，主要有反复高热、大汗、乏力、关节痛、淋巴结及肝脾大等，诊断主要依靠布鲁氏菌凝集试验和血（骨髓）培养。检索近年国内外布鲁氏菌感染继发 HLH 相关病例报道，总结见表 26-3。

表 26-3　近年国内外布鲁氏菌感染继发 HLH 病例报道总结

患者	临床表现	实验室检查	确诊依据	治疗	疗效
1：男性，73 岁	发热 10 天；肝大	SF 升高，TG 升高，血细胞三系减低	血培养生长布鲁氏菌	多西环素、利福平口服 6 周	好转
2：男性，53 岁	发热、乏力、关节痛 2 周；脾大	SF 升高，TG 升高，血细胞三系减低，血沉升高，AST、ALT 升高，LDH 升高	布鲁氏菌凝集试验效价 1：400，血培养生长布鲁氏菌	地塞米松每 2 周减量，多西环素、利福平持续 4 周，氟达拉滨 3 天	好转
3：男性，44 岁	乏力 1 个月，发热 3 天；脾大	SF 升高，血细胞三系减低，血沉升高，AST、ALT 升高，LDH 升高，sCD25 升高	血培养生长布鲁氏菌	地塞米松静注 5 天，多西环素、利福平口服	好转
4：女性，16 岁	发热、乏力、体重减轻、关节痛、食欲减退；脾大	SF 升高，血细胞三系减低，血沉升高，AST、ALT 升高，TG 升高，骨髓细胞涂片见噬血现象	布鲁氏菌凝集试验效价 1：1 280	静注免疫球蛋白 1 次；地塞米松每周减量 50%，持续 6 周；多西环素、利福平口服 6 周	好转

　　继发性 HLH 主要策略是治疗潜在原发病，但在严重的情况下，免疫抑制疗法可以用来抑制过度的炎症反应和细胞因子风暴。国外文献报道一例加用氟达拉滨控制病情且预后良好的病例，主要考虑氟达拉滨能稳定抑制 T 淋巴细胞介导的免疫反应，从而对细胞因子风暴和细胞毒性 T 细胞的激活起到遏制作用。本例患者，入院情况较差，全血细胞降低明显，给予一次依托泊苷及甲泼尼龙静脉滴注治疗抑制炎症反应，控制 HLH 病情的发展。此后以抗生素治疗原发病为主，激素迅速减量至停用。

专家点评：

　　布鲁氏菌感染引起继发性 HLH 并不罕见，尤其是在流行地区。治疗以抗感染为主，视患者病情可加用糖皮质激素等免疫抑制药物遏制过度的炎症反应，一般预后较好，关键在于早期识别与诊治。需要警惕的是，目前很多布鲁氏菌病患者并无牛羊接触史及生食牛羊肉史，容易漏诊。因此如有患者不明原因反复高热，伴有乏力、关节痛等表现，需排除布鲁氏菌等特殊感染。同时，布病引起 HLH 及 DIC 危及生命已有先例，需严密监测患者病情变化。

（王晓迪，宋　悦，王晶石，王　昭）

参考文献

[1] ZHENG R, XIE S, LU X, et al. A systematic review and meta-analysis of epidemiology and clinical manifestations of human brucellosis in China[J]. Biomed Res Int, 2018, 2018: 5712920.

[2] 苏雅珍,张莉芸,张改连,等. 布氏杆菌病继发噬血细胞性淋巴组织细胞增多症及弥散性血管内凝血1 例报道 [J]. 中国实用内科杂志, 2019, 39(2): 196-198.

[3] PEKPAK E, CETIN B S. Secondary hemophagocytic lymphohistiocytosis in a child with brucellosis[J]. J Pediatr Hematol Oncol, 2017, 39(8): e501-e503.

[4] Jin J G. Fludarabine is effective in treating refractory hemophagocytic lymphohistiocytosis with brucellosis[J]. Int J Rheum Dis, 2017, 20(12): 2256-2257.

[5] AYDIN S, GUNAL O, TASKIN M H, et al. Brucellosis as a cause of hemophagocytic syndrome[J]. Mikrobiyol Bul, 2015, 49(2): 292-294.

病例 27
组织胞浆菌病相关噬血细胞性淋巴组织细胞增多症

病例展示:

患者,男性,16 岁。主因"间断发热 20 天"入院。

患者发病时体温最高 37.9℃,多于夜间发作,无畏寒、寒战,无咳嗽、咳痰,无腹泻、腹胀。后就诊于当地医院查血常规 WBC 1.6×10^9/L, Hb 100g/L, PLT 60×10^9/L; SF 122.6μg/L, sCD25 32 055ng/L, EBV-DNA $< 5 \times 10^2$ 拷贝 /mL, EB 病毒抗体 NA-IgG 阳性, VCA-IgG 阳性;淋巴结超声提示左侧颈部Ⅳ区(锁骨上)淋巴结肿大,右侧颈部Ⅰ、Ⅱ、Ⅲ、Ⅳ区及左侧Ⅰ、Ⅱ、Ⅲ、Ⅴ、Ⅵ区淋巴结回声,双侧腋窝、腹股沟淋巴结回声;淋巴结病理:仅见纤维及肌肉组织;骨髓细胞学提示巨核细胞产板欠佳,游离血小板偏少,骨髓网状细胞比例增高;骨髓免疫分型:粒细胞表型成熟;骨髓病理:红系增生。HLH 二代基因测序:STXBP2 存在杂合突变。在院期间发热加重,峰值最高 40℃,伴畏寒寒战,伴咳嗽、咳痰,PCT 0.323ng/mL, G 试验 481.6pg/mL,给予美罗培南、替考拉宁及伏立康唑等治疗效果不佳。当地疑诊噬血细胞性淋巴组织细胞增多症后,就诊于我院。

诊疗过程:

患者在院期间出现高热,体温最高 39.2℃; sCD25 > 44 000ng/L;白细胞、血小板较前下降; SF 148.50μg/L;超声提示脾大,PET-CT 示全身多发淋巴结肿大,肝脾大; NK 细胞活性 29.98%; EBV-DNA PBM 未检出,血浆未检出;淋巴结病理未见明显异常,ΔCD107a、颗粒酶 B、Munc13-4 蛋白表达在正常范围内。诊断为噬血细胞性淋巴组织细胞增多症,病因尚未明确,给予 DEP 方案治疗,具体用药:甲泼尼龙 40mg、每 12 小时 1 次 d1～3,后甲泼尼龙 8mg、每天 2 次维持,依托泊苷 150mg d1,多柔比星脂质体 40mg d1,后患者体温降至正常,血象血小板逐渐恢复,sCD25下降。DEP方案后10天患者再次出现发热,体温最高38.5℃,血常规WBC 2.36×10⁹/L,PLT 50×10⁹/L,给予亚胺培南、去甲万古霉素及卡泊芬净抗感染治疗后体温无明显下降。完善骨髓穿刺,骨髓细胞学:易见噬血细胞,分类占1.5%,吞噬成熟RBC、血小板及多种有核细胞(有核红细胞、粒细胞、淋巴细胞等)(图27-1)。巨噬细胞胞质内易见可疑真菌孢子,真菌孢子形态;椭圆形,有荚膜,胞内容物一侧蓝紫色深染。PAS染色:可疑真菌孢子的荚膜层染深粉红色,胞内容物不着色(图27-2)。骨髓血组织胞浆菌高通量基因检测及骨髓细菌真菌培养未见异常。骨髓培养液经质谱分析提示组织胞浆菌,灵敏度99.9%。患者诊断进行性播散性组织胞浆菌病明确,给予两性霉素B治疗后患者体温降至正常。1个月后患者血红蛋白、血小板基本恢复正常,脾脏明显缩小,改用伏立康唑口服治疗。初诊及治疗期间的化验结果展示于表27-1中。

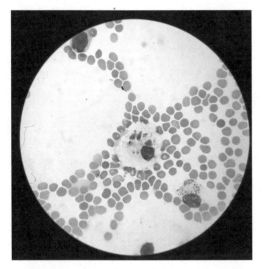

图27-1　噬血现象(HE染色,×1 000倍)

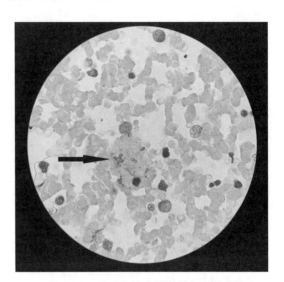

图27-2　吞噬细胞内的荚膜组织胞浆菌
(PAS染色,×1 000倍)

表27-1　初诊及治疗期间化验结果

项目	入院时	DEP治疗后7天	DEP治疗后14天*	两性霉素B治疗后30天
WBC(×10⁹/L)	2.55	3.21	2.35	3.27
RBC(×10¹²/L)	3.72	4.21	4.03	3.84
Hb(g/L)	107	120	118	112
PLT(×10⁹/L)	88	160	62	254
NEU(×10⁹/L)	1.44	2.65	0.84	1.76
Fg(g/L)	2.77	1.60	3.14	1.71
TG(mmol/L)	1.53	1.69	1.44	1.98
sCD25(ng/L)	>44 000	35 138	>44 000	6 021

续表

项目	入院时	DEP 治疗后 7 天	DEP 治疗后 14 天[*]	两性霉素 B 治疗后 30 天
SF（μg/L）	148.5	206.6	403.8	85.1
脾脏厚度（cm）	5.5	—	5.7	4.1
脾长径（cm）	17.8	—	17.7	13.8
IFN-γ（ng/L）	482.6	—	654.5	207.6
TNF-α（ng/L）	25	—	15.8	< 5.0

注：[*]两性霉素 B 治疗 15 天前。

分析与讨论：

该患者以噬血细胞性淋巴组织细胞增多症起病，但起病时病因尚不明确。病因方面：患者多次查 EBV-DNA 为阴性，PET-CT 无明确肿瘤证据，考虑 EB 病毒感染及肿瘤相关 HLH 可能性不大。患者院外基因检查提示 *STXBP2* 存在杂合突变，有 HLH 致病可能，不除外原发性噬血细胞性淋巴组织细胞增多症，但入院后多次查 ΔCD107a 正常，考虑脱颗粒功能正常，此突变不具有临床意义。病因未明情况下为缓解患者 HLH 状态，给予 DEP 方案治疗。治疗后患者症状及血象等曾一度缓解，但很快出现 HLH 复发，复查骨髓穿刺及骨髓培养，最终确诊为进行性播散性组织胞浆菌病，给予两性霉素 B 治疗后患者未再有病情反复。因此，以噬血细胞性淋巴组织细胞增多症起病的患者，寻找病因极为关键。不明原因相关 HLH 需积极完善病因筛查。对于来自流行地区的患者，一旦 HLH 诊断明确，需考虑有组织胞浆菌病的可能性。

专家点评：

本报告涉及的患者没有明确的免疫缺陷病史，免疫功能相关检查，如淋巴细胞亚群、免疫球蛋白、ΔCD107a 及 NK 细胞活性等检查也均在正常范围内。因此，这是一例罕见的在正常人群中组织胞浆菌病合并 HLH 的病例。除此之外，组织胞浆菌病通常会损害呼吸系统，表现为肺炎、结节或肉芽肿性改变。在这例患者中并没有发生肺部受累，仅在骨髓中发现了病原体。这些都是该患者的特殊特征，造成诊断的困难。确诊后我们追溯了患者个人史，该患者来自湖北省，曾有过食用"鸽子"史。组织胞浆菌病主要分布在亚洲地区，我国主要分布在长江流域附近，如湖北省、云南省等。因此，对于来自流行地区且有鸟类接触史的患者，一旦 HLH 诊断明确，就需要考虑有组织胞浆菌病的可能性。

根据 HLH-2004 共识，原发性 HLH 的治疗应包括地塞米松、依托泊苷、环孢素和鞘内注射，后续需要行异基因造血干细胞移植。继发性 HLH 的免疫抑制治疗仍存在争议。但是，免疫抑制治疗对成人继发性 HLH 的益处（尤其是由特殊病原体感染引发的 HLH）仍然有限。对于此类特殊类型 HLH，首要的治疗是针对原发感染的治疗。此例患者接受了 DEP

方案治疗,体温、sCD25 和细胞因子及血细胞计数均有改善。但是,由于未发现 HLH 的潜在病因,因此 HLH 在短期内复发。用两性霉素 B 治疗组织胞浆菌病感染后,患者的 HLH 状态逐渐减轻。因此,在播散性组织胞浆菌病相关的 HLH 中,免疫抑制治疗可能只能暂时缓解疾病,而抗菌治疗更为重要。尽早诊断和抗菌治疗对于与弥漫性组织胞浆菌病相关的 HLH 极为重要。

(宋德利,宋　悦,王晶石,王　昭)

参考文献:

[1] ROUPHAEL N G, TALATI N J, VAUGHAN C, et al. Infections associated with haemophagocytic syndrome[J]. Lancet Infect Dis, 2007, 7(12): 814-822.

[2] HENTER J, HORNE A, ARICO M, et. al. HLH-2004: Diagnostic and therapeutic guidelines for hemophagocytic lymphohistiocytosis[J]. Pediatr Blood Cancer, 2007, 48(2): 124-131.

[3] SUBEDEE A, VAN SICKELS N. Hemophagocytic syndrome in the setting of AIDS and disseminated histoplasmosis: case report and a review of literature[J]. J Int Assoc Provid AIDS Care, 2015, 14(5): 391-397.

[4] PHILLIPS J, STASZEWSKI H, GARRISON M. Successful treatment of secondary hemophagocytic lymphohistiocytosis in a patient with disseminated histoplasmosis[J]. Hematology, 2008, 13(5): 282-285.

病例 28
利什曼原虫感染继发嗜血细胞性淋巴组织细胞增多症

病例展示:

患者,女性,26 岁,籍贯为甘肃省陇南市,既往在家务农,近 1 年在天津务工。3 个月前无明显诱因出现发热,体温最高达 42℃,伴寒战、肌肉酸痛,无咳嗽、咳痰,无腹泻、腹痛,无尿频、尿急等。在当地诊所自服非甾体类感冒药及输液抗感染治疗(具体不详),未见明显好转。就诊于当地医院,查血常规 WBC 1.76×10^9/L, NEU 0.9×10^9/L, Hb 85g/L, PLT 64×10^9/L; CRP 145.75mg/L; SF 2 000μg/L。腹部超声示脾大。EBV-DNA 阴性。完善骨髓穿刺检查,骨髓细胞学:粒细胞减少伴继发性贫血、血小板减少。先后给予多种广谱抗生素抗感染治疗无效。患者仍有反复发热,1 周后转至当地上级医院住院治疗,查血常规 WBC 2.29×10^9/L, NEU 1.6×10^9/L, Hb 62g/L, PLT 36×10^9/L。应用二代测序技术(全外显子测序)查血病原微生物高通量检测:葡萄球菌属序列数 116,婴儿利什曼原虫序列数 23。SF

9 343.87μg/L；NK 细胞活性减低；sCD25 升高。骨髓细胞学：骨髓有核细胞增生减低，浆细胞比例增高，形态大致正常；偶见吞噬成熟红细胞。骨髓免疫分型：成熟淋巴细胞以成熟 T 淋巴细胞为主，见 6.19%γδT 淋巴细胞。骨髓病理：骨髓组织增生基本正常，伴 T 淋巴细胞轻度增生。PET-CT：肝脾明显增大，全身其余部位未见 FDG 代谢异常活跃征象。原发性 HLH 相关基因全外显子测序阴性。诊断噬血细胞性淋巴组织细胞增多症。继续给予头孢哌酮舒巴坦联合万古霉素积极抗感染治疗，同时开始给予地塞米松 5mg 每日两次，VP-16 100mg 每周 1 次治疗，后患者体温正常，血细胞恢复，共治疗 8 周后停药。患者于停药 3 周后再次出现发热伴乏力。当地医院考虑患者 HLH 复发。

诊疗经过：

患者就诊我科，复查血常规：WBC 2.95×10^9/L，GR 0.76×10^9/L，Hb 73g/L，PLT 65×10^9/L；凝血：Fg 0.67g/L；SF > 2 000μg/L；sCD25 26 032ng/L；NK 细胞活性 16.09%；CD107a、MUNC13-4 蛋白表达正常范围。细胞因子谱提示：IL-1 RA、SDF-1α、MIP-1α、IL-4、IL-6、IL-8、IL-10、IFN-γ、MIP-1α、TNF-α、IL-18、IL-21、IL-22 表达均高于正常范围。腹部超声提示肝脾大。自身抗体谱阴性。EBV-DNA 血浆和 PBMC 均小于 5.0×10^2 拷贝 /mL；CMV-DNA < 4.0×10^2 拷贝 /mL；骨髓细胞学：有核细胞增生明显活跃，粒系可见退行性变，见噬血现象，可见杜氏利什曼原虫无鞭毛体（图 28-1，图 28-2）。免疫分型：未见异常表型细胞群。IGH、TCR 基因重排阴性。骨髓病理：未见肿瘤性改变。染色体：46，[20]。结合患者症状及辅助检查结果，考虑患者 HLH 复发。患者杜氏利什曼原虫 IgG 抗体阳性，复查杜氏利什曼原虫 DNA 阳性，结合骨髓中发现利什曼原虫，诊断为利什曼原虫感染，给予两性霉素 B 抗感染治疗。应用期间出现血压、心率下降，因不能耐受停用。但患者体温恢复正常。后给予锑剂治疗后患者血细胞较前逐渐恢复，评估 HLH 缓解。复查骨髓找杜氏利什曼原虫阴性。后患者回当地医院继续治疗。

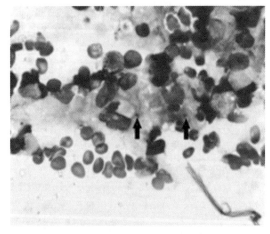

图 28-1　患者骨髓涂片（瑞特染色 ×1 000 倍）
其中可见利什曼原虫无鞭毛体（箭头）。

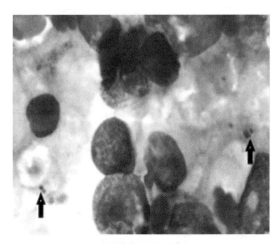

图 28-2　患者骨髓涂片（瑞特染色 ×4 000 倍）
其中可见利什曼原虫无鞭毛体（箭头）。

分析与讨论：

目前继发性 HLH 最常见的病因为感染。感染诱发 HLH 中除病毒感染最常见外，其他包括细菌、真菌、寄生虫和原虫亦可以诱发 HLH。本病例即为一例利什曼原虫感染继发 HLH。本病例原发性 HLH 基因全外显子测序阴性，未发现自身免疫病和恶性肿瘤证据。故基本除外原发性 HLH、自身免疫病和恶性肿瘤继发性 HLH。结合骨髓涂片中发现利什曼原虫，且外周血利什曼原虫 DNA 阳性，最终诊断为利什曼原虫感染继发 HLH。

利什曼原虫感染又称黑热病，是主要通过白蛉传播的一种地方性传染病。主要发生在儿童，免疫功能低下的成年人中亦可发生。国内主要以甘肃、四川、山西、陕西、新疆等地有流行和散在病例报道，其中甘肃以陇南地区为多发，本病例即来自该地区。而且本病例在当地医院应用二代测序技术行病原微生物高通量检测，曾发现利什曼原虫序列数，可能因序列数较少未予足够重视。由此可见临床医师对于利什曼原虫感染，以及感染后可以诱发 HLH 的认识仍然不足。利什曼原虫进入人体后主要寄生于巨噬细胞系统，经过 2～6 个月的潜伏期后，可以出现不规则发热、淋巴结肿大、血细胞减少、脾肝大等表现，而且骨髓象中同样可以见到吞噬血细胞现象。所以临床上按照 HLH-2004 方案的诊断标准易诊断为噬血细胞性淋巴组织细胞增多症。目前利什曼原虫感染的诊断主要以在骨髓、淋巴结或脾脏等穿刺物涂片上发现利什曼原虫，或在培养基中培养出利什曼原虫为金标准。在利什曼原虫感染患者的血液或骨髓行 PCR 检测，对于诊断具有较高的特异性和敏感性，分别为 95% 和 93%。所以，当临床上难以或无法进行显微镜找利什曼原虫检查时，PCR 检测非常重要。

目前 HLH 的治疗仍然以 HLH-94 和 HLH-2004 方案等为主。本病例曾应用激素和依托泊苷后获得缓解，但 3 周后再次复发。这提示对于继发性 HLH 患者，仅仅应用激素和依托泊苷控制 HLH 只是治疗的第一步，最重要的是寻找原发病因。只有积极治疗原发疾病才能从根本上控制 HLH，并能防止 HLH 的复发。本病例 HLH 经治疗后再次复发便是例证。对本病例而言，需要积极治疗利什曼原虫感染才能从根本上治疗疾病。脂质体两性霉素 B 相较于其他的治疗药物，具有副作用少、治疗反应时间短等优点，因而作为首选应用于利什曼原虫感染的治疗。目前文献报道的脂质体两性霉素 B 治疗什曼原虫感染相关 HLH 几乎均获得了非常好的疗效。而且脂质体两性霉素 B 治疗后临床反应一般在 1 周内即可以见到，最常见为体温恢复正常。除脂质体两性霉素 B 外，其他的可用于治疗利什曼原虫感染的还有普通两性霉素 B、葡萄糖酸锑钠、米替福新、葡甲胺、喷他脒等。本病例曾尝试应用两性霉素 B 治疗，但是因为不能耐受相关副作用而换用葡萄糖酸锑钠治疗，同样取得很好的治疗反应。对于利什曼原虫相关 HLH，尽早诊断和积极控制原发病，预后往往良好。

专家点评：

在继发性 HLH 的多种多样的病因中，感染是最为常见的原因。利什曼原虫感染继发的 HLH 亦有报道。利什曼原虫感染常常发生于儿童，发生于成人的少见，免疫功能缺陷或低下的成人亦有报道。该患者为成年女性，既往体健且无服用免疫抑制剂的病史，如何感染利什曼原虫尚不得而知。当地医院诊断 HLH 后给予依托泊苷和地塞米松治疗，病情曾得到缓解。但是因为未发现原发病因，未给予原发病因的治疗，故 HLH 再次复发。由此可见，继发性 HLH 诊治的关键仍是积极寻找原发病因并治疗原发病。本病例即是例证，后期经积极寻找原发病因，确诊为利什曼原虫感染，经治疗原发病后 HLH 得到控制。感染是继发性 HLH 中最为常见的诱因，尤其对于除外原发性的不明原因的 HLH，应警惕少见类型的感染。以往认为只有免疫力低下的成人才可能有机会性感染，但是临床上亦可见到健康成人发生机会性感染，所以对于健康成人亦不能完全除外机会性感染的可能。对于明确感染类型有困难的患者，积极应用新的检测技术，如二代测序技术进行病原微生物高通量检测对于快速诊断有所帮助。

（孟广强，宋　悦，王晶石，王　昭）

参考文献：

[1] MACHELART I, LAPOIRIE J, VIALLARD JF, et al. Visceral leishmaniasis with hemophagocytic lymphohistiocytosis in an immunocompetent adult[J]. Med Mal Infect, 2019, 49(7): 548-550.

[2] 汪俊云, 高春花.《黑热病诊断标准》解读 [J]. 中国血吸虫病防治杂志, 2017, 29(5): 541-543.

[3] ARONSON N, HHERWALDT B L, LIBMAN M, et al. Diagnosis and Treatment of Leishmaniasis: Clinical Practice Guidelines by the Infectious Diseases Society of America(IDSA)and the American Society of Tropical Medicine and Hygiene(ASTMH)[J]. Am J Trop Med Hyg, 2017, 96(1): 24-45.

[4] SCALZONE M, RUGGIERO A, MASTRANGELO S, et al. Hemophagocytic lymphohistiocytosis and visceral leishmaniasis in children: case report and systematic review of literature[J]. J Infect Dev Ctries, 2016, 10(1): 103-108.

[5] RANJAN P, KUMAR V, GANGULY S, et al. Hemophagocytic lymphohistiocytosis associated with visceral Leishmaniasis: Varied presentation[J]. Indian J Hematol Blood Transfus, 2016, 32(Suppl 1): 351-354.

病例 29
疟疾相关噬血细胞性淋巴组织细胞增多症

病例展示：

患者，女性，29 岁。因"间歇性发热 12 天"收入院。

患者自诉无特殊病史及家族遗传病史。患者入院 12 天前开始出现发热，体温最高 41℃，伴纳差，无畏寒、寒战，无咳嗽、咳痰不适，自服退热药物（具体不详）效果不佳。就诊于当地医院急诊科，血常规：WBC 3.9×10^9/L，NEU 0.627，Hb 137g/L，PLT 23×10^9/L，CRP 154mg/L；生化：ALT 34U/L，AST 69U/L，Cr 63μmol/L；胸片示双下肺散在渗出影。考虑肺部感染,予左氧氟沙星抗感染治疗 3 天,效果不佳,仍间断高热,体温波动于 39～41℃,并出现上腹疼痛,伴有恶心、呕吐,伴尿色加深。遂住院查血常规:WBC 4.8×10⁹/L,Hb 91g/l,PLT 33×10⁹/L;生化:ALT 136U/L,AST 148U/L,Cr 74.5μmol/L;骨髓细胞学可见噬血现象;考虑"HLH",予丙种球蛋白 10g/d×2 天,并予复合青霉素 4.5g,12h/ 次 ×5 天抗感染治疗,患者体温逐渐恢复,但出现尿量减少,约 200mL/d,Cr 升至 368μmol/L,遂转至我院。查血常规:WBC 4.10×10⁹/L,Hb 64g/L,PLT 50×10⁹/L;生化:ALT 71U/L,AST 71.3U/L,Cr 569μmol/L,TG 3.59mmol/L;凝血功能:Fg 1.42g/L;SF 1 989μg/L;胸部 CT:双肺双侧胸腔积液;腹部 CT:肝脾大,腹盆腔积液。遂以"HLH? 肺部感染,急性肾功能不全"收入重症监护室。进一步完善 NK 细胞活性 18.23%,sCD25 21 574ng/L。

诊断:HLH 急性肾功能不全,肺部感染。

诊疗经过:

住院期间进一步完善检查寻找导致 HLH 的原发病因,结果回报 CD107a、Munc13-4、SAP、XIAP 等原发性 HLH 相关蛋白未见异常表达,PET-CT 未发现脱氧葡萄糖(FDG)代谢增高病灶,ENA、ANA、免疫球蛋白 + 补体等风湿系统检查均为阴性,EBV-DNA(PBMC+血浆)、EB 病毒淋巴细胞亚群检测均未见异常。遂再次追问患者既往病史及个人史,患者补充说明入院前 1 个月曾有尼日利亚游玩史,并于尼日利亚当地游玩期间存在蚊虫叮咬病史。结合患者旅游史进行疟疾、黑热病抗体、出血热抗体、布鲁氏菌抗体、杜氏利什曼原虫、钩端螺旋体抗体、登革热抗体等传染性疾病筛查,并再次行骨髓穿刺,完善骨髓细胞学检查。结果回报疟疾筛查疟原虫检测阳性,疟原虫涂片可见疟原虫,根据形态学考虑为恶性疟原虫感染,骨髓细胞学检查同样找到疟原虫环状体(图 29-1),后借阅患者当地医院骨髓细胞学涂片同样可见疟原虫环状体。确认 HLH 原发病为疟疾感染。确诊 HLH 后即开始予甲泼尼龙联合丙种球蛋白治疗,同时予持续床旁血滤对症支持治疗,但患者仍间断高热;明确 HLH 诱发因素为疟疾后开始蒿甲醚联合双氢青蒿素哌喹片抗疟治疗,治疗 2 天后患者体温控制,治疗 1 个月后相关指标恢复,好转后出院。

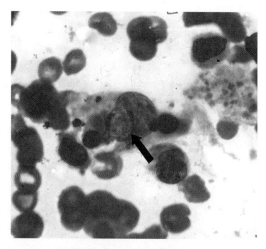

图 29-1 骨髓细胞学中找到疟原虫环状体(箭头处)

分析与讨论：

感染继发的 HLH 最常见于病毒感染，如巨细胞病毒，EB 病毒、单纯疱疹病毒。此外，细菌感染、寄生虫、真菌感染以及原虫感染导致的 HLH 也有相关报道。细菌感染包括革兰氏阳性菌、革兰氏阴性菌、结核分枝杆菌、布鲁氏菌等均可诱发 HLH，疟原虫引起 HLH 也偶有报道，疫区接触史对疾病的诊断有重大的指导意义。本病例 HLH 原始诱发因素即为恶性疟，且患者存在疫区接触史。

疟疾是虫媒传染病，患者被携带有疟原虫的雌性按蚊叮咬而感染。感染人类的疟原虫有 4 种类型，即间日疟原虫、卵形疟原虫、三日疟原虫和恶性疟原虫，主要流行于热带和亚热带。典型的临床表现为周期性发作寒战、高热，继而大汗淋漓而缓解，反复者可伴有贫血和肝脾大；恶性疟容易并发脑型疟等凶险发作和并发黑尿热、急性肾衰竭。外周血或者骨髓涂片找到疟原虫是确诊的金标准。其发病机制为当雌性按蚊叮吸人血时，感染性子孢子注入人体，进入干细胞，经由裂殖体、裂殖子大量增殖胀破干细胞，释放大量裂殖子，部分为巨噬细胞吞食，部分侵入红细胞，当裂殖子胀破红细胞，红细胞碎片、裂殖子、疟色素及其他代谢产物释放入血液循环，诱导宿主产生一系列的促炎细胞因子及趋化因子，如 IL-1、TNF、IL-12、TGF-β1 等，从而导致细胞毒性 T 细胞和巨噬细胞活化，最终导致 HLH 的发生。

目前研究发现，对于继发性 HLH 特别是 EB 病毒相关性 HLH 应用 DEP 挽救方案可获益，即用细胞毒类药物是 HLH 治疗的关键，但本例患者并未使用细胞毒药物，仅使用针对原发病因的抗疟药物得到完全缓解。2019 年成人 HLH 专家共识中指出细胞内感染诱导的 HLH，如结核分枝杆菌感染、利什曼原虫感染或立克次体病无需应用 HLH-94 方案免疫抑制治疗，而对特异性的抗菌药物治疗敏感。Yilmaz AY 报道的 1 例利什曼原虫诱发的 HLH 在使用脂质体两性霉素 B 后得到治愈。继发性 HLH 寻找原发病因对于指导治疗是重中之重，真菌、结核杆菌、肠球菌、登革热病毒等感染引起的 HLH，在积极控制原发病后 HLH 常常可以治愈。这提示我们对于存在明确感染因素的 HLH，如疟疾相关 HLH，仅使用针对原发病因的特殊治疗去除原发病因后，HLH 或可得到治愈。

专家点评：

目前对于有明确感染因素的继发性 HLH，如真菌、细菌、结核分枝杆菌、布鲁氏菌、利什曼原虫、疟原虫等引起的 HLH，在纠正原发性感染因素后或可不需经过化学治疗方法控制疾病进展，同时辅以抗炎及对症支持治疗疾病即可得到治愈，也可避免细胞毒类药物加重患者免疫抑制、增加继发感染风险等，因此对于继发性 HLH，明确病因是治疗的关键。

感染相关 HLH 最常见的病因为病毒感染，疟疾导致 HLH 虽也偶有报道，但在疾病诊断过程中常因疟原虫感染机体后可出现高热、血细胞减少、脾大等一系列与 HLH 相似的临床表现，同时我国并非疟疾好发地区，临床工作中对于骨髓细胞中疟原虫环状体的认识较少，导致诊断困难。本例病例中追溯外院骨髓细胞涂片可见疟原虫环状体存在，但因对该疾病缺乏足够的了解并未及早识别；同时患者因个人因素有意隐瞒旅游史，更增加了临床诊断工作的困难。因此对于诊断困难病例，需反复确认有无特殊个人史，反复骨髓穿刺在疾病临床诊断过程中也有其必要性。

（陈蕾蕾，宋　悦，王晶石，王　昭）

参考文献：

[1] WANG Y, HUANG W, HU L, et al, Multicenter study of combination DEP regimen as a salvage therapy for adult refractory hemophagocytic lymphohistiocytosis[J]. Blood, 2015, 126(19): 2186-2192.

[2] SONG Y, WANG Y, WANG Z. Requirement for etoposide in the initial treatment of Epstein-Barr virus-associated haemophagocytic lymphohistiocytosis[J]. Br J Haematol, 2019, 5(22): 15988-15995.

[3] LA ROSÉE P, HORNE A, HINES M, et al. Recommendations for the management of hemophagocytic lymphohistiocytosis in adults[J]. Blood, 2019, 133(23): 2465-2477.

[4] LIN X, JIANG Q, LIU J, et al. Leuconostoc pseudomesenteroidesassociated hemophagocytic syndrome: A case report[J], Exp Ther Med, 2018, 15(2): 1199-1202.

病例 30
莱姆病相关噬血细胞性淋巴组织细胞增多症

病例展示：

患者，男性，21 岁。主因"关节疼痛 45 天，发热 44 天"入院。

患者 45 天前野外训练后出现膝、髋关节及后腰部疼痛，呈对称性，性质无法描述，位置固定，非游走性，无进行性加重，休息后可缓解，无发热、皮疹，无恶心、呕吐，无乏力、肌痛；44 天前出现体温升高，最高 40℃，呈持续性，无法自行退热，伴畏寒，无寒战，伴乏力，无夜间盗汗，无咳嗽、咳痰及咯血，无腹痛、腹胀及腹泻，无恶心、呕吐，无尿频、尿急、尿痛及尿色加深，无皮肤、巩膜黄染，无皮疹、皮肤出血点，关节疼痛较前明显好转，无口干、眼干，无口腔溃疡、光过敏，无四肢肌力及感觉异常。就诊于部队卫生所，予患者消炎、降温药物（具体不详）治疗后体温可逐渐降至正常，持续约 4～5 小时后体温再次升高，伴畏寒，无寒战；6 周前就诊于当地医院查血象 WBC 21.02 × 10⁹/L，NEU% 92%，ESR 80mm/h，CRP 368mg/L；肺 CT 提示双肺纹理增强，予头孢、赖氨匹林等对症治疗后，仍反复发热，最高可达 41℃，并出现双下肢凹陷性水肿，予补蛋白、利尿等治疗后水肿消退。5 周前就诊于上级医院，查血象 WBC 29.62 × 10⁹/L，NEU% 93%，PCT 5.90ng/mL，CRP 265mg/L，ANCA、ANA、血培养阴性，SF 16 067μg/L，肺部 CT 提示支气管炎、双侧胸腔积液、心包积液、盆腔积液，腹盆

CT 提示肝脾增大，双侧髋关节 CT 提示双髋关节骨质增生、少量积液、皮下软组织肿胀性渗出。胸腔积液培养提示铅黄肠球菌。考虑诊断"脓毒血症"，予患者美罗培南、利奈唑胺、替加环素等抗感染治疗，效果仍欠佳，且高热时间段新发红色散在皮疹，主要分布于颈、胸、腹及背部，按压不退色，无瘙痒等不适，热退后皮疹逐渐消退，高热时逐渐出现寒战，其间复查骨髓穿刺提示粒系增高，红系减低，骨髓培养阴性。再次转至上级医院，查血常规：WBC 7.49×10^9/L，Hb 77g/L，PLT 41×10^9/L；SF 86 585μg/L；TG 2.3mmol/L，抗核抗体、自身抗体谱、抗中性粒细胞胞浆抗体均为阴性；肝功能：ALT 236.0U/L，AST 687.2U/L；CMV-IgG、风疹病毒 IgG 抗体、单纯疱疹病毒 IgG 抗体均阳性。予抗感染、保肝、输血等对症治疗，同时予甲泼尼龙并逐渐减量，患者体温维持在 36～37.3℃之间。

诊疗经过：

至我院就诊，考虑发热、铁蛋白升高、血脂升高、两系减低、肝脾大等特点及我院病理科会诊（骨髓细胞学提示偶见噬血现象），考虑诊断为噬血细胞性淋巴组织细胞增多症，予两程 DEP 方案（多柔比星脂质体；VP-16；甲泼尼龙）化疗后患者体温下降。治疗同时完善相关检查，病因分析：①入院后完善 PET-CT 及相关化验检查无明显实体瘤及淋巴瘤征象，行左侧腋窝淋巴结活检，病理考虑反应性淋巴结炎，考虑肿瘤可能性小；②风湿免疫相关检查无特殊提示意义，考虑结缔组织病可能性小；③入院后完善血培养提示人葡萄球菌，病原微生物检测提示巨细胞病毒阳性，莱姆病抗体 IgM 抗体阳性。请热带病中心会诊，结合临床表现及实验室检查考虑诊断"莱姆病"，建议加用多西环素 0.1g、每天 2 次治疗。

诊断：噬血细胞性淋巴组织细胞增多症，莱姆病。

随访：予 2 个疗程 DEP 方案化疗、多西环素治疗后患者体温下降，铁蛋白、sCD25 较前下降。患者治疗前后莱姆病抗体变化见表 30-1。

表 30-1　患者治疗前后莱姆病抗体变化

治疗时间	使用多西环素前	使用多西环素 2周	使用多西环素 1个月	使用多西环素 2个月	随访
莱姆病 IgG 抗体	阴性	阴性	阴性	阴性	阴性
莱姆病 IgM 抗体	阳性	阳性	阳性	阴性	阴性

分析与讨论：

感染相关 HLH 是一种继发于感染的以淋巴细胞、单核细胞和巨噬细胞活化的失控，以及炎性细胞因子过度活化为特征的免疫紊乱状态导致的过度炎症反应综合征，是继发性 HLH 中最常见的类型。感染相关 HLH 继发于相应的病原体感染，本例患者结合患者的流行病学史、临床表现及实验室检查结果综合考虑是继发于莱姆病的 HLH。莱姆病（Lyme disease）是经蜱传播而反复发作的一种螺旋体病，1982 年美国学者 Burgdorfer 在蜱体内分离出螺旋体，并定名为伯道疏螺旋体（*Borrelia Burgdorgeri*，BB），为本病的病原体。莱姆病是一种新发现的自然疫源性疾病和人畜共患病。1975年美国东北部康涅狄格州莱姆镇发生本病流行，因此命名为"莱姆病"。莱姆病起病缓慢，患者一般发病前曾有去灌木丛、树林或草地游玩及工作史。少数有被蜱叮咬史，临床表现以发热、皮肤游走性红斑、神经系统、心脏和关节多个系统损害为特点。传染源为带菌的啮齿类动物、野生动物、鸟类和家畜。传播媒介为硬蜱。人群普遍易感，但居住在莱姆病的流行区和新进入林区者多见。莱姆病的潜伏期3～32天，平均9天，可侵犯多个系统，除皮肤病变以外，心脏、关节和神经系统均可累及，临床一般分为Ⅲ期：Ⅰ期（皮肤损害期），皮肤出现单个或多个游走性红斑；Ⅱ期（感染散播期）感染后数周至数月，BB螺旋体随血流播散至全身，多伴有神经、心脏受累，Ⅲ期多发生在感染后数月至数年，主要表现在膝关节。诊断中血清、脑脊液中可检测到高滴度（1∶128）的特异性IgG抗体或双份血清特异性抗体滴度有4倍或4倍以上增高，或血清IgM抗体阳性，均具有诊断价值。本例患者诊断符合HLH-2004诊断标准，筛查原发病排除了原发性HLH、风湿免疫相关HLH、恶性肿瘤相关HLH，结合疫区林区接触史、皮疹、关节表现、莱姆病特异性抗原阳性，考虑莱姆病相关HLH。在该患者未明确诊断时，选择DEP方案治疗，明确HLH病因后需要采取针对原发病治疗。莱姆病早期可以治愈，主要是选用针对病原学的抗生素。BB螺旋体对四环素、青霉素、大环内酯类抗生素和头孢菌素均敏感，但对环丙沙星、氨基糖苷类抗生素和利福平耐药，后者不宜使用。因此本例患者是使用多西环素抗感染治疗。患者经过抗感染治疗后HLH亦得到有效控制，莱姆病IgM转阴，长期随访患者病情稳定。

专家点评：

　　感染是HLH发病中非常重要的原因之一，然而目前仍没有太多关于感染相关HLH发病率的数据，北京市噬血细胞性淋巴组织细胞增多症协作组的数据显示，病原学感染相关HLH占所有HLH患者的45.9%。感染相关HLH发病主要是由于巨噬细胞被活化的T细胞刺激后分泌超量的细胞因子，导致"细胞因子风暴"的发生，使T细胞及巨噬胞本身都处于失去控制的活化状态。感染导致机体免疫调节系统失控，Th1与Th2细胞比例失衡，Th1细胞过度活化，并分泌大量IFN-γ、TNF-α、IL-6、IL-8、IL-10、IL-16、IL-18及M-CSF等促炎症细胞因子，活化细胞毒性T细胞（CD8$^+$T细胞）和巨噬细胞，CD8$^+$T细胞大量增殖活化，巨噬细胞吞噬功能增强，导致HLH发生。不同感染因素导致的HLH临床表现不完全一样，多数表现为急性起病、疾病进展迅速，会出现发热、肝脾大、贫血、出血、黄疸等。目前未检索到莱姆病相关HLH的报道。因此该病例应该是国内首次报道莱姆病相关HLH。该患者诊断HLH后寻找病因时，有较为特异的临床流行病学及特殊的临床表现，这在明确HLH的病因时需要特别引起重视。在HLH中，据文献报道，各种皮肤改变的发生率6%～65%。皮肤活检常常能提示皮疹是否与肿瘤相关，也可以发现噬血现象。细菌包括螺旋体等感染导致的HLH相对病毒感染继发的HLH预后好。因此该病例在明确病因并及时采取针对病因治疗后获得比较好的疗效。

　　HLH如果未得到及时治疗，致死率很高，初始治疗的首要目标是通过应用免疫抑制剂或免疫调节剂和细胞毒性药物，抑制过度的炎症反应，并控制淋巴细胞和组织细胞过度增殖。儿童患者和成人患者的治疗选择存在差异，同时不同的原发病、触发因素，临床症状的严重程度等都影响治疗策略的制定。60%～70%的非 EBV 感染相关 HLH 患者，初始治疗使 HLH 获得缓解后，针对原发感染进行治疗后往往能得到治愈。

（迪娜·索力提肯，宋　悦，王晶石，王　昭）

参考文献:

[1] 中华医学会. 临床诊疗指南·传染病分册 [M]. 北京: 人民卫生出版社, 2006.

[2] ROUPHAEL N G, TALATI N J, VAUGHAN C, et al. Infections associated with haemophagocytic syndrome [J]. Lancet Infect Dis, 2007, 7(12): 814-822.

[3] CANTERO-HINOJOSA J, DÍEZ-RUIZ A, SANTOS-PÉREZ J L, et al. Lyme disease associated with hemophagocytic syndrome [J]. Clin Invest, 1993, 71(8): 620.

第三章　肿瘤相关噬血细胞性淋巴组织细胞增多症

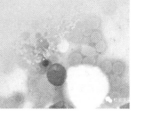

第一节　肿瘤化疗诱发噬血细胞性淋巴组织细胞增多症

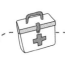

> ### 病例31
> ### 急性白血病化疗期间继发噬血细胞性淋巴组织细胞增多症

病例展示：

患者，女性，30岁。主因"乏力1年余，反复发热2个月余"入院。患者1年余前无明显诱因出现乏力，无发热、骨痛等不适，未重视。后症状无改善，就诊于外院。体格检查无胸骨压痛，无浅表淋巴结肿大，无肝脾大。查血常规示：WBC 1.46×10^9/L，Hb 61g/L，PLT 43×10^9/L，完善骨髓穿刺检查提示：形态学：骨髓增生Ⅲ级，原粒占21%；流式提示异常细胞占19.62%，表达CD117、CD38、CD13、CD33、CD123、HLA-DR。*NPM1* 突变为阳性，*FLT3-ITD* 突变为阴性。染色体核型正常。临床诊断为急性髓系白血病（*NPM1*+*FLT3*−，低危）。予1个疗程CAG方案[阿糖胞苷（Ara-c）+阿克拉霉素（ACR）+粒细胞集落刺激因子（G-CSF）]化疗后，患者出现了严重的骨髓抑制（Ⅳ度），并合并感染，抗生素抗感染治疗后感染好转。化疗后评估示骨髓缓解，分子生物学部分缓解。根据患者家属意见，此后未行化疗。7个月后患者复查骨髓穿刺示原粒细胞34%，考虑出现复发，再次予1个疗程CAG后，评估示骨髓再次缓解。后根据家属意见再次停止化疗。6个月后，患者急性髓系白血病（AML）再次复发，并出现染色体异常（47，XX，+4[11]/46，XX[9]），调整治疗方案为维A酸+伊泰达+达沙替尼。化疗后，患者出现Ⅳ度骨髓抑制，并开始持续高热。胸部CT扫描示左肺上叶严重感染。联合多种抗感染治疗效果不佳。抗感染治疗过程中，患者再次复查骨髓穿刺，示原粒细胞5%，并可见噬血现象。为寻找病原学，患者进行了支气管镜检查。支气管灌洗液中查见嗜麦芽窄食单胞菌、EB病毒及真菌感染。右下肺组织的二代测序示：EBV-DNA 1.29×10^4 拷贝/mL。复查血常规：WBC 3.05×10^9/L，NEU 0.18×10^9/L，Hb 81g/L，PLT 12×10^9/L；肝功能明显异常：ALT 805U/L，AST 500.5U/L，TG 1.27mmol/L；

凝血功能异常,Fg 3.33g/L;SF 30 000μg/L。考虑到患者发热、严重、持续的全血细胞减少,血清铁蛋白升高、骨髓噬血现象、脾大,且广谱抗生素治疗和抗真菌治疗2周后,复查胸部CT仍提示肺部感染加重,尽管缺少NK细胞活性和sCD25的检查结果,仍达到满足国际组织细胞协会HLH-2004的诊断标准,被诊断为"噬血细胞性淋巴组织细胞增多症"。

诊断:噬血细胞性淋巴组织细胞增多症,急性髓系白血病(M2)。

诊疗经过:

患者入我院后,仍持续发热,全血细胞减少及肝功能异常等进行性加重,查胸部CT提示肺部感染严重。患者病情危重。考虑患者"噬血细胞性淋巴组织细胞增多症"诊断明确。病因方面:肿瘤相关、化疗相关、EB病毒感染相关,以上因素合并相关均有可能。考虑患者一般状态较差,无法耐受化疗,且患者存在HLH为化疗后继发EB病毒感染诱发可能,遂未予化疗。与患者家属沟通后,予JAK1/2抑制剂芦可替尼(考虑全血细胞减少症,剂量降至5mg、每天2次),联合静脉输注丙种球蛋白治疗HLH,同时加强抗细菌(头孢他啶)及抗真菌(醋酸卡泊芬净)等治疗。使用芦可替尼治疗48小时内,患者体温开始下降,5天后完全降至正常。复查血常规提示白细胞和血红蛋白水平恢复,转氨酶较前下降,胸部CT提示肺部病变逐渐吸收(图31-1),查外周血EBV-DNA为阴性。芦可替尼治疗持续了2个月,芦可替尼使用期间患者一般情况良好,HLH稳定状态,后芦可替尼停药。1个月后,患者出现AML复发,复发状态下未出现合并HLH征象。考虑到患者既往化疗后曾合并HLH,再次化疗风险较高,因此未再进行针对AML的化疗。因患者AML多次复发,患者最终接受了异基因造血干细胞移植治疗AML。移植后患者AML缓解,未再出现AML及HLH复发。目前患者一般状态良好,在随访中。

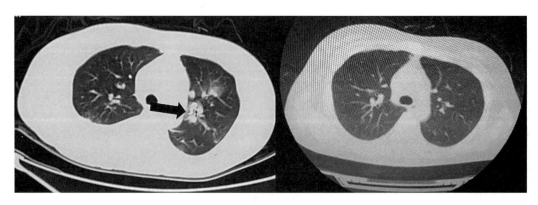

图31-1　治疗前(左)及治疗后(右)胸部CT变化

黑色箭头示病灶。治疗前左肺病变明显,右侧胸腔积液;治疗后左肺病灶吸收,右侧胸腔积液吸收。

分析与讨论：

恶性肿瘤继发 HLH（malignancy associated hemophagocytic lymphohistiocytosis,M-HLH）是最常见的继发性 HLH 之一，其中淋巴瘤继发噬血细胞综合征（lymphoma associated hemophagocytic syndrome,LAHS）最为常见。M-HLH 患者的预后极差，中位生存期只有 0.9~1.2 年。M-HLH 除由恶性肿瘤本身诱发外，也可以在肿瘤化疗中或化疗后出现，作为化疗相关 HLH（chemotherapy associated hemophagocytic lymphohistiocytosis, Ch-HLH）。多数情况下，化疗期间出现的 HLH，与化疗相关的免疫抑制引起的感染关系密切。该病例中，患者在接受化疗后，合并了明显的肺部感染，完善检查后明确为 EB 病毒感染。EB 病毒本身即可单独作为继发性 HLH 的发病机制。另外，患者 AML 诊断明确，AML 亦可作为继发 HLH 的单独病因，且患者既往多次 AML 复发，本次为 AML 复发后出现 HLH，很难区分 HLH 的病因是白血病或是化疗后所合并的 EB 病毒感染。不过，该患者在 HLH 期间复查的骨髓提示 AML 处于缓解状态，考虑本次 AML 复发已缓解，可以将 AML 为本次 HLH 发病病因的可能性排除。同时，考虑到患者此前多次化疗后出现严重骨髓抑制，提示患者本身合并感染风险较大，因此，更倾向于认为本病例 HLH 是继发于 AML 化疗后所合并的 EBV 感染，最终诊断为化疗相关 HLH。这点对指导后续治疗是至关重要的。另一个值得注意的一点是，本病例患者确实符合 HLH-2004 诊断标准的 5/8。实际上，在既往报道的 Ch-HLH 报告中，并不严格要求完全符合 HLH-2004 诊断标准。如患者化疗后，出现持续发热、血清铁蛋白升高、噬血现象，就应该引起可能合并 HLH 的重视。具体原因仍不清楚，但考虑到该类型患者一般情况差，预后显著不佳，早期识别、早期诊断，从而早期治疗，对患者的预后是十分重要的。

该患者最终被诊断为：AML 化疗期间，合并 EBV 感染诱发的 HLH。目前对于化疗相关噬血细胞性淋巴组织细胞增多症的治疗，在 2015 年组织细胞协会的共识中建议：①除肿瘤复发的情况外，应考虑推迟后续化疗；②针对 HLH 治疗的必要性和程度，主要取决于 HLH 的临床严重程度；③如感染因素作为诱因，应尽快清除。在既往报道中，在急性白血病化疗期间合并 CMV 感染诱发的 HLH 中，多数患者可以通过抗病毒治疗获得缓解。与 CMV 不同的是，目前没有针对 EBV 的有效抗病毒药，EBV 本身继发的 HLH 常常需要化疗甚至异基因造血干细胞移植才能达到 EBV 的清除。芦可替尼是 JAK1/JAK2 激酶抑制剂，近年来，在 HLH 小鼠模型和临床病例中均观察到有确切疗效。目前认为，JAK1/2 激酶抑制剂在 HLH 中的作用，是通过抑制 JAK-STAT 途径，来抑制 HLH 产生炎症因子风暴的最终通路，从而减轻炎症因子风暴，进而控制 HLH。已有研究表明，CAR-T 治疗后的细胞因子释放综合征（cytokine release syndrome, CRS），可以通过阻断白细胞介素 6 来进行有效治疗，而使用激素治疗则可能导致 CAR-T 细胞的抗肿瘤作用下降，甚至导致肿瘤复发。芦可替尼的作用主要集中在细胞因子风暴的控制上，包括 IFN-γ、IL-6 等与 HLH 的发病密切相关的细胞因子，但芦可替尼本身并没有清除 EBV 的作用。我们知道 EBV-HLH 作为一种常见的继发性 HLH，因 EBV 的清除困难，所以很多时候需要进行异基因造血干细胞移植来重构免疫，清除 EBV，达到长期缓解。该例患者使用芦可替尼后症状迅速得到控制，并后续持续缓解未再出现 HLH 的复发，提示可能该类型的 HLH 的免疫紊乱为化疗所致，所以骨髓抑制恢复后,患者自身的免疫功能清除了 EBV 感染,后续 HLH 即不再出现复发。该患者治疗后复查的 EBV-DNA 为阴性亦支持此观点。遗憾的是,该病例未进行 EB 病毒感染淋巴细胞亚群测定,对分析免疫过程造成了困难。恶性肿瘤化疗后相关 HLH 应引起重视,而相关感染病因的寻找,对于指导治疗至关重要。

专家点评:

　　肿瘤继发 HLH,除肿瘤本身继发 HLH 外,应注意肿瘤化疗后亦可合并 HLH。在既往报道中,Ch-HLH 最常见于白血病的化疗过程中,尤其常见于化疗维持期。在 Karen Delavigne 的报告中,有 9.3% 的 AML 患者在强化化疗过程中出现了 HLH 类似症状,包括发热、血象下降、血清铁蛋白升高等。目前观点认为,在化疗过程中,因机体出现 T 细胞功能受损,导致抗微生物免疫力受到严重影响,可能为后续引起 HLH 暴发的内在机制。化疗期及化疗后出现合并感染时,如出现持续发热、血象下降、血清铁蛋白升高等征象,应警惕继发 HLH 的可能。对于化疗继发 HLH 的治疗方面,去除诱发因素至关重要。对于患者一般状态较差,无法耐受化疗的情况,可尝试使用 JAK1/2 抑制剂芦可替尼抑制细胞因子风暴来控制疾病。

（宋　悦,王晶石,金志丽,王　昭）

参考文献:

[1] LEHMBERG K, NICHOLS K E, HENTER J I, et al, Study Group on Hemophagocytic Lymphohistiocytosis Subtypes of the Histiocyte S. Consensus recommendations for the diagnosis and management of hemophagocytic lymphohistiocytosis associated with malignancies[J]. Haematologica, 2015, 100(8): 997-1004.

[2] DAVER N, MCCLAIN K, ALLEN C E, et al. A consensus review on malignancy-associated hemophagocytic lymphohistiocytosis in adults[J]. Cancer, 2017, 123(17): 3229-3240.

[3] MASCHALIDI S, SEPULVEDA F E, GARRIGUE A, et al. Therapeutic effect of JAK1/2 blockade on the manifestations of hemophagocytic lymphohistiocytosis in mice[J]. Blood, 2016, 128(1): 60-71.

[4] TEACHEY D T, RHEINGOLD S R, MAUDE S L, et al. Cytokine release syndrome after blinatumomab treatment related to abnormal macrophage activation and ameliorated with cytokine-directed therapy[J]. Blood, 2013, 121(26): 5154-5157.

[5] HARADA M, HONDA Y, HOSHINA T, et al. Successful resolution of Epstein-Barr virus-associated hemophagocytic lymphohistiocytosis during the treatment course of acute lymphoblastic leukemia[J]. Pediatr Neonatol, 2017, 58(6): 555-557.

病例 32
非霍奇金外周 T 细胞淋巴瘤患者化疗期间感染 EB 病毒后出现噬血细胞性淋巴组织细胞增多症

病例展示:

患者,男性,60 岁。主因"间断发热 1 年余"入院。患者 1 年余前间断出现发热,未予特殊重视,其间体温最高达 40℃,予抗感染治疗效果欠佳。后发现颈部、腋窝淋巴结肿大。当地医院完善血常规未见明显异常;SF 584μg/L;EBV-DNA(−);PET-CT 检测提示:双侧颈部、锁骨区、腹股沟区、双侧肺门及纵隔、肝门区及肝胃间隔、腹膜后区、肠系膜区、双侧髂血管旁多发糖代谢增高、肿大淋巴结,脾脏增大并糖代谢弥漫性增高,多为淋巴血液系统增殖性疾病,淋巴瘤可能;骨髓细胞学:骨髓增生活跃,淋巴细胞比例增高,部分形态异常,淋巴瘤可能;行左侧颈部及腋窝淋巴结穿刺,病理结果为:非霍奇金外周 T 细胞淋巴瘤,非特殊类型,EBER(−)。遂诊断为"非霍奇金外周 T 细胞淋巴瘤,Ⅳ期,IPI 评分 4 分"。行 ECHOP 方案(VP-16,环磷酰胺,多柔比星脂质体,长春新碱,泼尼松)化疗。患者体温恢复正常,复查胸腹部 CT:纵隔、腋窝及腹膜后淋巴结较前缩小,脾脏体积较前缩小。再次行 ECHOP 方案化疗 2 个疗程,化疗期间间断发热,复查 PET-CT 提示:原双侧颈胸部、腹盆部多发淋巴结较前代谢增高,较前增多增大,考虑淋巴瘤进展。遂当地医院加用西达本胺治疗,体温仍未见明显改善,复查血常规出现血细胞三系明显减低,EBV-DNA:1.1 × 10⁴ 拷贝 /mL,患者转至我院继续治疗。

诊疗经过:

患者入院后完善相关检查,WBC 1.5 × 10⁹/L,Hb 60g/L,PLT 3 × 10⁹/L;凝血功能:Fg 1.68g/L;SF 3 317μg/L;sCD25 > 44 000ng/L;NK 细胞活性 13.29%;腹部超声提示脾大;EBV-DNA:PBMC 6.9 × 10³ 拷贝 /mL,血浆(−)。EB 病毒感染淋巴细胞亚群检测:CD4⁺ 细胞(−);CD8⁺ 细胞(−);CD19⁺ 细胞 1.4 × 10⁵ 拷贝 /mL;CD56⁺ 细胞(−)。考虑"噬血细胞性淋巴组织细胞增多症,外周 T 细胞淋巴瘤,EB 病毒感染"诊断明确。2018 年 11 月予患者 RDEP(利妥昔单抗,多柔比星脂质体,VP-16,甲泼尼龙)方案化疗后体温恢复正常,复查血常规示:WBC 6.44 × 10⁹/L,Hb 82g/L,PLT 41 × 10⁹/L;复查 EBV-DNA:PBMC(−),血浆(−);EB 病毒感染淋巴细胞亚群检测:CD4⁺ 细胞(−);CD8⁺ 细胞(−);CD19⁺ 细胞(−);CD56⁺ 细胞(−)。sCD25:7 779ng/L;SF 556μg/L;腹部超声提示脾脏体积恢复正常。再次予 DEP 方案(多柔比星脂质体,VP-16,甲泼尼龙)化疗,其间患者体温正常。复查 PET-CT:双侧颈部、锁骨上区、腋窝、纵隔内、双侧肺门、肝胃韧带、肠系膜区、腹膜后、双侧腹股沟区多发淋巴结，病灶较前减小，部分病灶消失，FDG 代谢较前减低，脾脏较前缩小，未见 FDG 代谢增高，考虑淋巴瘤化疗后改变，Deauville 评分：3 分。后予患者针对淋巴瘤的 ECHOP 方案治疗，随访期间，患者病情平稳，体温正常，EBV-DNA（−）。

分析与讨论：

　　HLH 是一类由原发或继发性免疫异常导致的过度炎症反应综合征，这种免疫调节异常主要由淋巴细胞、单核细胞和巨噬细胞系统异常激活、增殖，分泌大量炎性细胞因子而引起的一系列炎症反应。临床以持续发热、肝脾大、全血细胞减少以及骨髓、肝、脾、淋巴结组织发现噬血现象为主要特征。Otrock 等研究显示肿瘤相关 HLH 占成人 HLH 的第二位，仅次于感染相关 HLH；而 Imashuku S 等研究显示肿瘤相关 HLH 占成人 HLH 的第一位，随着年龄的增长，肿瘤相关 HLH 比例也逐渐增加。肿瘤作为继发性 HLH 的常见诱因之一，以血液系统恶性疾病多见，尤其是淋巴瘤。

　　淋巴瘤相关 HLH 是淋巴瘤作为主要诱因导致的 HLH 或在淋巴瘤治疗过程中出现的 HLH。根据发生时间的不同，可分为"淋巴瘤诱导的 HLH"和"化疗期合并的 HLH"，后者可能与化疗后机体免疫功能受到抑制，此时在病毒/真菌/细菌感染的刺激下出现 HLH 的临床表现有关。我们报道的这例患者 NK 细胞活性减低，提示着患者机体的免疫功能受到抑制，这可能与"非霍奇金外周 T 细胞淋巴瘤"以及"化疗"双重因素导致的免疫状态受到抑制有关，在这个过程中，患者感染了 EB 病毒，后续逐渐出现了 HLH。因此在淋巴瘤患者化疗过程中（机体受到免疫抑制），外界感染因素的打击可能会诱发 HLH 的发生。

　　EB 病毒在 HLH 中具有重要地位，其既可以作为 HLH 的主要诱因见于 EB 病毒相关 HLH，也可以作为 HLH 的驱动因素，见于部分原发性 HLH（属于 EB 病毒驱动型的原发性 HLH：SH2D1A，XIAP，ITK，CD27 等），也可以与其他诱因伴随出现。EB 病毒感染常常和淋巴瘤伴发，最常见于 NK/T 细胞淋巴瘤，感染 NK 细胞和/或 T 细胞，骨髓病理检测可出现 EBER（+）。在 NK/T 细胞淋巴瘤患者中 EBV-DNA 检出率大于 90%，通过定量检测患者血清中 EBV-DNA 水平发现，EBV-DNA 表达水平高的患者临床分期及预后较 EBV-DNA 表达水平低的患者差，提示 EBV-DNA 的水平与 NK/T 细胞淋巴瘤患者预后相关。此例"非霍奇金外周 T 细胞淋巴瘤"患者起病初期检测骨髓 EBER（−）且 EBV-DNA（−），在淋巴瘤化疗过程中发现 EBV-DNA（+）后逐渐出现发热、血象减低等表现。遂转入我中心继续治疗，我中心复查 EBV-DNA 结果为：EBV-DNA：PBMC 6.9×10^3 拷贝/mL，血浆（−）。同时进行了 EB 病毒感染淋巴细胞亚群检测：$CD4^+$ 细胞（−）；$CD8^+$ 细胞（−）；$CD19^+$ 细胞 1.4×10^5 拷贝/mL；$CD56^+$ 细胞（−）。我们发现这例"非霍奇金外周 T 细胞淋巴瘤"患者，病理检测 EBER（−），发病时 EBV-DNA（−），在化疗过程中感染了 EB 病毒后发展为 HLH，而该患者的 EB 病毒单独感染 B 细胞，而非 T 细胞或 NK 细胞。国际指南提出对于感染 B 细胞的 EB 病毒可应用利妥昔单抗治疗，而感染 T 细胞或 NK 细胞的 EB 病毒可能需要化疗或异基因造血干细胞移植。因此我们大胆地应用了利妥昔单抗，该患者经过含利妥昔单抗的方案治疗后 EBV-DNA 转为阴性，并且 HLH 得到了控制。因此对于存在 EB 病毒感染的 HLH 患者，判断 EB 病毒感染何种淋巴细胞亚群十分重要。我们认为该患者在化疗过程中感染的单独累及 B 细胞的 EB 病毒可能与原发病（外周 T 细胞淋巴瘤）无关，而感染了 B 细胞的 EB 病毒促进了

"外周 T 细胞淋巴瘤"患者在化疗过程中向 HLH 的发展,表明了 EB 病毒感染可能是淋巴瘤化疗中(机体免疫抑制状态)诱发 HLH 的重要因素。

专家点评:

本例患者诊断"外周 T 细胞淋巴瘤",在给予 ECHOP 方案化疗后病情一度好转,病灶减少,再次给予 ECHOP 方案化疗时感染了 EB 病毒,后发展为 HLH,此例患者属于"化疗期合并的 HLH"。"化疗期合并的 HLH"是淋巴瘤在治疗过程中出现的 HLH。潜在的恶性肿瘤产生的免疫缺陷和化疗导致的免疫稳态丧失进一步加重了 T 细胞功能障碍,降低了这些患者发生 HLH 的阈值,此时在病毒/真菌/细菌感染的刺激下出现 HLH。

EB 病毒在 HLH 中具有重要地位,其既可以作为 HLH 的主要诱因,也可以作为 HLH 的驱动因素。本例中,EB 病毒感染可能是淋巴瘤化疗中(机体免疫抑制状态)诱发 HLH 的重要因素。因此在淋巴瘤化疗的过程中,需高度重视感染诱因的筛查,警惕患者在机体免疫功能受到抑制时,在感染因素的打击下出现危及生命的 HLH。

对于存在 EB 病毒感染的 HLH 患者,判断 EB 病毒感染何种淋巴细胞亚群十分重要,国际指南提出对于感染 B 细胞的 EB 病毒可应用利妥昔单抗治疗,而感染 T 细胞或 NK 细胞的 EB 病毒可能需要化疗或异基因造血干细胞移植。因此判断 EB 病毒感染何种淋巴细胞亚群将有效指导后续治疗。

(金志丽,王晶石,王　昭)

参考文献:

[1] OTROCK Z K, CHARLES S E B Y. Clinical characteristics, prognostic factors, and outcomes of adult patients with hemophagocytic lymphohistiocytosis[J]. Am J Hematol, 2015, 90(3): 220-224.

[2] ISHII E, OHGA S, IMASHUKU S, et al. Nationwide survey of hemophagocytic lymphohistiocytosis in Japan[J]. Int J Hematol, 2007, 86(1): 58-65.

[3] SUZUKI R, YAMAGUCHI M, LZUTSU K, et, al. Prospective measurement of Epstein-Barr virus-DNA in plasma and peripheral blood mononuclear cells of extranodal NK/T-cell lymphoma, nasal type[J]. Blood, 2011, 118(23): 6018-6022.

[4] LEHMBERG K, NICHOLS K E, HENTER J I, et al. Consensus recommendations for the diagnosis and management of hemophagocytic lymphohistiocytosis associated with malignancies[J]. Haematologica, 2015, 100(8): 997-1004.

[5] DAVER N, MCCLAIN K, ALLEN C, et al. A consensus review on malignancy-associated hemophagocytic lymphohistiocytosis in adults[J]. Cancer, 2017, 123(17): 3229-3240.

病例 33
血管免疫母细胞性 T 细胞淋巴瘤合并噬血细胞性淋巴组织细胞增多症

病例展示：

患者，男性，33 岁。主因"淋巴结肿大 1 年余，发热 1 个月余"入院。患者 1 年余前无明显诱因发现双侧腹股沟淋巴结肿大，2015 年 4 月于外院行右侧腹股沟淋巴结活检，病理诊断为血管免疫母 T 细胞淋巴瘤，原位杂交 EBER 散在 +，予 CDOP 方案（环磷酰胺、多柔比星脂质体、长春新碱及泼尼松）化疗 6 个疗程。2 个疗程化疗后评估疗效为完全缓解（CR），4 个疗程后 PET-CT 检查提示疾病进展，末次化疗结束 1 个月患者再次出现发热，体温最高达 40℃，伴干咳，偶伴畏寒、寒战，自诉咳嗽平躺及夜间加重，无口干、眼干、关节肿痛、皮疹、瘀点瘀斑，无反酸、烧心、恶心、呕吐，无腹痛、腹胀，大便 1～2 次 /d，黄色成形便，无尿急、尿频、尿痛。患者就诊于外院，PET-CT 检查示全身广泛淋巴结代谢活跃，脾大代谢较活跃，L₁ 椎体代谢活跃，考虑浸润，余全身多发骨代谢较活跃，浸润待排。予以口服"西达苯胺片 30mg，2 次 / 周"治疗，后体温控制不佳，后加用"泼尼松 20mg，1 次 /d"，仍间断低热。患者发热，脾大，血细胞三系减低，铁蛋白升高，当地医院怀疑"噬血细胞性淋巴组织细胞增多症"，遂就诊于我院。

入院后查体提示双侧腹股沟淋巴结肿大。完善检查血常规：WBC 3.10×10⁹/L，NEU 2.74×10⁹/L，Hb 91g/L，PLT 47×10⁹/L；生化肝酶、胆红素等在正常范围；SF 1 738.80μg/L；sCD25 14 699ng/L；NK 细胞活性 12.93%；穿孔素蛋白、颗粒酶 B、SAP 蛋白、XIAP 蛋白及 Munc13-4 蛋白表达正常；ΔCD107a 正常范围内；EBV-DNA 血浆未检出，PBMC 未检出。骨髓细胞学：骨髓增生活跃，可见 1.0% 噬血细胞，可见吞噬细胞吞噬血小板，淋巴细胞占 30%，不典型幼淋样细胞（淋巴瘤细胞？）占 2%。骨髓流式细胞学：未见明显异常表型细胞。骨髓病理：未见明确肿瘤性病变。患者入院后持续高热，血常规三系减低，SF、sCD25 升高，NK 细胞活性减低，腹部超声提示脾大，骨髓可见噬血现象，诊断"噬血细胞性淋巴组织细胞增多症"明确。病因方面：淋巴结病理明确诊断非霍奇金血管免疫母 T 细胞淋巴瘤，考虑"淋巴瘤相关噬血细胞性淋巴组织细胞增多症"诊断明确。

诊断：噬血细胞性淋巴组织细胞增多症，非霍奇金血管免疫母 T 细胞淋巴瘤。

诊疗经过：

为缓解 HLH，给予 RL-DEP 方案（利妥昔单抗，VP-16、多柔比星脂质体、甲泼尼龙、培门冬酶）治疗，治疗后患者体温降至正常。但 1 周后患者再次出现发热，血象进行性下降，铁蛋白、sCD25、肝酶及胆红素等指标进行性升高，腹股沟淋巴结较前增大，考虑原发病进展，最终因肿瘤进展、噬血细胞性淋巴组织细胞增多症复发合并多脏器功能衰竭死亡。

分析与讨论：

该患者确诊血管免疫母T细胞淋巴瘤，在疾病进展后合并HLH。根据2018年的淋巴瘤相关噬血细胞性淋巴组织细胞增多症专家共识，淋巴瘤与HLH既相互独立又密切相关，既可以同时出现，又可以先后出现。在淋巴瘤治疗期间出现了一旦出现发热、脾大及进行性血象下降，应注意是否合并HLH。该患者虽在化疗后出现发热，血象下降，但通过PET-CT检查证实为原发肿瘤进展导致HLH。因此，当淋巴瘤患者治疗过程中出现HLH时，应积极评估淋巴瘤疾病状态（完全缓解、部分缓解或疾病进展），并全面筛查可能的诱发原因（细菌、真菌、病毒及非典型病原体等）。

除外淋巴瘤进展外，EB病毒感染在患者并发HLH过程中也有重要作用。EB病毒感染都可能参与各种类型HLH的复杂疾病过程中，尤其是常常参与淋巴瘤相关HLH的发生。患者虽然血浆及外周血单个核细胞中EB病毒均为阴性，但患者肿瘤病理中提示EBER阳性，提示EB病毒感染。因此，对于淋巴瘤合并HLH患者中，不光需查血液中EB病毒的载量，更应注意病理中是否有EB病毒感染。

早期识别并进行HLH的针对性治疗对于淋巴瘤相关HLH非常重要。《淋巴瘤相关噬血细胞性淋巴组织细胞增多症诊治中国专家共识》中指出，DEP方案可以用于淋巴瘤相关噬血细胞性淋巴组织细胞增多症的初始诱导治疗，也可以作为HLH-94方案无应答难治性患者。对于血管免疫母细胞淋巴瘤病理中浸润的淋巴样细胞是多种细胞的混合，滤泡树突状细胞之间的区域可能存在许多B免疫母细胞，且其经常携带有EB病毒。明显增生的EBV阳性的B免疫母细胞偶尔甚至可能引起继发性EBV阳性的弥漫性大B细胞淋巴瘤。利妥昔单抗可以针对性清除B细胞，因此对于清除血管免疫母T细胞淋巴瘤B免疫母细胞中的EBV可能有效，这种效应相应地减少了背景细胞对于肿瘤细胞的"滋养"作用。此外该患者合并EB病毒感染，培门冬酶在治疗淋巴瘤的同时可以有效抑制EB病毒。因此我们在DEP方案中加用了利妥昔单抗和培门冬酶，虽然体温一度恢复正常，但HLH及原发病未能得到有效控制，病情进展迅速，最终死于多脏器功能衰竭。

淋巴瘤相关HLH的主要病理类型以T细胞和NK细胞淋巴瘤发生比例最高，其次为弥漫大B细胞淋巴瘤和霍奇金淋巴瘤。而T和NK细胞淋巴瘤相关HLH的预后更差。一项关于T细胞淋巴瘤是否合并HLH的比较研究发现，28例合并HLH侵袭性T细胞淋巴瘤的患者全部死亡，89%的患者在诊断6个月内死亡，7%患者在6~12个月内死亡，1名患者在淋巴瘤和HLH诊断后22个月内死亡，整个组的中位生存时间仅为40天。因此T细胞淋巴瘤相关的HLH预后极差，病情进展迅速，常因合并多脏器功能衰竭、DIC及重症感染等并发症而死亡。

专家点评：

该患者起初发病时并未出现噬血细胞性淋巴组织细胞增多症，HLH出现在淋巴瘤化疗后,在淋巴瘤化疗期间出现的 HLH 可能是由于淋巴瘤疾病本身进展导致,也可能由于机体在免疫抑制状态下受到病原体诱发导致,或两者同时存在。尽可能明确类型对进一步的治疗选择具有重要意义。通过完善 PET-CT 检查患者肿瘤进展明显,因此提示其为一例淋巴瘤病情进展导致的 HLH。患者 HLH 快速恶化,给予 RLDEP 治疗后 HLH 控制不理想,最终病情进展迅速导致患者死亡。侵袭性淋巴瘤合并 HLH 预后差,在治疗过程中应警惕 HLH 的可能。

(宋德利,王晶石,金志丽,王　昭)

参考文献:

[1] 中国抗癌协会淋巴瘤专业委员会. 淋巴瘤相关噬血细胞性淋巴组织细胞增多症诊治中国专家共识[J]. 中华医学杂志, 2018, 98(18): 1389-1393.

[2] HENTER J, HORNE A, ARICO M, et. al. HLH-2004: Diagnostic and therapeutic guidelines for hemophagocytic lymphohistiocytosis[J]. Pediatr Blood Cancer, 2007, 48(2): 124-131.

[3] WANG Y, HUANG W, HU L, et al. Multicenter study of combination DEP regimen as a salvage therapy for adult refractory hemophagocytic lymphohistiocytosis[J]. Blood, 2015, 126(19): 2186-2192.

[4] TONG H, REN Y, LIU H, et al. Clinical characteristics of T-cell lymphoma associated with hemophagocytic syndrome: Comparison of T-cell lymphoma with and without hemophagocytic syndrome[J]. Leuk Lymphoma, 2008, 49(1): 81-87.

第二节　肿瘤诱发噬血细胞性淋巴组织细胞增多症

病例34
NK/T 细胞淋巴瘤合并噬血细胞性淋巴组织细胞增多症

病例展示:

患者,男性,30 岁。主因"间断发热 5 个月伴肝功能异常"入院。

患者 5 个月前无明显诱因出现发热,伴盗汗、乏力及纳差,体温最高达 39.0℃,高热偶伴肌肉酸痛,体温多于午后升高,波动在 37.5～38.0℃ 之间,夜间可自行下降,未予重视。4 个月前,患者因上述症状反复发作,就诊当地医院,血常规未见异常,生化示 ALT 643.1U/L, AST 490.95U/L,EBV-DNA 阳性,行肝穿病理符合 EB 病毒感染。予抗病毒及保肝治疗,复查生化示 ALT 123U/L, AST 70U/L, ALP 687U/L, GGT 227U/L, EBV-DNA 仍阳性。3 个月前仍有间断发热,伴盗汗、乏力、纳差及体重下降,体温最高达 40.0℃,热型不规则,出现全身皮肤及巩膜黄染,生化示 ALT 355.4U/L,AST 358.1U/L,TBIL 80.2μmol/L,DBIL 36.0μmol/L,予抗病毒、保肝、退黄等治疗效果欠佳,出现左颈部肿大淋巴结,行穿刺活检病理示不排除感染(如 EB 病毒)相关的 T 细胞增生性疾病,形态学不除外 NK/T 细胞淋巴瘤累及淋巴结;患者自行出院。6 周前因持续发热,颈部淋巴结增大,出现鼻塞,再次就诊。PET-CT 示右侧鼻腔内代谢活跃软组织密度影,全身多发代谢增高淋巴结(颈部、锁骨上下、纵隔、腹膜后及椎体前),脾大、代谢增高,腹膜增厚、腹盆腔积液;肝脏增大、密度减低,符合感染后改变。再次行鼻腔肿物及淋巴结切除活检,病理示淋巴结被膜增厚,可见细胞浸润,边缘窦开放,淋巴滤泡结构消失,可见片状坏死,细胞弥漫增生浸润,细胞体积中等大小,胞质少,核类圆,染色质颗粒状,核仁不明显,易见分裂象;可见散在体积偏大细胞散在分布;免疫组化:BCL2(+),BCL6(-),CD2(多量+),CD3(多量+),CD4(多量+),CD5(多量+),CD7(多量+),CD8(-),CD10(-),CD20(灶性+),CD21(少量细胞+),CD23(少量细胞+),CD45RO(多量+),CD56(+),CD79a(灶性+),MYC > 40%+,Gram B-,Ki67 > 70%+,Mum1-,Pax5(灶性+),TIA1 多量 +;原位杂交:EBER70%+;病理诊断:非霍奇金 NK/T 细胞淋巴瘤。骨髓病理未见异常。诊断为非霍奇金 NK/T 细胞淋巴瘤Ⅲ期 B。1 个月余前,于外院开始予吉西他滨 + 奥沙利铂 + 地塞米松(Gemox+Dex)方案治疗,治疗过程中患者出现高热伴血小板下降,遂终止化疗,予广谱抗生素抗感染治疗,患者体温控制欠佳,先后加用来那度胺、西达苯胺治疗,患者仍持续高热、乏力、纳差,转氨酶及胆红素进行性升高,凝血功能异常。为进一步诊治收入院。入院查体:体温 40.3℃,脉搏 120 次 /min,呼吸 27 次 /min,血压 90/50mmHg。全身皮肤巩膜黄染,颈部可触及多发肿大淋巴结,最大约 2cm,质硬,活动差。双肺呼吸音粗,未闻及干湿性啰音,心律齐,未闻及杂音。腹软,肝肋下 1cm,脾肋下约 3cm。双下肢轻度可凹性水肿。

诊疗经过:

入院后完善相关检查,血常规:WBC 1.75 × 10⁹/L,Hb 132g/L,PLT 73 × 10⁹/L;生化:ALT 217U/L,AST 156.2U/L,TBIL 230.86μmol/L,DBIL 167.57μmol/L,IBIL 63.29μmol/L,LDH 470U/L,TG 8.0mmol/L;SF 2 080μg/L;Fg 1.8g/L;NK 细胞活性 19.16%;sCD25 32 779ng/L;骨髓细胞学:未见典型淋巴瘤细胞,偶见噬血细胞,以吞噬零星血小板为主。根据 HLH-2004 诊断标准,患者 HLH 诊断明确,完善原发 HLH 功能学检查未见明显异常;感染相关病原学检查均为阴性(除 EBV-DNA 外),未发现明确感染灶。诊断为非霍奇金 NK/T 细胞淋巴瘤继发 HLH。予 DEP 方案治疗,治疗第 2 天患者体温降至正常,治疗第 4 天,复查生化:ALT 132U/L,AST 75.1U/L,ALP 549U/L,GGT 390U/L,TBIL 138.31μmol/L,DBIL 74.17μmol/L,IBIL 64.14μmol/L,考虑患者肝功能损害为 HLH 相关,进一步控制原发病有利于 HLH 控制,加用培门冬酶治疗。1 个疗程治疗后患者 IILII 达到部分缓解。3 周后给予第 2 疗程 L-DEP 方案治疗。患者 HLH 得到控制,复查 PET-CT(图 34-1)颈部、双侧锁骨上区、纵隔、右侧膈上、左侧内乳区、左侧椎旁、腹膜后及腹腔内脊柱前方多发淋巴结,较前体积减小,代谢减低;脾脏体积增大,未见异常 FDG 代谢增高,较前体积减小,代谢减低;原肝门、胃周及胰周肿大淋巴结,此次未见明确显示;原右侧鼻腔内病变,此次未见明显显示；考虑淋巴瘤化疗后改变。患者与其侄子 HLA 配型 5/10 相合，予 VP-16/AraC/TBI/Cy 方案预处理，行亲缘不全相合异基因造血干细胞移植。移植后 1 个月复查 EBV-DNA 转阴，因未达到完全嵌合，于 +32 天停用免疫抑制剂，患者出现一过性恶心、呕吐及转氨酶升高，予对症治疗后好转，嵌合率逐渐升高，达到完全嵌合。规律门诊随诊，已随访 1 年，患者持续完全缓解（图 34-2）。

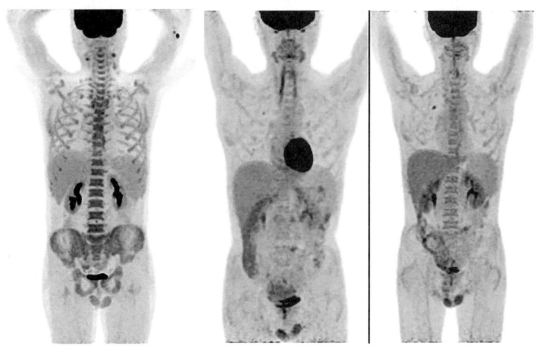

图 34-1　造血干细胞移植前 PET-CT　　　　　图 34-2　造血干细胞移植后半年 PET-CT

分析与讨论：

　　淋巴瘤相关 HLH 是由淋巴瘤作为主要诱因导致的 HLH 或在淋巴瘤治疗过程中出现的 HLH，根据发生时间的区别，分为"淋巴瘤诱导的 HLH"和"化疗期间合并的 HLH"两大类。前者，HLH 可以在确诊淋巴瘤之前发生，也可发生于淋巴瘤诊断的同时，或在淋巴瘤疾病进展或复发时出现。这类 HLH 以 T 细胞或 NK 细胞淋巴瘤最为多见，其次是弥漫大 B 细胞淋巴瘤和霍奇金淋巴瘤。后者，在淋巴瘤化疗过程中出现，主要原因是患者在化疗后机体免疫功能受到抑制，在病毒、侵袭性真菌和一些细菌感染的刺激下出现 HLH 的临床表现；此时患者的淋巴瘤往往处于缓解状态。因此，对于明确诊断的淋巴瘤患者发生 HLH 时，首先需判断患者属于上述哪种疾病状态，指导后续治疗，因为祛除诱因是控制 HLH 及预防复发的关键。该患者已明确诊断为非霍奇金 NK/T 细胞淋巴瘤，在首次化疗过程中出现原发病无法解释的持续发热、血细胞减少、肝衰竭，骨髓可见噬血细胞，sCD25 及铁蛋白明显升高，符合 HLH 诊断。不同于多数化疗过程中或化疗后出现 HLH 的患者，该患者评估病情后，未发现明确感染诱因，但化疗后鼻塞症状缓解欠佳，淋巴结一过性缩小后再次增大；故为淋巴瘤诱导的 HLH,且在一线方案治疗过程中出现,在方案选择中应兼顾控制 HLH 及淋巴瘤。予 DEP 方案治疗后,患者一般情况、体温、肝功能迅速改善。因门冬酰胺酶在 NK/T 细胞淋巴瘤治疗中具有重要地位,但过敏、肝功能损害、药物相关性胰腺炎等副作用限制了其应用。DEP 方案治疗后患者肝功能明显改善,为控制原发病,我们追加了培门冬酶的治疗,患者各项指标进一步好转,未出现明显治疗相关毒性。

　　对于"淋巴瘤诱导的 HLH"患者,HLH 一旦得到控制,应积极过渡到原发病治疗(即标准的淋巴瘤化疗),有条件的患者可以考虑进行造血干细胞移植。该患者经 2 疗程 L-DEP 方案治疗后 HLH 得到控制,肝功能好转,鼻腔肿物及淋巴结缩小。根据指南推荐应过渡到标准的淋巴瘤化疗,但患者在淋巴瘤确诊后应用标准方案化疗过程中出现 HLH,无已知明确的有效化疗方案,继续应用 HLH 相关方案可能再次出现疾病进展。造血干细胞移植可能改善非鼻型 NK/T 细胞淋巴瘤患者预后,但对于自体造血干细胞移植还是异基因造血干细胞移植尚无最佳推荐。该患者早期治疗过程中合并 HLH,外周血 EBV-DNA 治疗后仍持续阳性,对标准化疗方案反应差,自体移植后复发风险较高。因此,在患者 HLH 控制,器官功能好转后;予亲缘不全相合异基因造血干细胞移植,移植后患者达到完全缓解,早期停用免疫抑制剂,定期随访,疾病持续处于缓解状态。

专家点评:

　　NK/T 细胞淋巴瘤为高度恶性淋巴瘤,全身受累患者预后欠佳,外周血 EBV-DNA 持续阳性及合并 HLH 均为预后不良因素,对于此类患者早期给予积极的高强度的治疗,可能改善预后。含门冬酰胺酶的联合化疗方案为 NCCN 推荐的非鼻型 NK/T 淋巴瘤的一线治疗方案,但药物副作用限制了其临床应用。伴 HLH 的患者,常存在肝功能异常,若判断肝功能异常与 HLH 有关时,可考虑调整剂量应用门冬酰胺酶。推荐非鼻型 NK/T 淋巴瘤采用造血干细胞移植作为巩固治疗,但自体和异基因移植哪种方式更优,尚无推荐。可根据患者复发风险及移植中心的经验,给予个体化治疗。

(魏　娜,王晶石,金志丽,王　昭)

参考文献:

[1] STEVEN M, STEPHEN A, WEIYUN Z, et al. NCCN Clinical Practice Guidelines in Oncology. T-Cell Lymphomas. Version 1. 2020.

[2] 中国抗癌协会淋巴瘤专业委员会. 淋巴瘤相关噬血细胞性淋巴组织细胞增多症诊治中国专家共识 [J]. 中华医学杂志,2018,98(18):1389-1393.

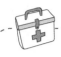

病例 35
霍奇金淋巴瘤相关噬血细胞性淋巴组织细胞增多症

病例展示：

患者，男性，28岁。主因"发现淋巴结肿大4个月余，间断发热2个月"入院。

患者4个月前无明显诱因发现右下颌淋巴结肿大，约1.5cm×2.0cm，触之无压痛，活动尚可，自行口服抗炎药（具体不详），淋巴结可自行缩小，劳累、饮酒后又即反复。2个月前患者受凉后出现发热，多于下午为著，体温具体不详，自述可自行降至正常。就诊当地医院，完善胸部CT示双肺多发小结节影，纵隔多发软组织密度影，部分融合，考虑淋巴瘤可能，建议患者血液科就诊。入院完善行PET-CT检查示：全身广泛高代谢肿大淋巴结（双侧颈部全区、锁骨区、双侧腋窝、双侧肺门、纵隔全区、肝胃间隙、脾门、腹膜后、盆腔双侧髂血管旁和双侧腹股沟等部位见多发肿大淋巴结，其中纵隔淋巴结融合成块，FDG摄取异常增高，SUVmax为13.59），脾脏肿大，FDG代谢增高，全身骨弥漫性代谢增高，符合淋巴瘤广泛受累表现。骨髓活检示：骨髓腔内弥漫淋巴细胞浸润，细胞小到中等大，符合EBV病毒阳性T淋巴组织增生性疾病。骨髓细胞形态学：骨髓象提示噬血细胞约占1.0%，结合患者血清铁蛋白47 074μg/L，sCD25 > 44 000ng/L，TG 3.84mmol/L，考虑"HLH"，排除化疗禁忌后予HLH-94方案（具体药物不详）化疗，凝血功能好转，铁蛋白下降，体温得到控制，但血细胞三系仍进行性下降，其间行淋巴结活检，淋巴结活检示：淋巴结结构破坏，背景由弥漫小-中等大淋巴细胞构成，其中散在大细胞，大细胞单核或双核，可见细胞及凋亡细胞，符合经典型霍奇金淋巴瘤，淋巴细胞丰富型。复查骨髓穿刺提示增生减低，网织红细胞减少，不排除微小B19病毒感染，加用人免疫球蛋白治疗，升白，输注红细胞、血小板等治疗。1个月余前予环磷酰胺+长春地辛治疗，患者血象无改善，转氨酶升高，再次发热，予保肝、升白、升血小板等治疗后出院。1个月前患者就诊外院，完善相关检查示：WBC 0.89×10⁹/L，Hb 68g/L，PLT 42×10⁹/L；ALT 126U/L，LDH 299U/L；SF 5 995μg/L；sCD25 42 549ng/L，NK细胞活性减低（具体不详）；EBV-DNA：血浆4.2×10³拷贝/mL，PBMC 7.5×10⁴拷贝/mL；EBV分选累及T、NK细胞。除外化疗禁忌证后予L-DEP（培门冬酶，多柔比星脂质体，VP-16，甲泼尼龙）方案化疗。骨髓活检提示：骨髓系统性慢性活动性EB病毒感染，T细胞淋巴组织增殖性疾病，不除外经典霍奇金淋巴瘤累及。免疫组化结果：CD3较多（+），CD20散在（+），CD61散在（+），CD71少量（+），MPO少量（+），CD163散在（+），CD5部分（+），TIA-1较多（+）。原位杂交结果：EBER阳性细胞大于30个/HPF，大中小细胞均有。

诊断：噬血细胞性淋巴组织细胞增多症；经典型霍奇金淋巴瘤，淋巴细胞丰富型Ⅳ期B组；EB病毒感染。

诊疗经过:

患者入院后完善检查,SF 45 925μg/L,sCD25 40 832ng/L,EBV-DNA:血浆 2.2×10^4 拷贝 /mL,PBMC 9.4×10^4 拷贝 /mL,考虑 HLH 不稳定,除外相关禁忌证后,予 L-DEP 方案化疗,同时予芦可替尼治疗,仍有高热,最高40.5℃,铁蛋白 50 235μg/L,无明显下降。后予 ABVD(多柔比星,长春新碱,博来霉素,达卡巴嗪)+ 地塞米松方案化疗,后仍有持续高热,最高40℃,铁蛋白 18 136μg/L,sCD25 23 002ng/L。后予 PD-1 抑制剂联合来那度胺、甲泼尼龙、芦可替尼治疗原发病,后体温逐渐下降,铁蛋白 6 895μg/L,sCD25 1 948ng/L,EBV-DNA 血浆转阴,PBMC 2×10^3 拷贝 /mL,PET-CT 检查较前好转(图 35-1)。

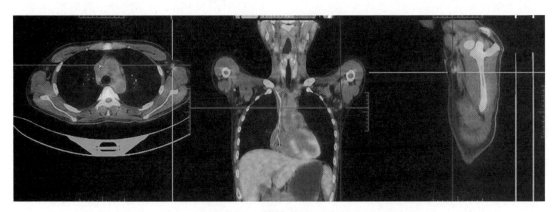

图 35-1　患者治疗后 PET-CT
纵隔内(1～9区)、双侧肺门、心膈角区可见多发肿大淋巴结,FDG 摄取不同程度增高,较大者位于 4R 区,大小约 1.9cm×1.2cm,SUVmax/SUVmean:1.6/1.3;摄取较著者位于右肺门,大小约 1.4cm×0.8cm,SUVmax/SUVmean:2.6/1.9,符合淋巴瘤治疗后改变。

随访:后规律使用行予患者 PD-1 抑制剂、来那度胺、芦可替尼治疗,PD-1 抑制剂治疗后体重较前恢复 5kg。

分析与讨论:

恶性肿瘤相关噬血细胞性淋巴组织细胞增多症,可继发于淋巴瘤、急性白血病、多发性骨髓瘤等,其中淋巴瘤相关 HLH 是最常见的类型,并且以 T 细胞来源多见,根据 HLH 发生时间的不同可分为"恶性肿瘤触发 HLH"和"化疗期间的 HLH"。目前尚无肿瘤相关 HLH 被普遍接受的诊断标准,HLH-2004 诊断标准可作为诊断标准。恶性肿瘤触发 HLH 主要发生在 T 细胞和 NK 细胞淋巴瘤或白血病、弥漫大 B 细胞淋巴瘤、霍奇金淋巴瘤等患者。原发性 HLH 和其他原发免疫缺陷的患者中可以出现合并恶性肿瘤。最常见的为 XLP1 合并淋巴瘤,特别是非霍奇金 B 细胞淋巴瘤。据统计,霍奇金淋巴瘤约占6%,在恶性肿瘤相关 HLH 患者中,成人多于儿童,在成人 HLH 的发生率高达45%。对于肿瘤相关性 HLH 患者,确切的发病机制尚不明确,可能是肿瘤细胞本身分泌大量细胞因子,或者肿瘤活化淋巴细胞分泌大量细胞因子,过度激活巨噬细胞所致。

肿瘤相关 HLH 的临床表现与其他获得性 HLH 的临床表现大致相同,主要表现为发热、脾大、呼吸系统症状、肝大、浅表淋巴结肿大、皮疹、浆膜腔积液、皮肤瘀斑或出血点等。实验室检查可发现血细胞减少,血清铁蛋白、TG、sCD25 升高,纤维蛋白原下降,NK 细胞活性降低,以及骨髓、脾或淋巴结活检发现噬血现象等。其中特别需要提出的是影像学改变,其中 PET-CT 以 ^{18}F-FDG 为放射性标志物,不同组织对葡萄糖摄取不同,PET-CT 可将人体各部位功能与代谢信息与 CT 解剖学影像相融合,对鉴别诊断继发性 HLH 病因、定位肿瘤病灶具有重要作用,尤其对难以早期明确原发病者,可鉴别良、恶性原发病。

该患者在确诊噬血细胞性淋巴组织细胞增多症的同时发现了淋巴瘤的证据,多次病理组织学证实诊断为霍奇金淋巴瘤,淋巴细胞丰富型,Ⅳ期 B 组。霍奇金淋巴瘤在我国约占淋巴瘤 9%,男性发病多于女性,好发于 15~34 岁年轻人和 > 50 岁老人,该患者为年轻男性,属于好发人群。该患者属于晚期患者合并噬血细胞性淋巴组织细胞增多症,预后非常差。

专家点评:

对于诊断肿瘤相关 HLH 有一定的局限性,日本有学者对 142 例确诊淋巴瘤相关 HLH 的患者进行研究,制定了一套针对成人淋巴瘤相关 HLH 的诊断标准:①高热 ≥ 1 周(峰值 38.5℃)。②贫血(Hb < 9g/L)或血小板降低(PLT < 100 000U/L)。③ LDH ≥ 2 倍最高值;铁蛋白升高(≥ 1 000ng);有 CT、超声或 MRI 证实的肝脾大;FDP ≥ 10μg/mL。④骨髓、肝、脾中发现噬血现象。⑤无感染证据。⑥组织病理学证实有淋巴瘤的表现。但以上标准目前并没有被大多数人接受。

恶性肿瘤触发 HLH 的治疗目前缺乏前瞻性研究,其首先治疗是针对 HLH、恶性肿瘤,还是针对两者结合治疗,尚没有明确的结果。一般可能推荐 HLH 诱导初始治疗,目前标准的 HLH 治疗方案,一般考虑是 HLH-94 或 HLH-2004 方案。患者 EBV 阳性,因此增加了培门冬酶。针对肿瘤的化学治疗,患者 2 个疗程的诱导治疗后,我们选择了霍奇金淋巴瘤标准的 ABVD 方案治疗,但该患者采用 ABVD 方案化疗后出现病情进展。针对复发难治霍奇金淋巴瘤,目前推荐分为两类,符合条件的患者需要考虑自体造血干细胞移植,该患者不能除外骨髓累及,且该患者拒绝异基因造血干细胞移植。免疫治疗特别是免疫检查点抑制剂的应用,是目前肿瘤治疗的热点。程序性死亡蛋白 -1(programmed death-1,PD-1)是一种表达于活化的 T 细胞上的免疫检查点,可下调过度的免疫应答。PD-1 与肿瘤细胞上的配体结合,通过负反馈抑制 T 细胞,从而使肿瘤细胞逃避免疫应答。免疫检查点抑制剂(immune checkpoint inhibitor,ICI)包括 PD-1/ 程序性死亡蛋白配体 -1(programmed death ligand-1,PD-L1)抑制剂,旨在恢复抗肿瘤免疫,有研究认为其在治疗某些肿瘤如黑色素瘤、肺癌中可以提高治疗的总反应率(overall response rate,ORR),也有研究认为其可以延长总生存期(overall survival,OS)。而霍奇金淋巴瘤中,大于 85% 的 R-S 细胞过度表达程序性死亡受体配体 -1(PD-1),因此 PD-1 抑制剂在难治和移植失败患者中取得了一定疗效,目前认为是淋巴瘤中治疗效果最好的一种,因此该患者选择了 PD-1 抑制剂,且取得不错的效果。

(迪娜·索力提肯,王晶石,金志丽,王 昭)

参考文献：

[1] DAVER N, KANTARJIAN H. Malignancy-associated haemophagocytic lymphohistiocytosis in adults[J]. Lancet Oncol, 2017, 18(2): 169-171.

[2] LEHMBERG K, NICHOLS K E, Henter J I, et al. Consensus recommendations for the diagnosis and management of hemophagocytic lymphohistiocytosis associated with malignancies[J]. Haematologica, 2015, 100(8): 997-1004.

[3] ZHANG X, CHEN L, ZHAO Y, et al. Safety and efficacy in relapsed or refractory classic Hodgkin's lymphoma treated with PD-1 inhibitors: A meta-analysis of 9 prospective clinical trials[J]. Biomed Res Int, 2019: 9283860.

病例 36
弥漫大 B 细胞淋巴瘤相关噬血细胞性淋巴组织细胞增多症

病例展示：

患者，女性，60 岁。主因"间断发热 1 年余，加重伴全血细胞减少 1 个月余"收入院。

患者 1 年余前无明显诱因出现发热，体温最高达 40℃，伴畏寒寒战，就诊于当地医院，抗感染治疗后仍间断发热，遂就诊外院。查血常规：WBC 1.52×10^9/L，Hb 73g/L，PLT 48×10^9/L；生化：ALT 68U/L，ALB 24g/L，TBIL 33.2μmol/L，DBIL 26.6μmol/L；凝血功能：APTT 45.6s，D-Dimer 4.38mg/L；ANA 1：640（散点型），1：160（胞浆型），AMA-M2 > 800RU/mL，ENA 及 ANCA 未见明显异常；SF 945μg/L；EBV-DNA < 500 拷贝 /mL；CMV-DNA < 500 拷贝 /mL；G 试验、GM 试验阴性、结核感染 T、血培养均为阴性。CD107a 激发实验：NK 细胞脱颗粒功能正常。NK 细胞活性：17.36%。骨髓细胞学检查：可见个别吞噬细胞及吞噬血细胞现象，未见其他异常细胞。PET-CT 检查：双侧胸腔积液，右侧斜裂积液，代谢轻度增高，考虑良性病变可能；双肺散在索条影，考虑炎性病变，双肺门及纵隔炎性淋巴结；脾脏增大，代谢增高，双侧腮腺及颌下腺代谢减低，符合干燥综合征表现，余部位未见明确代谢异常增高病灶。诊断考虑"发热待查，感染可能大"，予抗感染治疗，患者仍间断高热，遂就诊。患者既往干燥综合征病史 3 年余，曾间断口服激素治疗，病情稳定。

进一步查血常规：WBC 2.00×10^9/L，Hb 65g/L，PLT 100×10^9/L；生化：ALB 22.6g/L，TBIL 57.12μmol/L，DBIL 37.15μmol/L，ALT 22U/L，AST 46.3U/L，LDH 264U/L，Cr 40.2μmol/L。凝血 Fg 1.87g/L，FDP 10.9mg/L，D-Dimer 4.00mg/L。骨髓细胞学：可见噬血现象，淋巴细胞形态异常，待除外淋巴瘤；骨髓免疫分型：2.75% 细胞为恶性成熟大 B 淋巴细

胞,可疑为 B 细胞淋巴瘤,不能除外弥漫性大 B 细胞淋巴瘤(DLBCL)。sCD25 > 44 000ng/L,
SF 1 365.9μg/L;NK 细胞活性 17.36%;*SAP*、*XIAP* 在 NK 细胞和 CTL 细胞中的表达位于正
常水平。超声示脾大。综上所述,患者高热,血细胞三系减低,铁蛋白、sCD25 升高,骨髓可
见噬血现象,脾大,考虑患者"噬血细胞性淋巴组织细胞增多症"。给予 VP-16 及地塞米松
化疗,并予以积极抗细菌、抗真菌治疗、保肝等对症支持治疗。化疗后患者仍有发热。后骨
髓穿刺活检结果回报:镜下造血组织占 50%,血细胞三系可见,巨核细胞 4～6 个 /HPF。免
疫组化 CD3 散在 +,CD20 灶状 +,CD56-,粒酶 B-,CD30-,CD235 部分 +,MPO 部分 +,
CD61 散在 +,网织纤维 -,非霍奇金弥漫大 B 细胞淋巴瘤累及骨髓。

诊断:非霍奇金弥漫大 B 细胞淋巴瘤Ⅳ期 B,IPI 评分 4 分,噬血细胞性淋巴组织细胞
增多症。

诊疗经过:

明确诊断后予患者 R-ECHOP(利妥昔单抗、VP-16、环磷酰胺、长春新碱、多柔比星脂
质体、地塞米松)方案,化疗后患者体温降至正常,sCD25 3 181.22ng/L 较前显著下降,SF
1 345μg/L 较前稍下降(图 36-1),转氨酶恢复正常,体力逐渐恢复,一般状况良好,后继续行
R-ECHOP 方案 5 个疗程,评估为完全缓解。考虑患者淋巴瘤Ⅳ期累及骨髓,且继发 HLH 预
后不良,建议行自体造血干细胞移植治疗,患者拒绝。予患者伊布替尼维持治疗,后因出现
房颤停用。因经济原因拒绝利妥昔单抗及来那度胺维持治疗。1 年后患者出现发热、血小
板减少、sCD25 升高,骨髓中再次出现淋巴瘤细胞累及,予以 R-DICE(利妥昔单抗、异环磷
酰胺、顺铂、VP-16、地塞米松)方案化疗,并给予来那度胺维持治疗。病情好转,sCD25、铁
蛋白恢复正常(图 36-1),行 CT 检查示病情稳定,无可测量病灶,骨髓细胞学及免疫分型较
前未见明显异常。

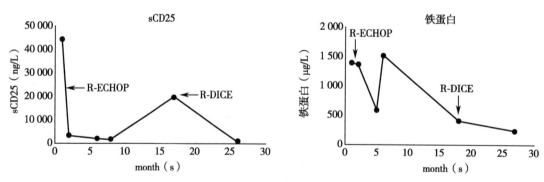

图 36-1　治疗前后 sCD25、铁蛋白变化趋势
可见 sCD25、铁蛋白逐渐恢复正常。

分析与讨论:

患者为老年女性,表现为高热,血细胞三系减低,铁蛋白、sCD25 升高,骨髓可见噬血现

象、脾大，结合患者相关临床表现及实验室检查、影像学检查等，满足 HLH-2004 诊断标准，诊断噬血细胞性淋巴组织细胞增多症。原发病方面，患者有自身免疫性疾病病史，但该病控制较好，病情稳定，暂不考虑风湿相关 HLH。患者 *SAP*、*XIAP* 在 NK 细胞和 CTL 细胞中的表达位于正常水平，且无 HLH 阳性家族史，暂不考虑原发性 HLH。EBV-DNA < 500 拷贝 /mL，CMV-DNA < 500 拷贝 /mL，G 试验、GM 试验、结核感染 T、血培养均为阴性，暂不考虑感染相关 HLH。患者骨髓活检提示非霍奇金弥漫性大 B 细胞淋巴瘤累及骨髓，则考虑原发病为淋巴瘤。

本例患者为 DLBCL 相关噬血细胞性淋巴组织细胞增多症，经 PET-CT 提示脾脏增大代谢增高，外周淋巴结不明显，患者因高热、凝血异常等状况，不宜行脾脏活检，最终通过骨髓活检诊断淋巴瘤骨髓浸润。

该患者拒绝行造血干细胞移植及药物维持治疗，随诊 1 年，淋巴瘤出现复发，予 R-DICE 方案化疗及来那度胺维持治疗。对于复发难治的 DLBCL，目前临床上没有统一的治疗方法，对于年龄较大、耐受性差的患者，应选择个体化的化疗方案。CAR-T 细胞治疗方法对于部分难治、复发的 B 细胞淋巴瘤显示出较好的治疗效果，而针对 T 细胞淋巴瘤 / 白血病的 CAR-T 细胞疗法及 CAR-NK 细胞治疗也在临床试验中，相信将来淋巴瘤患者或有更多、更好的治疗方法和药物可供选择。

专家点评：

淋巴瘤是获得性 HLH 常见的原发病之一，发病率随年龄的增长而增高。淋巴瘤与 HLH 在临床特征上有交叉重叠之处，也可出现发热、肝脾淋巴结肿大、血细胞减少、铁蛋白升高、乳酸脱氢酶升高等临床表现，其与 HLH 既可同时发生，也可先后发生。因 HLH 进展迅速，死亡率高，如不及时诊治，病情会迅速恶化而导致死亡，所以一旦怀疑 HLH 应尽快完善相关检查明确诊断，以尽早进行治疗。

以 HLH 为首发表现的淋巴瘤相关 HLH 常缺乏典型病史，由于淋巴瘤相关 HLH 的发病率随年龄增长而升高，因此对于成人 HLH 患者，淋巴瘤筛查极为重要。PET-CT 在淋巴瘤相关 HLH 的诊疗过程中有重要价值，PET-CT 可显示全身病灶的分布情况，根据病变代谢情况选择合适活检位置以提高肿瘤的检出概率。部分患者根据临床表现和实验指标可疑为淋巴瘤，但由于病灶隐匿、肿瘤体积较小难以准确定位活检位置，无法明确诊断，临床上可见到有些淋巴瘤相关 HLH 患者，PET-CT 提示外周无代谢增高病灶，而通过骨髓活检发现骨髓累及。因此对于 PET-CT 未提示淋巴器官或外周组织无肿瘤表现患者，若临床表现等怀疑淋巴瘤，应反复复查骨髓。也有些患者 PET-CT 提示异常代谢病变位置不能活检或因患者本身基础情况不适合行相关部位的活检，此类患者应尽快予以 HLH 治疗，待病情稳定后再行组织病理活检。

淋巴瘤相关 HLH 的治疗分为两个方面，一方面控制 HLH 活化进展，另一方面治疗淋巴瘤，控制原发病，防止 HLH 复发。对于继发 HLH 的淋巴瘤，应考虑化疗后的维持治疗。侵袭性 B 细胞淋巴瘤及部分 T 细胞淋巴瘤患者，如果化疗效果较好，骨髓免疫残留阴性患者，可考虑自体干细胞移植，对于恶性程度高的 T/NK 细胞淋巴瘤或通过化疗未达到部分缓解的患者，应考虑异基因造血干细胞移植治疗，以避免淋巴瘤复发。对于无移植条件患者，可考虑药物维持,如利妥昔单抗、来那度胺、西达本胺、伊布替尼等药物,以降低疾病复发概率,延缓疾病进展。

如何从淋巴瘤患者中发现 HLH,以及从 HLH 患者中寻找淋巴瘤或其他潜在疾病极为重要,对于无法用淋巴瘤自身临床特点解释的临床表现,应考虑 HLH 可能,及时完善 HLH 诊断相关检查,而对于继发性 HLH,应行淋巴瘤筛查,尽早明确诊断,及时治疗,降低病死率。

（张若曦,王旖旎,王晶石,金志丽,王　昭）

参考文献:

[1] LEHMBERG K, NICHOLS K E, HENTER J I, et al. Consensus recommendations for the diagnosis and management of hemophagocytic lymphohistiocytosis associated with malignancies[J]. Haematologica, 2015, 100(8): 997-1004.

[2] LEHMBERG K, SPREKELS B, NICHOLS K E, et al. Malignancy-associated haemophagocytic lymphohistiocytosis in children and adolescents[J]. Br J Haematol, 2015, 170(4): 539-549.

[3] NAVAL D, McCLAIN K, ALLEN C E, et al. A consensus review on malignancy-associated hemophagocytic lymphohistiocytosis in adult[J]. Cancer, 2017, 123(17): 3229-3240.

病例 37
非霍奇金间变大细胞淋巴瘤合并噬血细胞性淋巴组织细胞增多症

病例展示:

患者,男性,40 岁。急性病程,主因"发热 20 天"入院。

患者 20 天前无明显诱因出现发热,体温最高 38.5℃,伴畏寒、寒战,伴乏力,无盗汗,无咳嗽、咳痰,无腹痛、腹泻,无尿频、尿急等不适,就诊于当地诊所,给予双黄连、头孢(具体药物不详)、左氧氟沙星及地塞米松治疗后,仍反复发热。15 天前患者自觉症状加重,最高体温 40℃,伴畏寒、寒战,出现咳嗽、咳痰,痰液黑色,伴憋气,伴头痛,无黑矇、晕厥,无胸痛等。就诊于当地医院,血常规:WBC 6.52×10^9/L,Hb 171g/L,PLT 128×10^9/L,后血小板进行性下降至 62×10^9/L;生化:ALT 108U/L,AST 73U/L,TG 5.93mmol/L,LDH 1 315U/L;SF 2 850μg/L;血涂片可见异型淋巴细胞;骨髓细胞学可见部分组织细胞,部分有吞噬现象;腹部超声提示脾大,浅表淋巴结超声提示右侧锁骨上肿大淋巴结,双侧颈部肿大淋巴结,左侧腹股沟肿大淋巴结,最大 2.3cm × 1.3cm。先后给予头孢曲松、万古霉素、头孢哌酮钠舒巴坦钠、阿昔洛韦及地塞米松等药物治疗后体温峰值较前下降，最高 38.5℃，体温正常时间较前延长，可维持 8～13 小时。后就诊于我院门诊，PET-CT 检查提示腹膜后、双侧髂血管旁、左侧腹股沟多发肿大淋巴结，部分融合成团，FDG 代谢明显增高；肝脾增大，FDG 代谢未见异常；行左侧腹股沟淋巴结穿刺，病理回报（左侧腹股沟淋巴结）灰白色条形软组织 2 条，长 1～1.5cm，直径 0.1cm。镜下见穿刺淋巴组织，较多组织细胞样组织浸润。免疫组化：CD21–、CD3 散在 +、CD20 散在 +、CD30+、ALK+、CD5 散在 +、CD4+、CD8 散在 +、CD68 较多 +、MPO–、MUM-1+、GrB+、CD163 较多 +、Ki-67 阳性约 40%。EBER 原位杂交：阴性。诊断：（左侧腹股沟淋巴结）非霍奇金间变大细胞淋巴瘤，ALK 阳性。进一步入院检查示，血常规：WBC 2.29×10^9/L，NEU 1.25×10^9/L，PLT 10×10^9/L；生化：ALT 178U/L，AST 168.4U/L，LDH 1 124U/L，TBIL 18.86μmol/L；SF 7 816.00μg/L，sCD25 > 44 000ng/L；EBV-DNA 血浆未检出；PBMC < 5×10^2 拷贝 /L；细胞因子：IFN-gamma 1 037ng/L，IL-18 1 575ng/L；骨髓细胞学：骨髓增生活跃，组织细胞 2.0%，可见 2.0% 噬血细胞，吞噬红细胞及血小板均可见；骨髓流式细胞学：未见明显异常表型细胞；骨髓病理：未见淋巴瘤侵及。

患者入院后持续高热，血细胞三系减低，铁蛋白、sCD25 升高，腹部超声提示脾大，骨髓可见噬血现象，诊断"噬血细胞性淋巴组织细胞增多症"明确。病因方面：患者 EB 阴性，淋巴结病理明确诊断非霍奇金间变大细胞淋巴瘤（ALK 阳性）。

诊断：淋巴瘤相关噬血细胞性淋巴组织细胞增多症。

诊疗经过：

遂给予 DEP 方案治疗，DEP 方案后患者体温逐渐降至正常，20 天后复查血常规 WBC 6.98×10^9/L，Hb 135g/L，PLT 294×10^9/L；生化 ALT 35U/L，AST 19.2U/L，TBIL 15.66μmol/L；SF 1 197.90μg/L；sCD25 1 013ng/L。1 个疗程 DEP 方案后评估患者噬血细胞综合征完全缓解（CR），后转为淋巴瘤治疗，共给予 5 个疗程 ECHOP 方案治疗，4 个疗程后行 PET-CT、骨髓穿刺评估为 CR 状态。5 个疗程化疗后行自体造血干细胞移植，移植后 1 年评估淋巴瘤为完全缓解状态（图 37-1）。

分析与讨论：

根据患者淋巴结病理结果可确诊非霍奇金间变大 T 细胞淋巴瘤，淋巴瘤通常可出现发热、淋巴结肿大等症状，与 HLH 部分临床表现相似，常造成 HLH 诊断的延迟。

根据 2018 年的《淋巴瘤相关噬血细胞性淋巴组织细胞增多症中国专家共识》，目前国际上没有公认的关于淋巴瘤相关 HLH 的诊断标准。现阶段，关于 HLH 的诊断仍推荐采用国际细胞组织协会年制定的 HLH-2004 诊断标准同时存在淋巴瘤的病理证据。根据此诊断标准，结合患者病理考虑淋巴瘤相关噬血细胞性淋巴组织细胞增多症诊断明确。

淋巴瘤相关 HLH 的主要病理类型以 T 细胞和 NK 细胞淋巴瘤发生比例最高，其次为非霍奇金弥漫大 B 细胞淋巴瘤和霍奇金淋巴瘤。该患者淋巴结病理证实为非霍奇金间变大 T 细胞淋巴瘤，属于侵袭性淋巴瘤。此种类型淋巴瘤相关 HLH 预后较差，治疗后 HLH 一旦缓解，需尽快转入原发肿瘤的治疗。

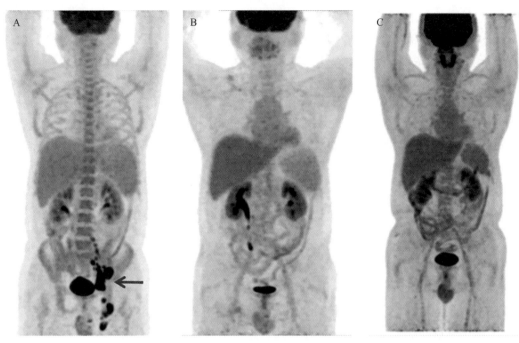

图 37-1　治疗前，治疗中期及自体造血干细胞移植后 1 年的 PET-CT 评估

A. 治疗前 PET-CT，腹膜后、双侧髂血管旁、左侧腹股沟多发肿大淋巴结，部分融合成团，FDG 代谢明显增高（箭头所示），肝脾增大。B. 4 个疗程 CHOP 方案治疗后 PET-CT，纵隔内、腹膜后、双侧髂血管旁、左侧腹股沟淋巴结，部分 FDG 代谢稍高，较前数量减少、体积缩小、FDG 代谢减低（低于纵隔血池），肝、脾稍增大，Deauville 评分 2 分。C. 自体造血干细胞移植后 1 年的 PET-CT，腹膜后、左侧腹股沟、双侧髂血管旁小淋巴结，部分 FDG 代谢稍高，较前未见著变，未见明确脾脏增大表现，肝稍增大，代谢无异常增高，Deauville 评分 2 分。

专家点评:

　　由此患者我们可以认识到：淋巴瘤与 HLH 既相互独立又密切相关；淋巴瘤相关 HLH 是由淋巴瘤作为诱因导致的 HLH 或淋巴瘤治疗过程中出现的 HLH，根据发生时间可以分为"恶性肿瘤诱发 HLH"和"化疗相关的 HLH"。淋巴瘤诱导的 HLH 常是由于肿瘤导致的前炎性因子过度分泌和高炎症因子反应，可早于淋巴瘤确诊之前，也可于淋巴瘤诊断时发生，或可在淋巴瘤疾病进展或复发时出现。相当一部分淋巴瘤相关 HLH 患者，以 HLH 临床表现为首发症状。化疗期合并的 HLH 主要是患者在化疗后机体免疫受到抑制，此时在病毒感染、侵袭性真菌感染和一些细菌感染的刺激下出现 HLH 的表现。此时淋巴瘤往往是缓解状态。由于淋巴瘤和 HLH 的表现有许多相似，如发热、血细胞减少、肝脾大、铁蛋白升高等，因此淋巴瘤患者是否合并 HLH 往往存在诊断的扩大化。在淋巴瘤患者中找到噬血现象高度提示 HLH 的发生，sCD25/ 血清铁蛋白的比值显著升高也是提示淋巴瘤相关 HLH 的手段之一。该患者 HLH 与淋巴瘤诊断时发生，除了具有发热、淋巴结肿大及脾大等淋巴瘤特点外，sCD25 明显升高、骨髓细胞学提示可见噬血现象，因此 HLH 诊断成立。

②恶性肿瘤诱发的 HLH 应该先针对 HLH 治疗还是先针对恶性肿瘤治疗，目前还不确定，根据不同患者的病情决定。推荐首先，针对 HLH 的治疗控制炎症反应及器官功能障碍；其次，针对恶性肿瘤治疗。化疗期间合并 HLH 首先需考虑推迟或终止化疗，HLH 相关治疗的必要性根据临床严重程度决定。该患者肿瘤确诊时出现 HLH 表现，给予 DEP 方案后 HLH 得到控制，后续过渡为淋巴瘤治疗。给予淋巴瘤化疗方案治疗 5 个疗程，后评估 CR 状态。后续衔接自体造血干细胞移植，目前病情稳定，未再有淋巴瘤及 HLH 的复发。因此，符合条件的患者在缓解期，采用高剂量的巩固化疗联合自体干细胞移植（ASCT）是标准的治疗方案；对于高侵袭的淋巴瘤相关 HLH 患者，推荐早期开始 HLA- 配型和寻找基因库配型。

（宋德利，王晶石，金志丽，王　昭）

参考文献：

[1] 中国抗癌协会淋巴瘤专业委员会. 淋巴瘤相关噬血细胞性淋巴组织细胞增多症诊治中国专家共识 [J]. 中华医学杂志, 2018, 98（18）: 1389-1393.

[2] HENTER J, HORNE A, ARICO M, et. al. HLH-2004: Diagnostic and therapeutic guidelines for hemophagocytic lymphohistiocytosis[J]. Pediatr Blood Cancer, 2007, 48（2）: 124-131.

[3] WANG Y, HUANG W, HU L, et al. Multicenter study of combination DEP regimen as a salvage therapy for adult refractory hemophagocytic lymphohistiocytosis[J]. Blood, 2015, 126（19）: 2186-2192.

[4] DAVER N, MCCLAIN K, ALLEN C E, et al. A consensus review on malignancy-associated hemophagocytic lymphohistiocytosis in adults[J]. Cancer, 2017, 123（17）: 3229-3240.

病例 38
非霍奇金肝脾 T 细胞淋巴瘤相关噬血细胞性淋巴组织细胞增多症

病例展示：

患者，男性，30 岁。主因"间断发热 2 个月"入院。

患者 2 个月前无明显诱因出现发热，体温最高 39.8℃，伴畏寒、寒战，无咳嗽、咳痰，无腹痛、腹泻等不适，当地医院予头孢类药物抗感染治疗效果不佳，使用地塞米松 5mg 治疗，体温可降至正常，1 周左右再次出现发热，体温最高 40℃，予奥司他韦、左氧氟沙星等药物治疗效果不佳，患者仍间断发热。完善检查：WBC 4.46×10^9/L, Hb 118g/L, PLT 116×10^9/L; ALT 71U/L, AST 28U/L, TBIL 15.2μmol/L; PT 12.3s, Fg 4.49g/L; SF > 1 500μg/L; 腹部超声提示脾大（3.8cm×11.9cm），胆囊欠光滑。骨髓细胞学可见噬血现象。骨髓活检：骨髓增生活跃，未见肿瘤性细胞。PET-CT：①脾大代谢活跃，全身骨骼代谢活跃，骨质密度未见明显异常；②颈部双侧Ⅰ、Ⅱ、Ⅲ、Ⅳ区多发软组织结节，部分代谢稍活跃，考虑多发良性淋巴结，双侧腋窝、腹腔肠系膜根部、腹膜后及双侧腹股沟多发软组织结节，代谢无异常，考虑多发良性淋巴结。当地医院考虑噬血细胞性淋巴组织细胞增多症（HLH），淋巴瘤不除外，转入院。

入院查体：患者发热，体温最高39.9℃，伴畏寒、寒战。生命体征平稳，神清，全身皮肤巩膜无黄染，浅表淋巴结未触及肿大，双肺听诊未及干湿啰音，心律齐，未及心脏杂音及心包摩擦音，腹软，无压痛、反跳痛，脾肋下可触及。完善检查：WBC 3.31×10⁹/L，Hb 96g/L，PLT 55×10⁹/L，CRP 106mg/L；ALT 45U/L，AST 22.5U/L，TBIL 22.2μmol/L；PT 12.3s，Fg 3.88g/L；SF 4 723.1μg/L；NK细胞活性15.7%；sCD25 38 445ng/L。HLH相关蛋白表达，*PRF1*、*UNC13D*、*STX11*一代测序，全外显子测序检查均未见明显异常。感染筛查：艾梅乙丙（–），呼吸道病毒抗体（–），EBV-DNA（–），CMV-DNA（–），HBV-DNA（–），肥大外斐反应（–），流行性出血热抗体（–），杜氏利士曼原虫抗体（–），布鲁氏菌（–），结核抗体（–）。免疫检查：ANA（–）、ANCA（–）、RF（–），抗链球菌"O"抗体（–）。外周血分片：异淋样细胞占3%，部分单核细胞有巨噬细胞改变。腹部超声提示脾大（4.8cm×13.2cm）。完善骨髓细胞学可见噬血现象。骨髓流式细胞学检测：未见异常细胞。骨髓活检：骨髓增生尚活跃，伴少量T细胞浸润，尚不足以诊断淋巴瘤。原位杂交结果：EBER（–）。左腋下淋巴结穿刺病理：淋巴结皮病性淋巴结炎伴T区为主的淋巴组织增生。

根据以上检查结果，诊断为HLH，淋巴瘤不除外。

诊疗经过：

予DEP（多柔比星脂质体、VP-16、泼尼松）方案治疗，后续口服激素维持。10天后患者无明显诱因再次出现发热，WBC 2.01×10⁹/L，Hb 101g/L，PLT 29×10⁹/L，CRP 83mg/L；TBIL 33.89μmol/L；PT 14.2s，Fg 3.38g/L；SF 1 902.2μg/L；NK细胞活性15.7%；sCD25：119 460ng/L；脾大小5.1cm×18.0cm。考虑HLH复发，再次予第二程DEP方案治疗。患者病情持续不缓解，反复复发，再次寻找原发病因，考虑患者脾进行性增大，不除外脾脏淋巴瘤可能，建议行脾切除术明确诊断，同时予VP-16、泼尼松治疗控制HLH病情，患者血象恢复后即刻转入普外科行腹腔镜脾切除术，脾切除病理回报非霍奇金肝脾T细胞淋巴瘤。CD21（–），CD3（+），CD5（–），CD2（+），CD7（+），CD4散在（+），CD8（+），CD20灶状（+），CD56（+），GranzymeB散在（+），TIA-1（+），CD30散在（+），EMA（–），TCRab（–），EMNA2（–），Ki-67阳性约30%。原位杂交结果：EBER（–）。术后两周左右患者出现血象减低，肝酶、胆红素进行性升高（125.19mmol/L），铁蛋白（17 030.5μg/L）、sCD25（188 785ng/L）升高，考虑HLH再次复发，再次予DEP方案挽救治疗，同时抗感染等支持治疗，治疗效果差，20余天后患者因原发病进展死亡。

分析与讨论：

本例患者在完善骨髓细胞学、免疫分型、骨髓活检、淋巴结活检、风湿免疫等相关检查、一代及二代基因测序等检查后，考虑诊断为不明原因 HLH。为控制病情，多次给予 DEP 挽救治疗方案，但均在短期内复发，考虑为复发难治 HLH。该患者 PET-CT 全身多发淋巴结肿大、脾大，代谢增高，提示不除外淋巴瘤可能，然而浅表淋巴结穿刺未找到淋巴瘤依据。我们观察到随着病程进展，患者脾进行性增大，脾脏淋巴瘤可能性大。为明确诊断，患者在病情缓解间期行脾切除后，最终病理诊断为非霍奇金肝脾 T 细胞淋巴瘤。但患者短期内 HLH 再次复发，最终因疾病进展死亡。

此例病例提示我们，对于确诊 HLH 患者，寻找原发病因非常重要，决定患者治疗方案及预后。因此寻找病因需始终贯穿于整个病程，无论病情缓解与否，均应积极评估及寻找病因。肿瘤是引起 HLH 不能忽视的一个重要原因，无论在病程的任何阶段，都不应该除外有肿瘤的可能性。对于不明原因 HLH，PET-CT 提示脾脏明显增大，代谢增高，脾切除术可能有助于明确诊断。

专家点评：

对于所有诊断 HLH 患者，在治疗 HLH 的同时，均需对其病因进行评估，寻找原发病。目前已知的常见病因有原发性 HLH、继发性 HLH，其中继发性 HLH 包括各种类型的肿瘤、感染、风湿免疫性疾病，以及妊娠、药物相关性 HLH。罕见的 HLH 诱因还包括代谢性疾病，如赖氨酸尿性蛋白耐受不良等。然而，在仔细筛查后，仍有一部分患者诊断为不明原因的 HLH。在一项 72 例 HLH 病例回顾性分析中，在进行详细的病因筛查后，仍有 6.9% 为不明原因 HLH。

不明原因 HLH 患者，寻找原发病因非常重要，决定患者治疗方案及预后，病因寻找应贯穿整个病程，肿瘤是一个不可忽视的重要病因。对于病程中脾进行性增大患者，脾切除术可作为明确诊断的一种有效方法。在一项 19 例不明原因 HLH 回顾性研究中，其中有 7 例患者（36.8%）通过脾脏组织病理学诊断脾淋巴瘤。因此，对于影像学检查提示脾大，代谢增高，病程反复，原发病因不明患者，脾切除术有可能有助于明确诊断。

（何晓丹，王晶石，金志丽，王　昭）

参考文献：

[1] 王昭，王天有. 噬血细胞性淋巴组织细胞增多症诊治中国专家共识 [J]. 中华医学杂志，2018，98（2）：91-95.

[2] 王旖旎，王昭，吴林，等. 多中心 72 例噬血细胞性淋巴组织细胞增多症诊疗分析 [J]. 中华血液学杂志，2009，30（12）：793-798.

[3] WANG J S, WANG Y N, WU L, et al. Splenectomy as a treatment for adults with relapsed hemophagocytic lymphohistiocytosis of unknown cause[J]. Annals of Hematology, 2015, 94（5）: 753-760.

病例 39
原发皮肤的 γδT 细胞淋巴瘤继发噬血细胞性淋巴组织细胞增多症

病例展示：

患者，女性，45 岁，工人。主因"发现皮下结节 1 年余"入院。

患者 1 年前发现左乳内侧一皮下结节，表面皮肤淡红色，直径 1.5cm，质地韧，边界清，无压痛，5 天后自行消退。右侧乳房外侧出现多个皮下结节，大小、性质同前，自行消失。2012 年 1 月前出现背部及双下肢散在淡红色皮下结节，最大直径 2.5cm，质韧，边界清楚，无压痛，略高于皮面。当地医院诊断结节性红斑，对症治疗无效。曾多次行风湿免疫相关检查，未能确诊。2012 年 6 月，皮下结节明显增多，累及四肢，行背部结节切除活检。病理报告：CD2、CD3、CD7 阳性，CD5 丢失，CD20 阴性，GrB、CD56、CD8 阳性，CD4 少部分细胞阳性，TCRγδ 阳性，TCRαβ 阴性，Ki-67 约 40%～50%。EBER：阴性。病理诊断：（腰部）原发皮肤 γδT 细胞淋巴瘤。于当地医院住院诊治，完善全身 CT：胸腹局部皮肤增厚，皮下脂肪间隙斑片状模糊影，淋巴瘤侵犯？双侧腋窝多个淋巴结，脾大，双侧腹股沟淋巴结肿大，腹膜后小淋巴结。诊断：皮肤 γδT 细胞淋巴瘤，入院 1 周前起予以 CHOP 方案治疗。化疗后患者出现发热，体温最高达 39.1℃，伴有全身酸痛、乏力，无咳嗽咳痰。皮下结节无好转。血常规粒细胞明显降低，骨髓细胞学检查：增生尚活跃，粒红比减低，可见吞噬细胞，并见吞噬血细胞现象。当地医院考虑可能出现 HLH，转入我院。既往患糖尿病，使用胰岛素控制血糖。

诊断：噬血细胞性淋巴组织细胞增多症，原发皮肤 γδT 细胞淋巴瘤。

诊疗经过：

入院时查体：T 38.5℃，BP 140/85mmHg。四肢、后背大量皮下结节，大小不等，直径 0.5～2.5cm，质硬，边界清，稍高出于皮面，无压痛（图 39-1）。双侧腹股沟多枚肿大淋巴结，最大直径 2.5cm，质韧，较固定，无压痛，心肺（-），双下肢不肿。入院检查血常规：WBC 0.7×10⁹/L，Hb 99g/L，PLT 151×10⁹/L；生化：ALT 96U/L，AST 104U/L，LDH 586U/L，TG 4.27mmol/L；凝血功能：PT 13s，APTT 31.9s，Fg 1.11g/L；SF 528μg/L；免疫球蛋白 + 补体：IgM 0.5g/L，其余正常；EB-DNA、结核感染 T、血培养、G\GM 均阴性；NK 细胞活性 5.27%；sCD25：12 258ng/L；腹部超声：脾大；胸部 CT：左肺下叶小结节，两侧腋窝多发小淋巴结，脾大；骨髓细胞学：骨髓增生活跃，易见组织细胞与吞噬细胞，噬血细胞占 1.5%；免疫分型：淋巴细胞比例不高，未见异常克隆；骨髓病理：未见淋巴瘤累及。

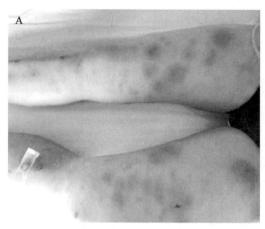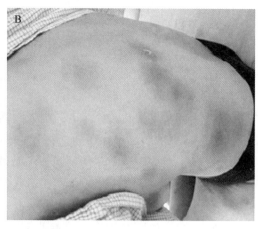

图 39-1　患者皮肤病变
A. 双下肢皮肤改变；B. 腰背部皮肤改变。

先后予以 E-CHOP 方案、hyperCVAD B 方案、DICE 方案等控制病情，患者皮下结节稍好转，但仍反复发热，病情控制不佳。反复与患者家属交代病情。予以行亲缘单倍体异基因造血干细胞移植。移植过程顺利。移植后患者状况良好，定期门诊随诊，未再有相应症状发作。

分析与讨论：

患者为中年女性，病史迁延 1 年余。初始以皮下结节为首发表先，无明显发热，结节进行性增多，最终病理检查，诊断为原发皮肤 γδT 细胞淋巴瘤（PCGD-TCL）。予以化疗，病情未得到有效控制，肿瘤结节无好转，并出现反复发热、血细胞减少等临床表现，骨髓中也发现噬血现象，最终诊断继发性 HLH。多次调整化疗方案，仍未达到良好控制，后续予以异基因造血干细胞移植治疗，病情好转，未再有复发。

原发皮肤 γδT 细胞淋巴瘤是一种成熟 γ/δT 细胞淋巴瘤，具有细胞毒表型，通常侵犯全身皮肤，临床病程为侵袭性，多为成年人发病。通常累及全身皮肤特别是四肢。根据侵犯皮肤的深浅，表现为斑片、斑块，侵犯黏膜等皮外组织常见，但累及淋巴结、脾脏或骨髓少见，进展快，常有 B 症状。此类肿瘤外表易与皮下脂膜炎样 T 细胞淋巴瘤混淆，但后者侵袭度常较本病低，若不继发 HLH，一般预后较好。原发皮肤的 γδT 细胞淋巴瘤组织学上肿瘤细胞有 3 种浸润模式：亲表皮性，真皮和皮下。免疫表型上，肿瘤细胞表达 CD3、TCRγδ 表型的毒性 T 细胞来源，通常 CD4\CD8 阴性，而 CD56 常表达，EBER 阴性。本病预后差，对多种化疗药物耐药，中位生存期约为 15 个月，恶性程度较高，该病可继发 HLH，目前报道显示继发 HLH 患者预后差。

该患者诊断皮肤 γδT 细胞淋巴瘤明确，累及范围较多，首次化疗后未控制病情，疾病继续进展，导致 HLH 出现，加速疾病进展，预后极差。此后多次调整化疗方案，仍不能控制该病，说明该肿瘤对普通化疗不敏感，考虑到该类型淋巴瘤对化疗耐药常见，我们建议尽快造血干细胞移植治疗。移植后患者病情稳定。

　　综上所述，皮肤 γδT 细胞淋巴瘤预后较差，可继发 HLH，临床需要加以警惕，若化疗效果不好，可考虑异基因造血干细胞移植治疗。

专家点评: --

　　PCGD-TCL 是一种成熟 γ/δT 细胞淋巴瘤，临床比较罕见，对放化疗不敏感，预后不良。早期该病也是皮下脂膜炎样 T 细胞淋巴瘤（SPTCL）的一种，SPTCL 被认为是一种中等侵袭性的淋巴瘤，后来发现其实从细胞来源来讲 SPTCL 可以分为两类，第一类来源于 αβT 细胞，这种类型表现相对惰性，极少侵犯真皮组织，而第二类来源于 γδT 细胞，侵袭性强，生存期短，而且容易侵犯真皮 / 表皮层，两种细胞来源的淋巴瘤有明显不同。2016 版 WHO 分类系统中，只有 αβT 细胞来源的 SPTCL 才是真正的 SPTCL，定义为惰性的原发皮肤淋巴瘤的一种，而 γδT 细胞来源的 SPTCL 成为一种独立的分型，叫作"原发皮肤 γδT 细胞淋巴瘤"。

　　明确诊断，经过初始治疗后该患者出现发热等情况，需要高度警惕是否出现了感染还是本病加重等情况。PCGD-TCL 预后差，5 年生存率低于 10%。此类型淋巴瘤可继发 HLH，生存期一般不超 1 年。1 项回顾分析了 53 例 PCGD-TCL 的报道中，中位生存期 31 个月，27 例患者死亡，其中 4 例患者继发了 HLH。有报道表明 PGCD-TCL 患者继发 HLH 后生存率明显降低，平均生存时间仅为 40 天。而非 HLH 组的 2 年和 3 年生存率分别为 40% 和 30%，联合化疗在大多数情况下生存期不超过 1 年。对于这种放化疗不敏感的淋巴瘤，可在控制 HLH 基础上予以异基因造血干细胞移植，以提高治愈率。

（吴　林，刘　欢，王晶石，金志丽，王　昭）

参考文献: --

[1] MOSHREFI S, SAAD A, MINOO P, et al. Primary cutaneous γδ T-cell lymphoma and hemophagocytic syndrome[J]. Ann Plast Surg, 2014. Online ahead of print.

[2] GUITART J, WEISENBURGER D D, SUBTIL A, et al. Cutaneous γδ T-cell lymphomas: a spectrum of presentations with overlap with other cytotoxic lymphomas[J]. The American journal of surgical pathology, 2012, 36(11): 1656-1665.

[3] GIBSON J F, KAPUR L, SOKHN J, et al. A fatal case of primary cutaneous gamma-delta T-cell lymphoma complicated by HLH and cardiac amyloidosis[J]. Clin Case Rep, 2015, 3(1): 34-38.

病例 40
边缘区 B 细胞淋巴瘤相关噬血细胞性淋巴组织细胞增多症

病例展示：

患者，女性，48 岁。主因"乏力 2 个月余，反复发热、纳差 1 个月余"入院。

患者于 2 个月前无明显诱因出现乏力不适，当地医院查 Hb 109g/L，WBC 3.0 × 10⁹/L，PLT 321 × 10⁹/L，TBIL 39.5μmol/L，ALT、AST 正常范围，未予特殊处理。1 个月前乏力症状逐渐加重，血象进一步降低（WBC 2.13 × 10⁹/L、Hb 92g/L、PLT 369 × 10⁹/L）、胆红素升高（45.8μmol/L），予以口服药物改善贫血，症状无缓解，且出现反复高热，最高达 40℃，无畏寒寒战不适。复查 Hb 60g/L，WBC 0.99 × 10⁹/L，PLT 47 × 10⁹/L，SF 1 483μg/L，LDH 344U/L。完善骨髓穿刺示骨髓增生活跃 II 级，粒细胞系统占 0.32，形态大致正常；红细胞系统占 0.2，形态未见异常，成熟红细胞轻度不等；M：E=60：1；淋巴细胞占 0.4，形态正常；全片见 4 个巨核细胞，片中见网织红细胞增生，部分细胞有吞噬性表现。骨髓流式：可见约 10.79% 的 CD5（–）CD10（–）单克隆 B 淋巴细胞。免疫组化：CD34 小血管（+），圆核细胞（–），E-cad 小簇（+），CD61 巨核细胞（+），偶见单圆核，CD20 多（+），有背景。骨髓活检：结合免疫组化及流式，考虑 B 细胞淋巴瘤，倾向于边缘区淋巴瘤（图 40-1）。CT 可见右肺边缘膨胀不良，双侧胸腔积液，脾大较前明显，腹腔少量积液。予以输血，美罗培南、左氧氟沙星抗感染，间断使用地塞米松，发热、乏力症状无缓解。转诊上级医院，查 sCD25：95 320ng/L，NK 细胞活性 14.13%，NK-ΔCD107a 12.74%，CTL-ΔCD107a 2.3%，穿孔素、颗粒酶 B、MUNC13-4 表达正常。复查骨髓免疫分型：淋巴瘤类型待定，成熟淋巴细胞占有核细胞 17.11%，异常细胞群占有核细胞的 2.2%，可见少量 CD5-CD10- 单克隆 B 淋巴细胞，占淋巴细胞 12.84%。基因重排 IGH、IGK 阳性；TCRγ、TCRβ 及 TCRD 均阴性。染色体未见异常。病毒全套：单纯疱疹病毒 I 型抗体 IgG 阳性，巨细胞病毒抗体 IgG 阳性，风疹病毒阴性。血培养、痰培养、G 试验、GM 试验、PCT 均未见异常。冷凝集素试验、Ham 试验、Coombs 试验均阴性，ENA 抗体谱、抗核抗体、EBV-DNA、CMV-DNA 等均阴性，结合病史，考虑"淋巴瘤相关噬血细胞性淋巴组织细胞增多症"，予以口服芦可替尼，美罗培南、卡泊芬净抗感染，间断使用地塞米松，仍有反复发热。既往有乙肝病史 40 余年（垂直传播），规律服用拉米夫定、阿德福韦酯 10 余年，HBV-DNA 持续阴性。查体：T 38℃，P 148 次/min，R 36 次/min，BP 132/78mmHg，全身浅表淋巴结未扪及肿大，全身未见明显出血点，右下肺叩诊实音，双肺呼吸音粗，未闻及干湿啰音，心率 148 次/min，肝脏肋下可触及，肋下 8cm 可触及脾脏，双下肢无水肿。

诊断：噬血细胞性淋巴组织细胞增多症、B 细胞淋巴瘤 IV 期 B，IPI 4 分。

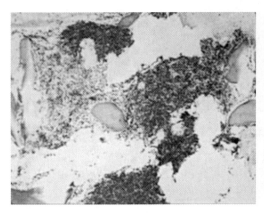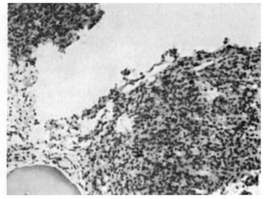

图 40-1　骨髓活检表现

诊疗经过：

入院后完善相关检查，评估病情及病理会诊明确诊断。WBC 1.44×10^9/L，Hb 63g/L，PLT 76×10^9/L，TG 5.3mmol/L，SF 4 347.97μg/L，sCD25 86 155ng/L，B超提示肝脏增大、巨脾（24cm × 7.3cm）。考虑 B 细胞淋巴瘤合并 HLH，且合并有严重肺部感染，病情较重，立即予以 DEP 方案（具体为 VP-16、盐酸多柔比星脂质体、甲泼尼龙）化疗，联合抗感染等对症支持治疗，化疗第 2 天体温恢复正常，血象逐步回升（WBC 8.86×10^9/L，Hb 69g/L，PLT 119×10^9/L），SF 下降至 2 983.9μg/L，sCD25 下降至 23 019ng/L，脾脏缩小（15.4cm × 5.4cm）。病理会诊回报：（左髂后）非霍奇金低级别 B 细胞淋巴瘤 / 白血病，累及骨髓，考虑为边缘区 B 细胞淋巴瘤。免疫组化：CD21（ - ），CD3 散在（ + ），PAX-5 弱，CD10（ - ），BCL-6（ - ），MUM-1（ - ），BCL-2（ + ），C-myc 个别（ + ），CyclinD1（ - ），CD5（ - ），CD23（ - ），LEF-1（ - ），SOX-11（ - ），Ki-67 阳性小于 10%。PET-CT 可见骨髓代谢活性弥漫性明显增高（SUVmax 8.6），符合淋巴瘤浸润表现，脾大合并脾梗死可能，脾实质弥漫性代谢活性略增高（SUVmax 4.2），不除外淋巴瘤浸润。2 个疗程 DEP 后，评估病情，HLH 部分缓解，复查骨髓流式未检测到明显的免疫表型异常的淋巴细胞，后期针对原发病进行治疗，采取 R2 方案（来那度胺联合利妥昔单抗）。目前患者已完成 2 个疗程的治疗，治疗前后腹部 CT 变化见图 40-2。

分析与讨论：

边缘区淋巴瘤（marginal zone lymphomas，MZLs）是起源于边缘带区的 B 细胞淋巴瘤，恶性程度较低，按起源部位不同，分为结外黏膜相关淋巴组织边缘区淋巴瘤（MALT）、脾 B 细胞边缘区淋巴瘤（splenic marginal zone lymphoma，SMZL）和淋巴结边缘区淋巴瘤（NMZL）。其中 SMZL 占 NHL 的 1%～2%，多见于老年患者，中位发病年龄为 68 岁，男女无差异，病因尚不明确，慢性抗原刺激为其发病机制之一，部分患者与 HCV 感染相关。临床表现主要包括巨脾和血细胞减少两方面，多数患者诊断时几乎均累及骨髓，近 1/3 累及肝

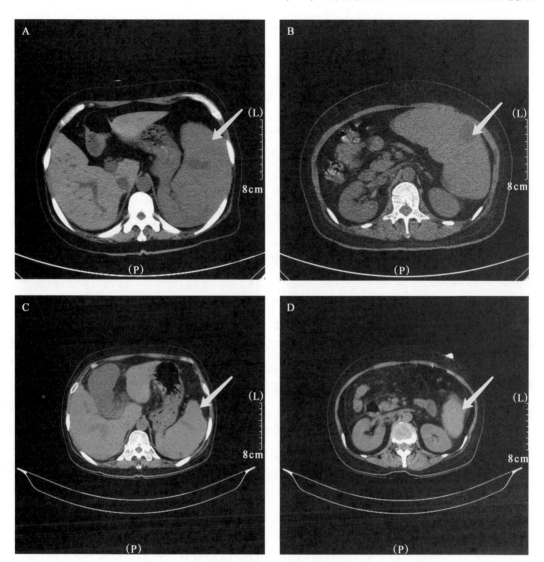

图 40-2 治疗前后腹部 CT 变化

A、B. 治疗前，脾脏明显增大；C、D. 治疗后，脾脏较前明显缩小。

脏。诊断 SMZL 的金标准依靠脾组织病理，对于不易取到标本的患者，流式细胞术可以发现异常增殖的淋巴细胞。此患者老年女性，以全血细胞减少、乏力起病，后期出现粒缺合并肺部感染，反复持续高热，骨髓流式可见约 10.79% CD5(−)CD10(−) 单克隆 B 淋巴细胞，免疫组化 CD20 多(+)，考虑 B 细胞淋巴瘤，倾向于边缘区淋巴瘤。骨髓细胞学可见噬血现象，且铁蛋白升高，进一步完善噬血相关检测，发现 sCD25 升高、NK 细胞活性下降，查体可见巨脾、肝脏增大，考虑诊断边缘区 B 细胞淋巴瘤合并 HLH，PET-CT 可见脾实质代谢增高，不除外淋巴瘤浸润。

边缘区淋巴瘤在临床表现、诊断和治疗等方面都具有较高的异质性，不同亚型的患者采取不同的诊疗策略。MZL 属于惰性淋巴瘤，大多数患者对于一线治疗疗效好。此患者在起病初即诱发了 HLH，病情凶险，考虑先予以 DEP 方案化疗控制 HLH，2 个疗程 DEP 方案化疗后,患者 HLH 病情部分缓解,同时对原发病也有治疗作用,骨髓流式回报阴性,脾脏缩小,后期过渡到原发病的治疗,采用 R2 方案。

专家点评:

边缘区淋巴瘤属于惰性淋巴瘤,不同亚型具有各自不同的临床特征、形态学、病理学、免疫表型及分子遗传学特征,其中 SMZL 最显著的特征为脾大,浅表淋巴结常不累及,大多数存在外周血和骨髓受累。MALT 为结外淋巴瘤,病变多局限。NMZL 大多侵犯淋巴结而结外器官累及较少。此患者巨脾且代谢增高,浅表淋巴结未见累及,结合病理结果诊断为 SMZL。SMZL 是一组惰性淋巴系统肿瘤,无进展生存时间(PFS)超过 10 年,其中约 20% 合并有自身免疫性疾病,预后具有个体差异性,在 30% 的患者中具有强大攻击性,预后差,其中有 5%~10% 的患者会向侵袭性淋巴瘤转化,主要为弥漫大 B 细胞淋巴瘤。诊断基于脾脏病理、骨髓组织学检查、细胞流式等检查。需要与套细胞淋巴瘤、滤泡性淋巴瘤及淋巴浆细胞淋巴瘤等鉴别。此患者在边缘区淋巴瘤基础上合并了 HLH,病情凶险。

边缘区淋巴瘤根据亚型不同治疗不同,SMZL 目前尚无标准治疗方法,一般无症状患者可随访观察,其他的有脾切除、化疗、放疗及免疫治疗、抗病毒治疗等,当患者出现 B 症状、血小板减少、脾脏体积巨大等症状时,需要积极治疗。目前对于有症状患者推荐的一线治疗方案是利妥昔单抗或者脾脏切除术,脾切除适用于重度脾大,但骨髓侵犯较轻,且未感染 HCV 时,可以减轻肿瘤负荷、改善血细胞减少等症状,脾切除具有手术风险,约 5% 的患者死于感染,且对于有骨髓浸润及淋巴细胞增多无法缓解,PFS 为 5 年。脾切除术后疾病进展或者有手术禁忌的患者,抗 CD20 单抗单药或联合化疗被证明有显著疗效,利妥昔单抗单药治疗用于一线治疗和复发治疗,总生存率(OS)达 90%。Kalpadakis 等的研究发现利妥昔单抗单药治疗的患者与脾切除术患者相比,风险更小,OS 和 PFS 均优于脾切除组,利妥昔单抗组的淋巴细胞增多症状得到完全缓解,而脾切除组无明显改善。所以如果患者病变广泛扩散,出现全身多系统症状,或病变呈侵袭性转化特征,推荐给予利妥昔单抗联合化疗。对于不需要立即常规治疗的 HCV 阳性 SMZL 患者,推荐 IFN-α 联合利巴韦林抗病毒治疗。其他新药的研究,如抗 CD20 单克隆抗体新药奥妥珠单抗(Obinutuzumab),是糖基化的 II 型抗体,与利妥昔单抗相比,抗体依赖的细胞毒作用及直接细胞杀伤作用增强。脾边缘区淋巴瘤少见,整体预后较好,但合并 HLH 时病情凶险,死亡率高,推荐予以 DEP 或 R-DEP 先控制 HLH 再过渡到原发病的治疗。

(喻明珠,王晶石,金志丽,王　昭)

参考文献:

------

[1] KALPADAKIS C, PANGALIS G A, VASSILAKOPOULOS T P, et al. Treatment of splenic marginal zone lymphoma: should splenectomy be abandoned? Leuk Lymphoma, 2014, 55(7): 1463-1470.

[2] ARCAINI L, ROSSI D, PAULLI M. Splenic marginal zone lymphoma: from genetics to management[J].

Blood, 2016, 127(17): 2072-2081.

[3] MATUTES E, OSCIER D, MONTALBAN C, et al. Splenic marginal zone lymphoma proposals for a revision of diagnostic, staging and therapeutic criteria. Leukemia 2008, 22: 487-495.

病例 41
伴有中枢受累的淋巴瘤相关噬血细胞性淋巴组织细胞增多症

病例展示:

患者,男性,35 岁。主因"间断发热 3 个月余"收入我院。患者于入院 3 个月前出现发热,伴畏寒、寒战,于当地医院查: WBC 16.9×10⁹/L, NEU 12.0×10⁹/L, Hb 162g/L, PLT 346×10⁹/L;抗结核抗体(+); ESR 45mm/h;胸 CT 右肺中叶微结节,纵隔多发淋巴结影。气管镜检查未见异常,镜下行多部位淋巴结穿刺,病理示少许淋巴样组织,部分细胞有异型性,免疫组化以 T 细胞增生为主,活检组织少。继续抗细菌、抗病毒等,间断予以甲泼尼龙,仍间断发热。患者转氨酶进行性升高, ALT 139U/L, AST 208U/L;查 NK 细胞活性为 14.19%; sCD25 > 44 000ng/L; SF 6 086μg/L; TG 3.26mmol/L; EBV、CMV 等病原检查阴性。PET-CT:体部多发肿大淋巴结,代谢异常增高,考虑恶性病变,淋巴瘤可能性大;脾脏代谢异常增高,考虑肿瘤浸润;右肺中叶淡薄小结节影,代谢异常增高,考虑肿瘤浸润可能性大,脾大。骨髓细胞学:红系增生减低,粒巨两系增生伴淋巴细胞比例增高。免疫分型:未见单克隆细胞;骨髓病理学:少量淋巴散在或簇状分布,多为 T 细胞,表达 CD3、CD2、CD7, CD4 部分 T 细胞 +, CD8 部分 T 细胞 +,加做 ALK、CD30 个别细胞 +。根据化验结果诊断噬血细胞性淋巴组织细胞增多症,淋巴瘤待排。予以行西达本胺 +ECHOP 方案治疗 2 个疗程,并予以抗细菌、抗真菌治疗,体温下降至正常, SF 下降至 2 133μg/L, ALT 下降至正常。入院 1 个月前出现头痛、眼眶痛。磁共振未见明显异常。腰椎穿刺检查:常规潘氏试验(+), WBC 553×10⁹/L,多核 90%;蛋白 1.19g/L, LDH 76U/L, ADA 3.6U/L, GLU 1.7mmol/L, Cl 117mmol/L;脑脊液细菌、真菌、抗酸、双球菌、肿瘤细胞均阴性。考虑颅内感染,予以抗感染治疗 1 周。复查腰椎穿刺:脑脊液可见较多白细胞,分类计数:粒细胞 6%,淋巴细胞 77%,单核细胞 17%,另偶见核大异型细胞;脑脊液常规 WBC 30×10⁶/L,多核 3%;蛋白 0.5g/L。头痛症状无好转,嗜睡,卧床,查体不能配合。再次行西达本胺 +ECHOP 方案治疗,化疗结束后再次出现发热,抗感染无效。为进一步治疗转入我院。

诊疗经过：

入院时体温 39.5℃，心率 118 次 /min，呼吸 25 次 /min，血压 149/90mmHg；神欠清，精神弱。查体不能完全配合，全身多发散在出血点及瘀斑，心肺查体未见明显异常，脾大，下肢轻度水肿。血常规：WBC 3.6×10^9/L，Hb 122g/L，PLT 58×10^9/L；ESR 72mm/h；PCT 0.33ng/ml；SF 7 354μg/L；生化：K 2.36mmol/L，ALT 60U/L，AST 55U/L，ALB 26g/L，LDH 617U/L；抗结核抗体（+）；T-SPOT（+）；骨髓细胞学：可见噬血现象，巨核系产板不良；骨髓免疫分型未见异常克隆、IGH+TCR 重排均阴性，骨髓病理未见肿瘤改变；气管镜病理会诊：（淋巴结）穿刺组织中较多 T 细胞，部分细胞有异型性，不除外淋巴瘤。诊断 HLH，淋巴瘤可能性大，予以 DEP 挽救方案治疗，并予以抗细菌、抗真菌治疗。治疗后患者仍有发热，并反复出现癫痫，予以抗癫痫药物控制。复查腰椎穿刺，脑脊液压力大于 300mmH$_2$O，潘氏试验阳性，脑脊液免疫分型 28.77% 细胞为异常表型 CD4$^+$T 淋巴细胞，不除外 T 细胞淋巴瘤，表型不除外间变大 T 细胞淋巴瘤；头颅平扫 + 增强磁共振：双侧基底核区、半卵圆中心、胼胝体及额叶多发异常信号，脱髓鞘病变？右侧乳突炎，双侧筛窦炎（图 41-1）。

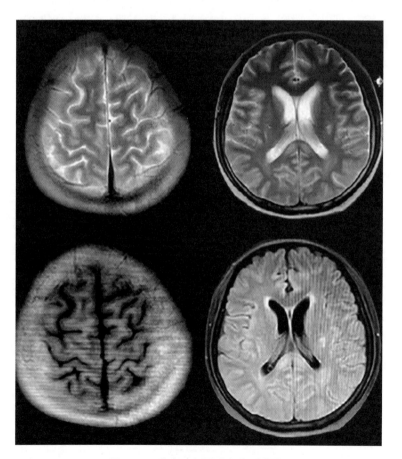

图 41-1　患者头颅磁共振部分影像

此后采用芦可替尼 +DEP 方案 1 个疗程,大剂量甲氨蝶呤化疗 1 个疗程,并间断后续腰椎穿刺鞘内注射甲氨蝶呤、地塞米松和阿糖胞苷。患者体温逐渐恢复正常,神志转清,癫痫次数明显减少,体部淋巴结缩小。再次予以单药甲氨蝶呤化疗,患者化疗后出现 4 度骨髓抑制,再次出现发热,抗感染无效,并出现颈部、腹股沟淋巴结明显增大。予以 Hyper-CVAD-B 方案(甲氨蝶呤、阿糖胞苷)化疗 1 个疗程,并复查骨髓免疫分型:11.49% 细胞为异常表型 CD4$^+$ 成熟 T 细胞;骨髓活检病理回报:符合 ALK 阳性间变性大细胞淋巴瘤。化疗后淋巴结明显缩小,体温正常,神志清楚,可对答,间断头痛,双下肢无力,仍间断癫痫发作。予以全脑放疗 10 次。放疗后头痛、眼痛症状有所好转,但放疗期间出现发热、颈部、腹股沟淋巴结较前增大。后续予以 2 个疗程 Hyper-CVAD-B 方案(甲氨蝶呤、阿糖胞苷)化疗,化疗后体温正常,淋巴结较前缩小,但骨髓抑制严重。第 3 次 Hyper-CVAD-B 方案化疗后 10 天左右再次出现发热、淋巴结肿大,铁蛋白显著升高,患者间断癫痫发作,精神差,嗜睡,不能对答。建议患者行异基因造血干细胞移植,患者家属因经济原因拒绝。调整治疗采用 PD-1 单抗治疗,应用药物后出现低热,1 日后体温降至正常,淋巴结较前缩小,一般状况好转,血象稳定,患者神志好转,可对答,语速稍慢,定向、定位可,双上肢可自主活动,双下肢肌力 III 级。3 周后再次予以 PD-1 单抗治疗,并加用来那度胺 25mg/d,继续予以定期鞘内注射。患者神志清楚,可交流,语速稍慢,定向定位可,仍有双下肢无力,双上肢可自主活动,体温持续正常,停用所有抗细菌、真菌药物,血象维持大致正常,淋巴结明显缩小,癫痫 1~2 周 1 次,间隔延长,每次持续 1~2 分钟,偶可自行缓解。后续每 3 周予以 PD-1 单抗 1 次,来那度胺维持治疗。监测脑脊液压力逐渐降至正常,潘氏试验转阴,CT 示脑髓质低密度区未再扩大。PD-1 单抗治疗后脑脊液常规变化见表 41-1。

表 41-1　PD-1 单抗治疗后脑脊液常规变化

	治疗后 1 周	治疗后 3 周	治疗后 8 周	治疗后 10 周
压力(mmH$_2$O)	180	110	135	80
潘氏试验	+	±	±	-
白细胞(×10^6/L)	25	17	15	15
蛋白(mg/dL)	198	192	127	72
葡萄糖(mmol/L)	3.0	3.6	3.4	3.0
氯化物(mmol/L)	115	114	116	126

分析与讨论:

患者青年男性,以发热为首发表现,抗感染无效。治疗中出现脾大、高甘油三酯血症、铁蛋白升高、NK 细胞活性下降和 sCD25 水平升高等,诊断 HLH 成立。原发病方面考虑 T 细胞淋巴瘤可能,但早期无明确病理结果,在治疗过程中反复检查,最终明确病理诊断 ALK 阳性间变大细胞淋巴瘤。

在治疗方面患者明确诊断 HLH 后,因根据影像学及相关检查,当地医院予以西达苯胺联合 E-CHOP 方案化疗，初始化疗效果尚可，但治疗中出现中枢进展。首次腰椎穿刺未行脑脊液免疫分型检查，且磁共振检查未发现异常病灶或脑膜强化，脑脊液常规结果又倾向于中枢感染，故予以抗感染治疗。虽经过化疗外周病灶控制可，但中枢进展，故患者神志异常、反复发热。转入我院后予以积极评估，在 HLH 方面予以 DEP 方案控制病情，另一方面完善脑脊液检查，免疫分型出现异常克隆细胞，故调整方案予以鞘内注射甲氨蝶呤联合激素，并予以甲氨蝶呤单药化疗治疗中枢受累，病情一度好转。神经系统症状，如意识障碍及癫痫等也有所缓解。但治疗中疾病反复，调整治疗采用较强的 Hyper-CVAD-B 方案，并在条件许可前提下予以中枢放疗，但疾病仍未得到控制，化疗后短期内进展，且化疗后骨髓抑制较重，多次调整抗感染药物。虽然患者为 ALK+ 间变大细胞淋巴瘤，但化疗反应差，化疗后快速进展，为难治性淋巴瘤，患者家属拒绝异基因造血干细胞移植，最终采用了 PD-1 抑制物联合来那度胺的治疗，结果得到较好的效果，病情得以控制，HLH 相关指标稳定。

PD-1/PD-L1 抑制物已经广泛应用于多种肿瘤的治疗，在难治复发的淋巴瘤也有一定的应用。有研究表明 PD-1/PD-L1 抑制物可透过血脑屏障进入中枢，有一项研究针对 3 例复发难治原发中枢神经系统和睾丸淋巴瘤、1 例原发难治中枢神经系统和 1 例原发睾丸淋巴瘤 CNS 复发患者，所有患者对 PD-1 抑制物均有临床和影像学缓解，观察到 13～17 个月时疾病仍无进展。目前认为对于非霍奇金淋巴瘤（NHL）患者，PD-L1 表达程度普遍不及霍奇金淋巴瘤（HL），且存在较大差异。对于 PD-L1 较高表达的患者（PMBCL，PCNSL，PTL，以及 NTKL 等），PD-1 抑制剂单药疗效显著。对 PD-1 抑制剂联合化疗的评估正在进行中。而对于 PD-L1 较低表达的患者（DLBCL，FL，CLL 等），PD-1 抑制物单药疗效较差，PD-1 抑制物联合靶向药物，疗效较单独使用靶向药物更好。

来那度胺是新一代免疫调节剂，具有抗血管生成、改善免疫功能和肿瘤杀伤、改变骨髓微环境等独特的多重作用机制，属于第 2 代免疫调节剂。来那度胺可应用于淋巴瘤的维持治疗或联合靶向药物用于淋巴瘤化疗。有研究表明低剂量来那度胺可以作为诱导后维持治疗用于老年原发性中枢神经系统淋巴瘤。一项前瞻性 II 期研究采用 R2 方案（利妥昔单抗 + 来那度胺）用于难治性 / 复发性 DLBCL-PCNSL 或原发性玻璃体视网膜淋巴瘤，诱导期 18 例患者完全缓解，12 例患者部分缓解。以上均表明来那度胺可进入血脑屏障。因此 PD-1 抑制物联合来那度胺的治疗对该患者取得较理想结果，且骨髓抑制较轻。

综上所述，对于淋巴瘤合并 HLH 患者，如果原发病为难治复发淋巴瘤，可考虑治疗中应用 PD-1/PD-L1 抑制物和 / 或来那度胺。目前我们也尝试对淋巴瘤合并 HLH 患者在标准化疗同时采用来那度胺为维持治疗，以提高缓解率，延缓疾病进展。

专家点评：

目前 PD-1/PD-L1 抑制物对 HL 的治疗已被广泛认可，但 NHL 治疗尚未有明确结论，原因是有观点认为后者 PD-L1 表达程度低，其预示 PD-1 抑制剂用于 NHL 的疗效不理想。但根据研究部分类型的 NHL 中 PD-L1 也有较高表达，如 ALK+ 间变大细胞淋巴瘤、血管免疫母细胞性 T 细胞淋巴瘤及结外 NK/T 细胞淋巴瘤等。目前 PD-1 抑制物用于难治性 NHL 也取得一定的效果。有研究表明该类药物可以进入血脑屏障，对于原发中枢或中枢累及的 NHL 有效。

来那度胺目前已经常应用于淋巴瘤的维持治疗或联合靶向药物化疗。PD-1抑制物联合来那度胺用于淋巴瘤治疗的报道不多,仅有个例报道,但多个PD-1抑制物联合来那度胺用于难治/复发的霍奇金或非霍奇金淋巴瘤的临床试验正在如火如荼地进行中,相信不久的将来会有相应的临床结论。由于两种药物均有报道可以进入血脑屏障或用于CNS淋巴瘤维持治疗,故对累及中枢的淋巴瘤病例的治疗提供了新的选择。

当然治疗中应考虑到以上两种药物可能出现的不良反应,应密切监测肝功能、甲状腺功能、血栓及神经系统影响等,部分患者可能出现免疫性的肺损伤。两者联用对免疫系统等影响尚不明确,需要等待临床实验数据报道。由于PD-L1在不同类型淋巴瘤细胞表面表达程度的不同,因此治疗前也可完善病理检查,明确PD-L1的表达水平。

淋巴瘤相关HLH预后较差,尤其是出现CNS受累患者。鞘内注射、放疗及药物治疗可能暂时缓解症状,此类患者可考虑异基因造血干细胞移植以达到长期缓解,PD-1抑制物联合来那度胺为这类患者治疗提供了新思路。

(吴　林,刘　欢,金志丽,王　昭)

参考文献:

[1] NAYAK L, IWAMOTO F M, LACASCE A, et al. PD-1 blockade with nivolumab in relapsed/refractory primary central nervous system and testicular lymphoma[J]. Blood, 2017, 129(23): 3071-3073.

[2] GHESQUIERES H, CHEVRIER M, LAADHARI M, et al. Lenalidomide in combination with intravenous Rituximab(REVRI)in relapsed/refractory primary CNS lymphoma or primary intraocular lymphoma: a multicenter prospective "Proof of Concept" Phase Ⅱ Study of the French Oculo-Cerebral Lymphoma(LOC) Network and the Lymphoma Study Association(LYSA). Ann Oncol, 2019, 30(4): 621-628.

病例 42
结外 NK/T 细胞淋巴瘤,鼻型相关噬血细胞性淋巴组织细胞增多症与自体造血干细胞移植

病例展示:

患者,女性,31岁。主因"间断发热2个半月"入院。

患者2个月余前无明显诱因出现发热,体温最高38.5℃,无寒战、出汗,无咳嗽、咳痰,无骨痛、皮疹,就诊于当地社区医院,查血常规大致正常,自行服用退热药物后体温可降至正常,每3～4天可出现发热,热峰同前,未予重视,自行服退热药物控制。约1周后患者出

现咳嗽、少痰，仍有发热，体温波动于 38～39℃，伴咽痛。半个月后患者发热、咳嗽、咽痛，并出现周身红色皮疹，皮疹突出皮面并伴硬结，无压痛，直径最大可达 1cm，逐渐增多，遂就诊于当地县医院，完善相关化验血常规示 WBC $2.4×10^9$/L，Hb 85g/L，PLT $171×10^9$/L，肝酶升高，甘油三酯升高，SF 979.22μg/L，病原学阴性。就诊于当地上级医院，查 SF 1 431.8μg/L，LDH 1 074U/L，白细胞、血红蛋白下降，甘油三酯升高，肝脾大，肝酶升高，骨髓细胞学示吞噬细胞较易见，并见吞噬血细胞。皮肤穿刺病理：右腰部皮肤真皮层及皮下脂肪组织间异型淋巴样细胞结节状增生、浸润伴广泛坏死，未见单个脂肪细胞周浸润，结合免疫组化结果符合侵袭性 T 细胞淋巴瘤，侵袭性 NK 细胞白血病、间变大细胞 T 细胞淋巴瘤、肝脾淋巴瘤可能，尚需进一步免疫组化及分子检测。免疫组化：ALK-P（－），BcL-2（++），CD10（－），CD20（－），CD30（++++），CD4（－），CD56（++++），CD68（++++），CD7（－），EBER（－），GranzymeB（++++），Ki67%（90%+），MUM-1（++++）。我院病理科会诊（图 42-1）提示：（右腰部）皮肤非霍奇金 T 细胞淋巴瘤，倾向 NK/T 细胞淋巴瘤，CD3（+++），CD20（－），CD56（+），ALK（－），CD30（－），TIA-1（+），Gr-B（+），TCRαβ（－），TCR γδ（－），CD4（－），CD8（－），CD5（－），CD7（－），EMA（+/－），CD2（－），Ki67% > 50%。PET-CT 检查提示：头颈、躯干及四肢皮肤、皮下多发软组织增厚并代谢活性增高（SUVmax 2.5），符合淋巴瘤表现。入院完善骨髓穿刺细胞学、免疫分型、活检、*TCR/IGH* 基因重排不考虑淋巴瘤累及。EBV-DNA 血浆 < $5×10^2$ 拷贝 /mL，PBMC < $5×10^2$ 拷贝 /mL。

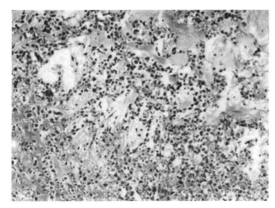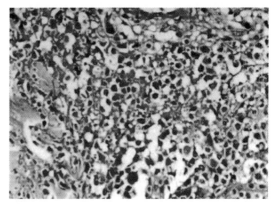

图 42-1　右腰部皮肤活检病理（HE 染色）

皮肤真皮及皮下组织可见较多坏死及硬化的纤维间质，其间可见散在或片状的异型淋巴样细胞浸润，细胞体积中等或偏大，胞质较少，核圆形、椭圆形或不规则，核膜不规则，大部分核呈空泡状、核仁明显。

诊断：噬血细胞性淋巴组织细胞增多症；结外 NK/T 细胞淋巴瘤，鼻型Ⅳ期 B 组 IPI 3 分。

诊疗经过：

入院后 DEP（多柔比星脂质体，VP-16，甲泼尼龙）方案，后予 5 疗程 E-CHOP（VP-16，环磷酰胺，多柔比星脂质体，长春新碱，地塞米松）方案化疗，其间采集干细胞。2 个疗程化疗后复查 PET-CT 检查提示：头颈、躯干及四肢皮肤、皮下多发软组织增厚并代谢活性增高

（SUVmax 2.5），符合淋巴瘤表现。综合评估考虑部分缓解，建议患者行异基因造血干细胞移植，患者无可选供者，予自体造血干细胞。

随访：自体造血干细胞移植术后定期随访，随访 2 年评估未见复发征象，2 年后患者出现鼻塞，行鼻咽部活检提示（右鼻腔）非霍奇金 NK/T 细胞淋巴瘤，CD3（+++），CD20 散在（+），TIA-1（+），Gr-B（+），Ki67% 30%～40%，EBER 阳性细胞约 100 个 /HPF。考虑淋巴瘤复发。

分析与讨论：

恶性肿瘤相关噬血细胞性淋巴组织细胞增多症，可继发于淋巴瘤、急性白血病、多发性骨髓瘤等，其中淋巴瘤相关 HLH 是最常见的类型，并且以 T 细胞来源多见，NK/T 细胞淋巴瘤约占 HLH 相关肿瘤的 35%，目前尚无肿瘤相关 HLH 被普遍接受的诊断标准，HLH-2004 诊断标准可作为诊断标准。

肿瘤相关 HLH 的临床表现与其他获得性 HLH 的临床表现大致相同，主要表现为发热、脾大、肝大、浅表淋巴结肿大、黄疸、皮疹等。实验室检查可发现血细胞减少，血清铁蛋白、TG、sCD25 升高，纤维蛋白原下降，NK 细胞活性降低，以及骨髓、脾或淋巴结活检发现噬血现象等。该患者起病时主要是全身皮疹，经病理组织确诊为淋巴瘤鼻型（ENKTL），起病以累及皮肤为表现，复发时为鼻腔肿物为表现，复发伴有 EBV 感染，表现为比较典型的 EBKTL，因此诊断 HLH 时对于皮疹的病理检查比较重要。考虑诊断为 ENKTL 合并 HLH，起病分期为Ⅳ期。目前关于 NK/T-HLH 的预后尚缺乏相关的证据，本中心回顾性分析 42 例 NK/T 细胞淋巴瘤患者 1 个月生存率为 48.9%，2 个月生存率为 36.7%，3 个月生存率为 28.8%，6 个月生存率为 23.0%，12 个月生存率为 15.4%。NK/T 细胞淋巴瘤相关 HLH 患者是否行 allo-HSCT（$P=0.000$），外周血 EB 病毒是否阳性（$P=0.004$），初始诱导治疗后整体反应（OR）是否缓解（$P=0.007$）对于判断预后有统计学意义。结合该患者，预后较差。

恶性肿瘤触发 HLH 的治疗目前缺乏前瞻性研究，其治疗是首先针对 HLH、恶性肿瘤，还是针对两者结合治疗，尚没有明确的结果。一般可能推荐 HLH 诱导初始治疗，因此针对该病例我们选择了 DEP 方案化疗诱导。针对肿瘤的化学治疗，患者诱导治疗后，考虑到兼顾肿瘤和 HLH，CHOP 方案一直是治疗 NHL 的标准方案，多柔比星脂质体可使药物在毛细血管的通透性增加，并在淋巴系统富集且不被巨噬细胞和单核细胞吞噬，增加治疗效果，VP-16 可以抑制单核细胞、组织细胞活化，而患者起病时 EBV-DNA 为阴性，综合以上证据，我们选择了 CHOP-E 方案治疗后进行了自体造血干细胞移植。

专家点评：

对于肿瘤相关性 HLH 患者，确切的发病机制尚不明确，其中很多肿瘤相关 HLH 尤其是淋巴瘤相关 HLH 患者都合并有 EB 病毒感染，以 ENKTL 多见，EB 病毒可能在淋巴瘤相关 HLH 中有重要的作用。可能通过激活 NF-κB 途径，上调细胞因子入 TNF-α、IFN-γ，启动细胞内一系列信号转导途径，引发"细胞因子风暴"，导致疾病发生。结外 NK/T 细胞淋巴瘤，鼻型中 EBV-DNA 也有重要意义，首先 ENKL 中始终存在 EBV 感染，应通过 EBV 编码 RNA 的原位杂交（EBER-ISH）测定，如果 EBER-ISH 结果为阴性，则提示应进行血液病理学检查以鉴别诊断。另一方面,EBV-DNA 病毒载量与临床分期、疗效以及生存率有很好相关性。针对该患者起病时 EBV-DNA 载量较低,可能与其能在自体造血干细胞移植后获益有关。患者复发后,可以看到在病理组织中 EBER 阳性细胞约 100 个 /HPF,EBV-DNA 血浆 $< 5 \times 10^2$ 拷贝 /mL,PBMC $< 7.9 \times 10^2$ 拷贝 /mL,复发以后患者治疗效果不佳,考虑可能与复发时 EBV 病毒活动相关。

　　进展期的 NK/T 细胞淋巴瘤具有高度侵袭性,长期生存率低,因此需要自体或异基因造血干细胞移植巩固治疗,美国血液和骨髓移植协会推荐一线巩固治疗选择自体造血干细胞移植,目前有研究支持将自体造血干细胞移植作为 NK/T 细胞淋巴瘤巩固治疗的研究,且有研究认为自体造血干细胞患者 2 年 OS 率显著高于异基因造血干细胞组。在本中心的回顾性研究中虽然 allo-HSCT 的患者预后较好,但是该研究是一个小样本的回顾性研究,因此仍需要较多的前瞻性的研究来回答针对 ENKL 相关 HLH 患者的治疗策略是应该选择异基因还是自体造血干细胞移植。该患者起病时出现四肢躯体均有肿瘤累及,提示患者肿瘤侵袭性较强,患者化疗效果好,采取自体造血干细胞移植后患者获得长达 2 年的无复发生存,因此对于淋巴瘤相关 HLH,自体造血干细胞移植可以作为可以选择的治疗方案。

（迪娜·索力提肯,金志丽,王　昭）

参考文献:

[1] JIN Z, WANG Y, WANG J, et al. Multivariate analysis of prognosis for patients with natural killer/T cell lymphoma-associated hemophagocytic lymphohistiocytosis [J]. Hematology, 2018, 23(4): 228-234.

[2] YAMAGUCHI M, IZUTSU K, YAMAMOTO G, et al. Prospective measurement of Epstein-Barr virus-DNA in plasma and peripheral blood mononuclear cells of extranodal NK/T-cell lymphoma, nasal type [J]. Blood, 2011, 118(23): 6018-6022.

[3] YU J T, WANG C Y, YANG Y, et al. Lymphoma-associated hemophagocytic lymphohistiocytosis: experience in adults from a single institution [J]. Ann Hematol 2013, 92(11): 1529-1536.

病例 43
自体移植治疗皮下脂膜炎样 T 细胞淋巴瘤合并噬血细胞性淋巴组织细胞增多症

病例展示:

　　患者,男性,17 岁。主因"间断发热 7 个月"入院。

患者 7 个月前无明显诱因出现发热,体温最高达 40℃,伴多发皮下硬结。PET-CT 示双侧眼睑、双侧面颊部、左侧颈部、左侧胸部、双侧腰背部及双侧大腿皮下,纵隔内、双侧腋窝、腹膜后、双侧髂血管旁、盆底部及双侧腹股沟区多发片状密度增高影,代谢增高;双侧肋间肌多发放射性浓聚灶伴软组织肿胀,考虑淋巴瘤可能,自身免疫性疾病待除外;脾脏增大。行腰背部组织活检病理示纤维、脂肪组织中灶性小淋巴细胞伴组织细胞浸润,免疫组化示 T 细胞增生为主且细胞增殖活性较高,考虑淋巴细胞组织非典型增生,肿瘤待排。自身免疫相关检查阴性。给予激素治疗后体温降至正常,皮下结节缩小。此后上述症状反复发作,多于激素减停后出现,再次应用激素治疗好转。1 个月余前,患者再次出现发热,伴全身多发红色皮疹及皮下结节,就诊当地医院,给予激素及抗感染治疗后仍间断有发热,皮疹消退不理想,出现下肢非凹陷性水肿,白细胞及血小板下降。SF > 1 500μg/L,骨髓细胞学可见噬血细胞,可溶性 CD25 23 799.8ng/L,NK 细胞活性 25.11%。为进一步诊治入院。入院查体:体温 39.1℃,脉搏 120 次 /min,呼吸 22 次 /min,血压 100/60mmHg。全身皮肤巩膜无黄染,浅表淋巴结未触及,全身可触及多发大小不等皮下结节,质韧,活动差,表面无破溃。双肺呼吸音粗,未闻及干湿性啰音,心律齐,未闻及杂音。腹软,无压痛,脾肋下约 3cm。双下肢非凹陷性水肿。入院后完善相关检查,血常规:WBC2.7 × 10^9/L,RBC 4.07 × 10^{12}/L,Hb 119g/L,PLT 81 × 10^9/L。肝肾功能无异常。SF 7 560μg/L。自身免疫及感染相关检查均阴性。骨髓细胞学可见淋巴细胞形态异常伴噬血现象。骨髓免疫分型及骨髓病理未见异常。外院腰背部穿刺活检组织我院病理会诊:可见少量细胞毒性淋巴细胞浸润,符合炎性改变。患者存在发热,两系血细胞减少,脾大,铁蛋白及 sCD25 升高,骨髓可见噬血现象,明确诊断为 HLH。完善原发性 HLH 基因筛查及右上臂皮肤肿物切除活检。原发 HLH 基因筛查示 *PRF1* 基因编码序列发现两个杂合同义突变,分别为 c.822C > T 和 c.900 > T,未引起编码氨基酸改变;*STXBP2* 基因编码序列发现一个纯合错义突变 c.1576A > G,致其编码的氨基酸发生 p.I526V 突变(异亮氨酸突变为缬氨酸),但该突变尚不认为属于已经鉴别出的 HLH 相关的致病突变位点,另发现一个纯合同义突变 c.1443T > C,该突变点未引起编码氨基酸改变。余 *UNC13D*、*STX11*、*RAB27A*、*SH2D1A*、*BIRC4* 基因经检测编码序列未发现相关突变。右臂皮肤肿物切除活检病理回报:脂肪组织内可见淋巴细胞浸润,真皮及皮肤未累及,细胞有异型性,可见坏死及核碎片。免疫组化:CD3、CD2、CD5、CD7 散在及簇状细胞 +,CD4 很少细胞 +,CD8 多量细胞 +,CD56-,粒酶 B 部分 +,TIA-1 部分 +,CD30-,TCRαβ(NS),TCRγδ(NS),EBER-。诊断为(皮肤)皮下脂膜炎样 T 细胞淋巴瘤。

诊断:皮下脂膜炎样 T 细胞淋巴瘤继发 HLH。

诊疗经过:

患者完善皮肤活检后,予 DEP 方案治疗。体温降至正常,皮下结节较前缩小、减少,血细胞三系恢复正常。病理结果回报后,予 4 个疗程 L-CHOP(培门冬酶 + 长春新碱 + 多柔比星 + 环磷酰胺 + 地塞米松)方案治疗,患者 PET-CT 疗效评估达到 CR,采集自体造血干细胞。完成 6 个疗程 L-CHOP 方案化疗后,予 CVB 方案预处理后行自体造血干细胞移植,此后终止治疗,进入观察随访期。规律随访 5 年,患者持续完全缓解。

分析与讨论:

皮下脂膜炎样 T 细胞淋巴瘤(subcutaneous panniculitis like T cell lymphoma, SPTCL)是一种主要累及皮下脂肪组织的外周 T 细胞淋巴瘤,2008 年 WHO 造血与淋巴组织肿瘤分类中将其归类于成熟 T 细胞肿瘤中的一种,为 α/βT 细胞来源。好发于躯干或四肢等部位,常表现为皮下结节或斑块。该病早期症状和病理与脂膜炎相似,可有发热、乏力、消瘦等非特异性全身症状,因此常被误诊。SPTCL 在 WHO-EORT 分类中被归类为惰性或低度恶性皮肤 T 细胞淋巴瘤,单纯的 SPTCL 预后较好,其病程可迁延反复长达数年,甚至数十年,5 年生存率可达 80% 以上。患者一旦出现全身受累或伴发 HLH,则病情进展较为迅速,在短期内死亡,其可能与肿瘤细胞分泌的细胞因子刺激巨噬细胞,从而出现吞噬血细胞现象,诱发炎症因子风暴有关。该类患者预后差,需给予积极治疗。该患者确诊前病史长达半年以上,以反复发热及皮下结节为主要表现,激素治疗有效,停药后复发。来院前患者再次出现发热,皮损加重,激素治疗无效,出现 HLH 相关症状,故 SPTCL 疾病进展为 HLH 发生的诱发因素。早期针对 HLH 的治疗,改善了患者一般情况,为后续明确诊断及给予针对原发病的治疗,赢得了宝贵的时间。

继发性 HLH 在明确病因后,应早期开始针对原发病的治疗。SPTCL 治疗方案包括:单药治疗、联合化疗、手术切除、生物治疗、放疗、造血干细胞移植;尚无最优治疗方案。单药糖皮质激素治疗应用于进展缓慢、单发皮损的患者,肿瘤病变可达到长期临床缓解;该患者早期应用激素治疗,亦表现出了良好的治疗反应。后期合并 HLH,考虑与淋巴瘤进展有关。对于病变累及范围较广的患者,联合化疗在临床中的应用仍最为广泛。一线治疗方案常应用 CHOP 样或其他蒽环类药物为基础的方案。该患者予 4 个疗程 L-CHOP 方案治疗后,PET-CT 疗效评估为 CR。造血干细胞移植治疗目前仍主要应用于复发/难治 SPTCL 患者。高剂量化疗联合自体造血干细胞移植可提高患者完全缓解率,部分患者可获得长期无病生存。异基因造血干细胞移植因其存在移植物抗肿瘤效应,虽然较自体造血干细胞移植复发率更低,但早期的治疗相关死亡,后期的慢性移植物抗宿主病等合并症相关死亡,使其总体生存率较自体移植无明显优势。该患者病程长,病灶累及范围广,存在 B 症状,合并 HLH,为复发高危患者。化疗达到 CR 后,动员及采集自体造血干细胞,予自体造血干细胞移植作为巩固治疗。患者目前无病生存时间已长达 5 年。

专家点评:

SPTCL 诊断较为困难,早期症状与病理较难与脂膜炎鉴别,容易漏诊或误诊。对于症状反复发作的患者,建议多次多部位组织活检协助诊断。部分患者 HLH 出现在 SPTCL 确诊前,此时及时给予 HLH 治疗,控制 HLH 症状,改善血象及凝血功能,为病理活检创造条件非常重要。SPTCL 尚无最优治疗方案,可根据疾病状态,给予个体化治疗。继发 HLH 为 SPTCL 的预后不良指标之一,常见于疾病的进展期或终末期,预后较差,建议给予积极治疗。年轻高危患者,可考虑早期行大剂量化疗联合自体造血干细胞移植或异基因造血干细胞移植治疗作为巩固治疗,延长 PFS 及 OS。

(魏 娜,王晶石,金志丽,王 昭)

参考文献：

[1] 吴林,张嘉,王旖旎,等. 皮下脂膜炎样 T 细胞淋巴瘤继发噬血细胞性淋巴组织细胞增多症 6 例临床分析. 临床和实验医学杂志[J], 2016, 15(8): 732-735, 736.

[2] 张园,刘玉峰,徐学聚. 皮下脂膜炎样 T 细胞淋巴瘤的临床分析[J]. 实用癌症杂志, 2018, 33(8): 1382-1386.

[3] TOMASINI D, BERTI E. Subcutaneous panniculitis-like T-cell lymphoma[J]. G Ital Dermatol Venereol, 2013, 148(4): 395-411.

病例 44
皮下脂膜炎样 T 细胞淋巴瘤继发噬血细胞性淋巴组织细胞增多症

病例展示：

患者,男性,16 岁。主因"间断发热 6 个月余"入院。

患者入我院 6 个月前受凉后出现发热,T 39℃,伴有咽干、咽痛、咳嗽及咳痰等,于当地医院予以氨苄西林联合利巴韦林等抗细菌、抗病毒治疗,无明显效果,仍有反复发热,体温最高 39.5℃,多次血培养及病原学检查均无阳性发现。治疗过程中患者出现白细胞减少、肝酶升高,转至上级医院。入院后予以保肝、对症,调整抗生素继续抗炎等治疗后体温好转,肝功能好转出院。4 个月前患者再次出现发热,就诊于省医院,完善检查诊断发热待查,腰大肌、髂腰肌感染,肝功能损害,予以保肝及激素治疗,体温可暂降至正常,后予以泼尼松口服维持,但血细胞未恢复正常,双下肢出现暗红色皮疹及皮下结节。为进一步治疗,患者于 3 个月前转到某院,入院完善骨髓穿刺提示可见吞噬细胞及吞噬血细胞现象,巨核细胞成熟障碍;腹股沟淋巴结活检提示反应性增生;皮肤及皮下结节活检提示纤维脂肪组织中可见较多淋巴细胞浸润,结合免疫组化和 T 细胞基因重排考虑为脂膜炎,伴 T 淋巴细胞不典型增生。治疗予以泼尼松 15mg 每日 2 次,患者体温正常。治疗 1 个月后患者再次出现发热,结合患者发热、血细胞减少、铁蛋白升高、sCD25 显著升高、骨髓中噬血现象、脾大等情况,诊断为噬血细胞性淋巴组织细胞增多症,予以地塞米松联合环孢素治疗,血象有所恢复,体温降至正常。为进一步治疗入院。转入时患者体温正常,生命体征稳定,查体四肢散在片状色素沉着,皮下可触及小结节,部分有融合,质地韧,无压痛,活动差。入院后完善骨髓穿刺提示噬血现象未见。NK 细胞活性正常,sCD25 24 718ng/L, SF 5 840.3μg/L, PET-CT 提示皮肤及皮下脂肪间隙多发稍高密度影,伴 FDG 代谢增高,左侧髂腰肌局部密度减低,代谢增高,肝脏增大、脾脏增大。结合患者既往检查,诊断噬血细胞性淋巴组织细胞增多症,完善原发 HLH 基因筛查,未发现 HLH 相关基因突变,完善病毒、细菌、真菌等相关病原体检查未发现异常,完善 ANA、ENA、ANCA 等检查均阴性。再次行皮下结节病理活检,病理诊断皮下脂膜炎样 T 细胞淋巴瘤。综合上述原发病考虑为"皮下脂膜炎样 T 细胞淋巴巴瘤"。

诊断：噬血细胞性淋巴组织细胞增多症，皮下脂膜炎样 T 细胞淋巴瘤。

诊疗经过：

明确诊断后予以 E-CHOP 方案化疗 4 个疗程，患者症状缓解，皮下结节明显缩小。复查 PET-CT 提示皮肤及皮下脂肪间隙多发稍高密度影，较前缩小，FDG 代谢较前减低。左侧髂腰肌局部密度减低，代谢增高，左侧髂骨骨质破坏较前新发，Deauville 评分 5 分。考虑疾病进展，后续予以 HyperCVAD B 方案（甲氨蝶呤、阿糖胞苷）2 个疗程，再次评估 PET-CT 示，皮肤及皮下脂肪间隙多发稍高密度影伴 FDG 代谢增高灶，本次未见明确显示，左侧髂腰肌局部密度减低，FDG 代谢轻度增高，较前减低，左侧髂骨骨质破坏，FDG 代谢轻度增高，较前明显减低。评估为 PR。建议患者行异基因造血干细胞移植。完善移植前评估，患者行亲缘半相合造血干细胞移植，移植过程顺利。移植后曾出现 GVHD，予以调整免疫抑制剂后好转。定期门诊随诊，病情未反复。

分析与讨论：

患者为青年男性，以发热为首发表现，初始阶段并无皮肤及皮下组织受累表现。治疗过程中出现肝损、血细胞减少等情况，予以抗炎保肝治疗，曾有一过性好转，后续症状加重并出现皮疹及皮下结节，完善骨髓穿刺、sCD25 等检查，诊断 HLH。原发病方面患者反复多次完善病原学检查、自身免疫性疾病及原发性 HLH 基因检查，均无阳性结果，行两次活检得以确诊皮下脂膜炎样 T 细胞淋巴瘤。值得一提的是该患者的肿瘤在发病初期并未出现，而在疾病治疗过程中才逐渐出现皮疹，这也为疾病诊断造成一定的难度。

皮下脂膜炎样 T 细胞淋巴瘤是一种累及皮下脂肪组织的 α/β 型 T 细胞淋巴瘤。2008 年 WHO 造血与淋巴组织肿瘤分类中将其归类于成熟 T 细胞核 NK 细胞肿瘤中的一种。之前，皮下脂膜炎样 T 细胞淋巴瘤（SPTCL）包括 α/βT 型及 γ/δT 型，但两者临床表现及预后均有显著差异，目前 γ/δT 细胞源性的 SPTCL 归类于原发皮肤 γ/δT 细胞淋巴瘤，而 SPTCL 限定为 α/βT 细胞来源。临床上该疾病较为少见，仅占原发性皮肤 T 细胞淋巴瘤的 1%，中位发病年龄为 36 岁。其皮肤损害表现为无痛性皮下结节或肿块，可单发或多发，常累及躯干、四肢，多数患者起病较为隐匿，可有发热、乏力、消瘦等非特异性全身症状。该病累及皮肤和皮下组织，而累及除皮肤外其他器官较为少见，部分 SPTCL 患者可继发 HLH。单纯的 SPTCL 预后较好，一旦出现全身受累或继发噬血细胞性淋巴组织细胞增多症，则病情进展较为迅速，预后差。

单纯 SPTCL 预后较好，5 年总生存率 91%，而合并 HLH 后患者疾病进展较快，总生存率下降至 46%。针对 SPTCL 的治疗可根据病变累及部位予以局部放疗、单药治疗、联合化疗或放疗联合化疗等方法，具体治疗方案尚无明确共识。以 CHOP 样方案为主的联合化疗应用较为广泛。据报道未合并噬血细胞性淋巴组织细胞增多症的 SPTCL 患者接受 CHOP 样方案化疗，完全缓解率可达到 64%。有研究表明泼尼松联合免疫抑制剂也能达到 CHOP 样方案或高剂量化疗类似的治疗效果。目前又有一些新的方法，比如氟达拉滨单药或联合化疗，大剂量化疗联合自体造血干细胞移植等。但如果继发HLH，患者疾病进展较快，且没有标准治疗方案，且较易复发。

该患者治疗过程中曾予以激素治疗，一过性有效，但后续疾病进展再次发热。予以常用的E-CHOP方案虽然部分肿瘤代谢减低，但有新发病变出现，因此考虑疾病进展，更换化疗方案，病情得到控制，但未达到完全缓解。患者青年男性，又合并HLH，后续治疗我们建议异基因造血干细胞移植。

据报道，予以高剂量化疗后序贯异基因造血干细胞移植，可使92%患者得到完全缓解，中位随访期大于14个月，异基因造血干细胞移植较自体造血干细胞移植复发率更低，因其存在移植物抗肿瘤效应，但其存在的慢性移植物抗宿主病也是此类患者后期死亡常见原因。该患者初始化疗予以CHOP方案，效果不佳，病情进展，调整治疗方案后病情得到控制。后续行亲缘半相合异基因造血干细胞移植治疗，目的是通过移植物抗肿瘤效应对肿瘤产生一定控制作用。患者目前移植后随诊5年，病情未再反复。

综上所述，皮下脂膜炎样T细胞淋巴瘤是一种少见的累及皮下脂肪组织T细胞淋巴瘤，该病一旦继发HLH，疾病进展较快，生存率下降。对于常规化疗效果不好的患者，予以高剂量化疗后序贯异基因造血干细胞移植可能提高患者的存活率。

专家点评：

皮下脂膜炎样T细胞淋巴瘤一般预后较好，少数患者可继发HLH，一旦继发HLH预后较差。部分患者对化疗反应不佳。单纯的放化疗对一部分继发HLH的患者治疗效果非常有限。该病患者多原发病起病较为隐匿，可以仅以发热、HLH为主要表现，后续再出现皮下结节等病变，与普通SPTCL表现并不一致。

此类患者应考虑如何维持治疗。对于化疗效果较好患者，后续可以予以免疫调节剂等维持治疗，也可考虑自体造血干细胞移植以提高生存期。但对于难治性患者，或者治疗中疾病进展，可考虑异基因造血干细胞移植以获得长期生存。随着一些新药及靶向治疗、细胞治疗的进展，今后也会有更多治疗方法用于此类淋巴瘤的治疗。

（刘　欢，吴　林，金志丽，王　昭）

参考文献：

[1] WILLEMZE R，JAFFE E S，BURG G，et al. WHO-EORTC classification for cutaneous lymphomas[J]. Blood，2005，105(10)：3768-3785.

[2] TOMASINI E，BERTI B. Subcutaneous panniculitis-like T-cell lymphoma[J]. G Ital Dermatol Venereol，2013，148(4)：395-411.

[3] WILLEMZE R，JANSEN P M，CERRONI L，et al. Subcutaneous panniculitis-like T-cell lymphoma：definition，classification，and prognostic factors：an EORTC Cutaneous Lymphoma Group Study of 83 cases[J]. Blood，2008，111(2)：838-845.

[4] GO R S, WESTER S M. Immunophenotypic and molecular features, clinical outcomes, treatments, and prognostic factors associated with subcutaneous panniculitis-like T-cell lymphoma: a systematic analysis of 156 patients reported in the literature[J]. Cancer, 2004, 101(6): 1404-1413.

病例 45
合并骨髓坏死的成人急性淋巴细胞白血病相关噬血细胞性淋巴组织细胞增多症

病例展示:

患者,男性,58岁。因"间断发热伴剑突下及腰骶部疼痛1个月余"入院。

1个月余前,患者因"无明显诱因出现间断发热伴剑突下及腰骶部疼痛"于我院感染科就诊,患者就诊我院前曾因剑突下、腰骶部疼痛及发热多次于外院就诊,外院多次查心肌酶阴性,颈、胸、腰锥体磁共振示多发椎体终板炎,间断服用止痛及解痉药物效果均不佳。患者收入感染科后查体:体温38.7℃,贫血貌,腰椎活动障碍,腰骶部酸痛感明显,余查体无阳性发现。实验室检查:入院后第一次血常规结果为 WBC 5.47×10⁹/L, Hb 103g/L, PLT 61×10⁹/L;胸部 CT 提示右肺中叶感染。入院后给予头孢美唑抗感染,同时进一步完善检查明确发热及疼痛原因。病原学、风湿免疫系统(包括 HLA-B27)结果均无阳性发现;入院后第5天血常规 WBC 2.23×10⁹/L, Hb 78g/L, PLT 20×10⁹/L,患者发热伴有血细胞三系进行性减低,遂完善骨髓穿刺+活检(右髂后上棘)及噬血细胞性淋巴组织细胞增多症相关检查。进一步结果回揭示: SF 5 721μg/L, sCD25 31 532ng/L, NK 细胞活性 11.20%。PET-CT:全身多发骨局部骨髓腔内密度不均, FDG 代谢增高, SUVmax 12.4,脾脏增大, FDG 代谢高于肝脏,考虑血液系统疾病可能,全身未见明确 FDG 代谢增高的实体肿瘤征象。骨髓相关检查结果汇揭示:骨髓细胞学可见均为崩解细胞,未见各系前体细胞及成熟阶段完整细胞,不能除外骨髓坏死;骨髓免流式细胞学可见异常细胞占99%,表达 CD13、CD10、HLA-DR,不表达 CD45、CD33、CXCR4、CD11c、CD300e、CD14、CD36、CD38、CD19、CD34、CD4、CD56、CD11b、MPO、CD117、TDT、CD5、CD20、cCD79a、CD22、CD58、CD123、CD18、CD7、CD64、CD14,细胞较大,可疑非造血细胞;骨髓染色体检查未见中期分裂相;骨髓病理示免疫组化 CD3(-), CD20(-), CD61 散在(+), CD71 散在(+), MPO 散在(+), CD34(-), CD117(NS), PAX-5 散在(+), CD33(-), CD38(NS), Kappa(NS), Lambda(NS), Ki-67(NS), MUM-1(NS),结合形态不除外肿瘤累及,因部分组织退变,免疫组化结果不理想,难以进一步分析。

主要诊断:噬血细胞性淋巴组织细胞增多症,骨髓坏死。

诊疗经过：

患者于感染科诊断明确后遂开始给予甲泼尼龙 40mg 及丙种球蛋白 20g 治疗，治疗 1 天后患者体温降至 37℃并转入我科。患者转入血液科后进一步完善检查可除外噬血细胞性淋巴组织细胞增多症原发基因缺陷，为进一步明确具体病因再次复查骨髓穿刺 + 活检（左髂后上棘），骨髓细胞学、骨髓免疫分型、骨髓染色体检查结果同上次均为坏死细胞；骨髓病理 CD34 阳性可见，不除外幼稚细胞肿瘤；同时于胸 12 椎体、腰 1 椎体椎弓根处换部位穿刺，穿刺病理示骨小梁间为多量退变坏死组织。至此，患者原发病因方面考虑血液系统恶性肿瘤可能性大，但目前难以进一步明确，为防止噬血细胞性淋巴组织细胞增多症病情继续进展恶化，于我科住院一周后给予 HLH-94 方案，具体为依托泊苷 140mg d1 联合甲泼尼龙 40mg 每天 1 次 d1～3，30mg 每天 1 次 d4～6，此后激素逐渐减量，第二程化疗给予依托泊苷 140mg d2，美卓乐 8mg 口服、每天 2 次，患者体温恢复正常，剑突下及腰骶部疼痛较前减轻但仍间断发作，血细胞三系逐渐恢复，复查 WBC 2.43×10^9/L，Hb 91g/L，PLT 178×10^9/L，复查 sCD25 4 321ng/L，SF 380μg/L，评估噬血细胞性淋巴组织细胞增多症病情为稳定。之后再次行骨髓穿刺 + 活检检查（右髂后上棘），骨髓细胞学可见原幼淋巴细胞异常增生达 80%，PAS 颗粒状阳性，考虑急性淋巴细胞白血病；骨髓流式细胞学可见 66.71% 细胞表达 CD19、CD34、CD13、TDT、cIgM、cCD79a、CD38、CD10、CD22，部分表达 Ki-67、CD24，不表达 CD33、CD15、CD117、MPO、cCD3、CD5、CD56、CD3、CD4、CD8、CD7、cKappa、cLamda、CD20、CD2、kappa、lambda、CD79b，为恶性幼稚 B 淋巴细胞，考虑为急性 B 淋巴细胞白血病（B-ALL，pre-B 阶段）；骨髓病理示免疫组化 CD3 散在（＋），CD20 散在（＋），CD71 少量（＋），MPO 少量（＋），CD34（－），CD117（－），PAX-5（＋），CD33（－），TdT（＋），CD43（＋），CD7（－），非霍奇金淋巴母细胞淋巴瘤 / 白血病累及骨髓；骨髓融合基因示 *BCR-ABL1*（p190）阳性。患者原发病明确，患者完整诊断为 ph（＋）急性 B 淋巴细胞白血病相关噬血细胞性淋巴组织细胞增多症，根据我国急性淋巴细胞白血病专家共识及指南，给予 VDLP 方案（长春新碱、柔红霉素、地塞米松、培门冬酶）诱导化疗共 1 个疗程，同时口服甲磺酸伊马替尼靶向维持治疗，化疗后评估骨髓细胞学及流式细胞学均未见恶性幼稚 B 淋巴细胞，融合基因 *BCR-ABL*（－），但患者骨髓病理仍可见高度退变坏死细胞，免疫组化染色普遍效果不佳，TdT 染色细胞核阳性，符合淋巴母细胞淋巴瘤，患者原发病情未达完全缓解。第 2 个疗程行 COP 方案（环磷酰胺、长春新碱、醋酸泼尼松）化疗，COP 方案化疗中患者出现中枢神经系统受累，规律给予鞘内注射治疗，2 个疗程 COP 方案化疗后，骨髓免疫分型结果仍可见 28.31% CD19（＋）细胞，为表型异常幼稚 B 细胞。为进一步缓解病情更改化疗方案，遂给予 1 个疗程 HyperCVAD A 方案化疗（环磷酰胺、长春新碱、吡柔比星、地塞米松），此程化疗后骨髓细胞学原始细胞占 49%，免疫分型 33.66% CD19（＋）细胞，B-ALL 仍未缓解。遂给予 VDCP 方案化疗（长春新碱、柔红霉素、环磷酰胺、地塞米松），并将伊马替尼改为达沙替尼口服靶向维持治疗。此程化疗后复查骨髓，骨髓细胞学、流式细胞学、融合基因、骨髓病理均未见原始细胞，B-ALL 完全缓解，且患者于急性淋巴细胞白血病化疗期间噬血细胞性淋巴组织细胞增多症持续缓解未复发。

分析与讨论：

HLH 是一种免疫介导的危及生命的疾病，分为原发性 HLH 及继发性 HLH。恶性肿瘤相关性 HLH 是继发性因素中预后较差的一组分类，最常见的恶性肿瘤类型为血液系统恶性肿瘤（93.7%），血液系统恶性肿瘤中淋巴瘤相关性 HLH 是其中的主要类型。本病例中患者住院期间详细完善检查排查导致 HLH 病因，可除外原发基因缺陷、风湿、感染等疾病导致可能，考虑急性淋巴细胞白血病导致 HLH 发生。该患者在诊断过程中为明确骨髓情况行骨髓穿刺及活检检查，初始骨髓活检结果提示为大量骨髓坏死组织，其他组织不能识别，为明确诊断反复骨髓穿刺共 3 次，在明确诊断为 HLH 后给予 VP-16 及激素治疗 HLH 后再次骨髓穿刺骨髓细胞学、流式细胞学结果提示为 B-ALL。其可能的机制为当微血管系统恢复后，可以通过吞噬作用去除坏死物质从而重建骨髓组织。

HLH 是一种免疫介导的危及生命的高炎症反应综合征，过去常常被称为"炎症因子风暴"，常常并不合并骨髓坏死，其细胞因子谱常常为 IFN-γ 和 IL-10 水平明显升高，而 IL-6 适度升高，Hiroshi Moritake 等研究发现合并骨髓坏死的 ALL 患者体内 IFN-γ 和 IL-10 水平并未升高，虽然 HLH 与骨髓坏死细胞因子谱变化不同，但 HLH 发生时体内高炎症状态可能促进骨髓坏死发生。因此合并 HLH 的急性白血病如果同时存在骨髓坏死，骨髓坏死可能为急性白血病及 HLH 合并导致出现，同时合并骨髓坏死的急性白血病通过分泌各种细胞因子和趋化因子导致免疫失调，可能更容易合并 HLH 发生。因此对于以骨髓坏死为首发表现的 HLH 病因方面应首先考虑急性白血病，若 HLH 诊断过程中出现骨髓坏死，可首先给予针对 HLH 的治疗，且需反复多次骨髓穿刺取得骨髓病理明确骨髓具体病变。同时合并骨髓坏死患者也预示着其治疗缓解率更低、预后更差。

骨髓坏死是骨髓造血组织和基质组织的大片坏死，是疾病严重而罕见的并发症，因造血组织的坏死给疾病诊断带来困难。恶性肿瘤、放疗、化疗、严重感染、自身免疫性疾病、弥散性血管内凝血、抗磷脂综合征、粒细胞集落刺激因子应用及血红蛋白病等许多疾病均可见到骨髓坏死的发生，其发生率波动于 0.5%～33%。血液系统恶性肿瘤中主要为急性白血病常合并骨髓坏死，儿童急性白血病患者合并骨髓坏死以急性淋巴细胞白血病为主，国外研究发现骨髓坏死在急性髓细胞白血病中的发生率为 2.4%，在急性淋巴细胞白血病中的发生率为 3.2%，且合并骨髓坏死的急性白血病治疗缓解率更低、疾病预后更差。

目前骨髓坏死现象机制仍然不明确，根据既往研究提示骨髓坏死可能因微血管循环衰竭或者骨髓过度增生导致低氧引起，而微循环衰竭可能与肿瘤细胞释放的毒素及细胞因子介导的血管炎性病变相关。国外研究发现感染或者肿瘤合并骨髓坏死与细胞毒分子具有强烈的相关性。骨髓坏死引起的临床表现常不典型，最常见的骨痛，可出现在约 80% 的病例中，常为腰背部的局限或者放射性疼痛，本患者即为腰背部疼痛起病，且易被误认为非血液系统疾病；此外骨髓坏死也常导致发热，化验检查中可见到血细胞减少、乳酸脱氢酶及 SF 升高，其引起的临床特征与 HLH 临床表现相似，为疾病诊断带来困难。

本例患者初始诊断为 HLH，为明确诊断行反复多次骨髓穿刺，同时及早开始针对 HLH 的治疗，并在 HLH 病情缓解后再次行骨髓穿刺，骨髓检查结果提示为 ALL，给予 ALL 常规治疗后疾病得到控制且 HLH 未再反复。目前国内外常可见到急性白血病合并 HLH 报道，但同时合并骨髓坏死的相关病例较少，因此对于合并骨髓坏死的 HLH 需警惕原发疾病为 ALL 可能；同时疾病诊断及治疗过程中反复多次骨髓穿刺是必要的，尤其在 HLH 治疗后骨髓穿刺可能获得新的临床资料指导临床治疗。

（陈蕾蕾，王晶石，金志丽，王　昭）

参考文献：

[1] RAMOS-CASALS M, BRITO-ZERON P, LOPEZ-GUILLERMO A, et al. Adult haemophagocytic syndrome[J]. Lancet, 2014, 383(9927): 1503-1516.

[2] KHRIZMAN P, ALTMAN J K, MOHTASHAMIAN A, et al. Charcot Leyden crystals associated with acute myeloid leukemia: case report and literature review[J]. Leuk Res, 2010, 34(12): 8-43.

[3] WOOL G D, DEUCHER A. Bone marrow necrosis: ten-year retrospective review of bone marrow biopsy specimens[J]. Am J Clin Pathol, 2015, 143(2): 201-213.

[4] BADAR T, SHETTY A, BUESO-RAMOS C, et al. Bone marrow necrosis in acute leukemia: clinical characteristic and outcome[J]. Am J Hematol, 2015, 90(9): 769-773.

[5] CHOUDHARY S, JAYAPRAKASH H T, SHIVA KUMAR B R, et al. Bone marrow necrosis: a case report[J]. Int J Sci Stud, 2015, 2(10): 163-165.

病例 46
慢性粒细胞白血病靶向治疗期间继发噬血细胞性淋巴组织细胞增多症

病例展示：

患者，男性，27 岁。主因"反复发热 5 个月余"入院。

患者 5 个月前无明显诱因出现发热，体温逐渐升高至 39℃，无皮肤瘀点、瘀斑，无骨痛，抗感染及退热药物治疗效果不佳。4 个月前于外院查血常规：WBC 16.37×10^9/L，NEU% 86.2%，Hb 83g/L，PLT 99×10^9/L。血分片：中性杆状核 12%、中性分叶核 75%、淋巴细胞 1%、单核细胞 2%、嗜酸性粒细胞 1%、嗜碱性粒细胞 3%、幼稚细胞 3%、中性中幼粒细胞 1%、中性晚幼粒细胞 2%。腹部超声显示肝脾增大，脾厚 8cm，长 28cm，肋下约 15cm。骨髓细胞学：骨髓增生活跃、粒红比增高，嗜酸、嗜碱性粒细胞可见，巨核系增生活跃，AKP 积分为 3.5 分 /100N.C.；骨髓流式分析：未见明显异常髓系原始细胞，*BCR-ABL* p210(RAW%)

47.9%,染色体核型 46,XY,t(8;9;22)(q24.1;q34;q11.2)。诊断"慢性粒细胞白血病慢性期(CML-CP)",先后给予羟基脲降细胞及达沙替尼 50mg、每天 2 次口服靶向治疗。其间因白细胞最低降至 0.8×10^9/L 而暂停达沙替尼 1 个月。患者白细胞水平降至正常,但仍间断发热,晨轻暮重,可自行降至正常,曾多次复查骨髓穿刺均为 CML-CP 改变,未进一步就诊。

1 个月余前,患者出现持续发热,血常规提示白细胞及血小板较前明显下降,WBC 1.96×10^9/L、PLT 25×10^9/L,复查骨髓细胞学示 CML-CP,易见组织细胞吞噬红细胞、血小板、白细胞,SF>1 500μg/L,sCD25 38 005ng/L,TG 3.72mmol/L,NK 细胞活性 14.91%,血 EBV-DNA 538 拷贝/mL,噬血细胞性淋巴组织细胞增多症相关突变基因均为阴性,诊断为 CML-HLH。予 DEP 方案(多柔比星脂质体+VP-16+甲泼尼龙)化疗,2 个疗程后患者体温降至正常,复查 sCD25 20 679ng/L,骨髓细胞学示 CML 慢性期、未见噬血细胞。体温正常 5 天后,患者再次出现发热,伴口腔黏膜白斑,分泌物培养为白假丝酵母菌,胸 CT 显示两肺散在多发斑片状,结节状密度增高影,以右肺为著。考虑真菌感染可能大,先后予卡泊芬净、伏立康唑、泊沙康唑、两性霉素 B 抗真菌,同时联合亚胺培南、莫西沙星、替加环素等抗细菌,并加用芦可替尼 20mg、每天 2 次治疗,复查胸部 CT 提示炎性渗出减少,多发小空洞形成。但患者仍反复发热,同时出现白细胞明显降低。

诊断:慢性粒细胞白血病继发噬血细胞性淋巴组织细胞增多症,肺部感染。

诊疗经过:

入院查体:体温 39.1℃,浅表淋巴结未触及肿大。口腔黏膜及舌前方可见多处白斑。双肺呼吸音粗,可闻及湿啰音。腹部饱满,肝肋下未触及,脾脏增大,甲乙线 12cm、甲丙线 13cm,丁戊线 −2cm。化验结果:WBC 0.79×10^9/L,Hb 61g/L,PLT 137×10^9/L;CRP 62mg/L;ALT 9U/L,AST 6.2U/L,TG 1.1mmol/L;SF 2 664μg/L;凝血功能 FDP 8.3mg/L,D-Dimer 4.3mg/L,Fg 1.89g/L;sCD25>44 000ng/L。感染筛查:呼吸道病毒抗体(−),EBV-DNA(−),CMV-DNA(−),HBV-DNA(−),肥大外斐反应(−),流行性出血热抗体(−),杜氏利什曼原虫抗体(−),布鲁氏菌(−),结核抗体弱阳性,痰找结核(−),GM 试验(−)。免疫检查:ANA(−)、ANCA(−)、RF(−)。EBV-DNA 全血、血浆小于 500 拷贝/mL;EB 病毒抗体 EBV-CA IgG 阳性,EBNA1 IgG 阳性,EBV-EA IgA 可疑,余均阴性;EB 病毒感染淋巴细胞亚群分选:CD19$^+$ 细胞 2.4×10^4 拷贝/mL。骨髓形态学未见噬血现象。淋巴结活检提示坏死性淋巴结炎,倾向结核。

患者仍反复高热,波动在 39~40℃,结合实验室检查结果,考虑 CML-HLH 诊断明确,予 R-DEP 方案(利妥昔单抗+多柔比星脂质体+VP-16+甲泼尼龙)化疗,同时芦可替尼减量至 10mg、每天 2 次口服,并继续抗细菌、抗真菌、抗结核,伊马替尼 200~300mg/d 口服靶向治疗 CML。患者体温逐渐降至正常并稳定,血细胞三系持续偏低,其期间复查 CRP 最低 3mg/L,SF 最低 1 323μg/L,sCD25 最低 11 658ng/L。体温正常 8 天后,患者再次出现反复发热,伴咳嗽咳痰,血常规示 WBC 0.86×10^9/L,Hb 60g/L,PLT 43×10^9/L,复查骨髓穿刺仍提示 CML-CP 骨髓象,未见噬血现象,*BCR-ABL/ABL* 125%,SF 1 498μg/L,sCD25 16 229ng/L。

胸部 CT 提示左肺大疱，曲霉菌感染可能大，因患者一般状态差，无法胸外科手术切除，痰培养见丝状酵母菌、恶臭假单胞菌、嗜麦芽窄单胞菌，根据药敏，先后给予美罗培南、利奈唑胺、头孢哌酮舒巴坦、复方新诺明抗细菌及米卡芬净、泊沙康唑、两性霉素 B 抗真菌治疗，并予升白、输血等对症支持，最终因肺部感染持续恶化而死亡。患者治疗前后各种指标改变见图 46-1～图 46-3。

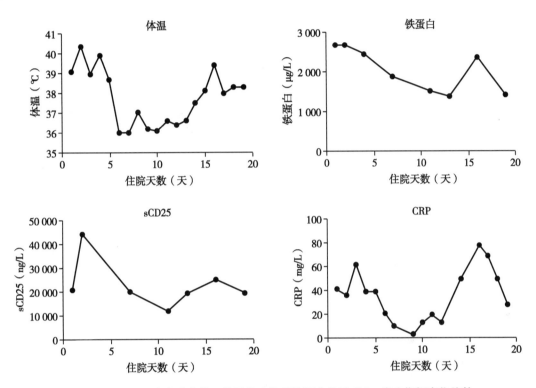

图 46-1 R-DEP 方案联合芦可替尼化疗前后体温变化及噬血、炎症指标变化趋势

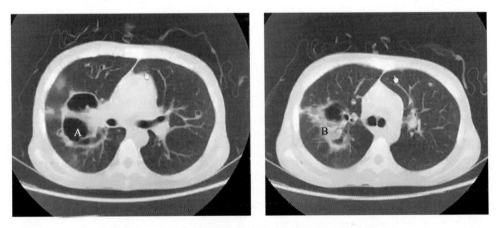

图 46-2 R-DEP 方案联合芦可替尼化疗前肺部影像学表现

A.肺部空洞；B.空洞周围斑片状实变及磨玻璃影。

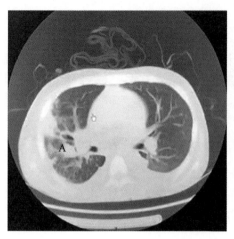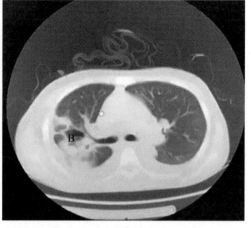

图 46-3　R-DEP 方案联合芦可替尼及抗感染治疗后肺部影像学表现

A.空洞减小；B.空洞周围结节、磨玻璃、索条影、实变影增多。

分析与讨论：

慢性粒细胞白血病是一种发生在多能造血干细胞的恶性骨髓增殖性肿瘤，主要涉及髓系。多表现为外周血粒细胞显著增多伴成熟障碍，嗜碱性粒细胞增多，伴有明显脾大，甚至巨脾。自然病程分为慢性期（CP）、加速期（AP）及急性变期（BP）。Ph 染色体（Philadelphia 染色体）和 *BCR/ABL* 融合基因为其标志性改变。本例患者青年男性，血常规显示白细胞显著升高、中性粒细胞为主，外周血分片可见幼稚细胞、中晚幼粒细胞，查体为巨脾，骨髓形态示粒红细胞比增高、粒系增生相对活跃，嗜碱性粒细胞可见，*BCR/ABL* 融合基因阳性，染色体检查显示 8 号、9 号、22 号染色体移位形成的 Ph 染色体。故"慢性粒细胞白血病 - 慢性期"诊断明确。患者发热超过 38.5℃、持续超过 1 周，全血细胞减少，血清铁蛋白、sCD25、甘油三酯升高，NK 细胞活性减低，骨髓细胞学易见噬血现象，并有巨脾，故需考虑 CML 继发的 HLH。

白血病相关 HLH 的发病机制尚不明确，可能由于免疫功能受损和对严重感染的高度易感性而易于发展成 HLH。有研究认为，急性白血病细胞本身可替代活化巨噬细胞直接吞噬血细胞，从而在吞噬中发挥重要作用，这些患者中大多数涉及 8p11 和 16p13 的特异性染色体异常，与白血病细胞吞噬激活的关系尚不明确，有可能染色体异常引起的遗传改变增加了白血病细胞的吞噬能力，从而导致 HLH 发生。另外，白血病的化疗或靶向治疗可使患者处于免疫抑制状态，易发生持续感染，进而激活淋巴细胞，释放大量细胞因子导致 HLH。本例患者为慢性粒细胞白血病，在大多数情况下，*BCR/ABL* 融合基因是 9 号和 22 号染色体易位的结果，预后良好，而本例患者存在附加染色体易位改变，这种复杂变异核型是否参与 HLH 发生，有待于进一步研究。虽然该患者多次骨髓穿刺均处于 CML-CP，且先后应用多种酪氨酸激酶抑制剂（TKI），但由于伊马替尼、达沙替尼等药物均出现明显血液学毒性而未应用至足量，致 *BCR/ABL* 融合基因定量呈增加趋势（47.9% → 125%），CML 控制不理想可能也是 HLH 的触发原因。另外，该患者靶向治疗过程中出现严重肺部细菌、真菌及结核混合感染,感染本身也促进了 HLH 的发生。

　　肿瘤相关 HLH 的临床表现无特异性,可表现为持续发热、肝脾大、淋巴结肿大、全血细胞减少、凝血功能异常及噬血现象等,与血液系统肿瘤很难区分,高铁蛋白血症对于诊断成人恶性血液肿瘤 HLH 敏感性强,而 NK 细胞活性检测和 sCD25 水平测定则对 HLH 诊断有确诊意义。本例患者发病时 SF、sCD25 明显升高,HLH 控制后逐渐下降,而 HLH 复发时再次升高,提示 SF 及 sCD25 水平可作为疗效监测的重要指标。有研究认为,sCD25 明显升高及感染均为肿瘤继发 HLH 独立预后不良因素。本例患者病程中 sCD25 水平高于正常 7 倍,且治疗过程中继发重症肺部感染,均为预后不良指标,预示了患者的死亡。

　　芦可替尼是 JAK 通路抑制剂,可特异性抑制多种细胞因子的产生,减轻炎症反应。近年来发现,芦可替尼对于继发性 HLH 有较好疗效,可单独用于肿瘤相关 HLH,而不会引起与 VP-16 或阿仑单抗相同程度的骨髓抑制或免疫抑制。本例患者给予 DEP 方案治疗 2 个疗程后出现 HLH 复发,遂给予芦可替尼联合 DEP 的治疗方案,患者 EBV 感染淋巴细胞亚群分选提示主要感染 CD19+B 细胞,因此增加了利妥昔单抗,用药后患者体温正常,CRP、PCT 等炎症标志物下降,SF 及 sCD25 水平亦较发病时有明显的下降,提示该药可能成为难治复发性 HLH 的潜在治疗方案。剂量方面,芦可替尼用于治疗骨髓纤维化的推荐剂量是 30mg、每天 2 次,不同于治疗骨髓增殖性肿瘤,芦可替尼主要用于抑制 HLH 患者体内持续磷酸化的 JAK 激酶,而该通路是正常造血机制中的重要通路,大剂量使用芦可替尼可以造成骨髓抑制。本例患者初始剂量给予 20mg、每天 2 次,后期根据病情逐渐减量,最佳剂量需行前瞻性研究。

专家点评:

　　恶性肿瘤相关 HLH,包括恶性肿瘤触发 HLH 和化疗期间的 HLH,成人多于儿童,在成人 HLH 发生率高达 45%,可继发于淋巴瘤、急性白血病、多发性骨髓瘤等血液系统肿瘤,也在少数实体肿瘤如胚胎细胞肿瘤、胸腺瘤、胃癌等患者中发生,其中淋巴瘤继发 HLH 最为常见,约占 73%,白血病约占 6%。国内外报道的白血病相关 HLH 多继发于急性髓系白血病、慢性淋巴细胞白血病等,多达 10% 急性髓系白血病可发生 HLH,是急性淋巴细胞白血病发生 HLH 的 4.5 倍,而继发于 CML 的 HLH 国内外尚无相关报道,本例为首次报道病例。

　　CML 自然病程 3～5 年,经历较平稳的慢性期后会进展至加速期和急变期。自 TKI 问世以来,显著延长了患者处于慢性期的时间,10 年总体生存率可达 84%。本例年轻患者,在 CML 慢性期死亡,实属罕见,究其原因考虑与继发 HLH 有关。该患者 CML 发病初期即继发 HLH,2 个疗程 DEP 治疗后出现 HLH 复发,随后给予芦可替尼联合 DEP 方案治疗,治疗后患者曾有 8 天体温正常,SF 及 sCD25 水平亦明显下降,提示 HLH 曾一度得到控制,但后期因合并重症肺部感染、HLH 加重而死亡。这也提示我们,血液系统肿瘤一旦合并 HLH 则预后极差,死亡率高。有研究显示,恶性肿瘤继发 HLH 中位总生存期仅为 0.9～1.2 年,6 个月生存率为 65%。故早期诊断和治疗意义重大。当血液肿瘤患者出现持续高热、全血细胞减少、抗感染治疗无效等,无法用肿瘤疾病解释时,应警惕肿瘤相关 HLH,积极完善 HLH 的相关检查协助诊疗。

　　肿瘤相关 HLH 的治疗是先控制 HLH 还是先治疗肿瘤尚无统一方案,多数以针对 HLH

治疗为主,治疗方案主要依照 HLH-2004 方案(VP-16+ 地塞米松 + 环孢素),复发或难治性 HLH 患者预后较差,30% 的患者对该方案无效。芦可替尼可有效控制肿瘤相关 HLH 的炎症因子风暴,且骨髓抑制作用相对缓和,本中心应用芦可替尼治疗 34 例复发 / 难治性 HLH 患者,总有效率达 73.5%,完全缓解 14.7%,部分缓解 58.8%,同时给予芦可替尼联合 DEP 方案治疗 3 例继发性 HLH 患者疗效满意。本例患者应用芦可替尼联合 DEP 方案治疗复发 HLH,患者症状及 NK 细胞活性、sCD25 等噬血指标也得到了明显改善,该药可为肿瘤相关 HLH 的治疗提供新的思路,从而为原发病治疗赢得机会。

（冯翠翠,王晶石,金志丽,王　昭）

参考文献:

[1] STRENGER V, MERTH G, LACKNER H, et al. Malignancy and chemotherapy induced haemophagocytic lymphohistiocytosis in children and adolescents-a single centre experience of 20 years[J]. Ann Hematol, 2018, 97(6): 989-998.

[2] LI F, ZHANG X, WANG Y, et al. Haemophagocytic lymphohistiocytosis occurred during induction chemotherapy in an acute monocytic leukemia patient with FLT3-ITD and DNMT3A mutations[J]. BMC Cancer, 2018, 18(1): 604.

[3] DELAVIGNE K, BÉRARD E, BERTOLI S, et al. Hemophagocytic syndrome in patients with acute myeloid leukemia undergoing intensive chemotherapy[J]. Haematologica, 2014, 99(3): 474-480.

[4] DAVER N, MCCLAIN K, ALLEN C E, et al. A consensus review on malignancy-associated hemophagocytic lymphohistiocytosis in adults[J]. Cancer, 2017, 123(17): 3229-3240.

[5] WANG J, WANG Y, WU L, et al. Ruxolitinib for refractory/relapsed hemophagocytic lymphohistiocytosis[J]. Haematologica, 2020, 105(5): e210-e212.

病例 47
骨髓增生异常综合征相关噬血细胞性淋巴组织细胞增多症

病例展示:

患者,男性,46 岁。主因“间断发热 40 余天”就诊于当地医院。

患者体温最高达 39.5℃。当地医院完善血常规示:WBC 0.74×10^9/L, Hb 66g/L, PLT 76×10^9/L;肝功能:ALT 157U/L, AST 206U/L, LDH 742U/L; SF > 2 000μg/L; CRP: 114.03mg/dL;肺 CT 未见明显异常;腹部 CT 示脾脏增大;EBV-DNA: 500 拷贝 /mL。当地医院考虑“发热原因待查”,给予抗感染、保肝、输血等治疗。患者仍持续高热,遂为求进一步

诊治收入我院。患者入院后完善血常规示：WBC $1.2 \times 10^9/L$，Hb 62g/L，PLT $77 \times 10^9/L$；凝血功能：Fg 1.91g/L，SF 6 212μg/L；肝功能：ALT 205U/L，AST 169U/L，LDH 848U/L，TBIL 8.56μmol/L，DBIL 3.26μmol/L，TG 0.79mmol/L；sCD25：8 121.8ng/L；NK 细胞活性 14.04%；EBV-DNA 阴性；CMV-DNA 阴性；单纯疱疹病毒 DNA（人单纯疱疹病毒 - Ⅰ 型、人单纯疱疹病毒 - Ⅱ 型、水痘带状疱疹病毒、人疱疹病毒 -6 型、人疱疹病毒 -7 型、人疱疹病毒 -8 型）阴性。PET-CT 示骨髓代谢弥漫性增高，反应性增生？请结合骨髓穿刺检查除外血液系统恶性病变；肝囊肿，脾稍大。骨髓细胞学检查：骨髓增生明显活跃，M：E=0.85：1；粒系增生活跃，原始粒、早幼粒细胞比例略升高，粒系细胞胞体大小不等，部分早、中、晚粒细胞胞浆颗粒增多增粗，可见双核晚、双核杆及环形杆状核粒细胞；红系增生明显活跃，各阶段比例不同程度升高，幼红细胞可见类巨变、微小变、畸形核、双核、三核及多核；淋巴细胞占 11%，单核细胞占 2%，可见幼单核细胞；涂片内可找到吞噬型组织细胞，吞噬血小板、有核红细胞、成熟红细胞；约 4.5m² 片膜内共计数巨核细胞 296 个，易见含多个小圆核的巨核细胞。可见成堆及散在的血小板；铁染色：外铁 ++++，内铁阳性率 45%，其中 Ⅰ 型 15 个，Ⅱ 型 8 个，Ⅲ 型 4 个，Ⅳ 型 8 个，环形铁粒幼细胞 10 个（10%）。诊断：考虑"骨髓增生异常综合征 - 难治性血细胞减少伴多系发育异常（MDS-RCMD）伴噬血现象"。骨髓染色体：46，XY[2]；骨髓免疫分型：淋巴细胞比例不高，未见明显异常细胞；粒细胞比例减低，轻度发育异常；有核红细胞比例升高，未见明显非造血细胞。骨髓病理示：MPO 少量细胞（+），CD163 和 CD68 散在及小簇状细胞（+），CD20 散在少量细胞（+），CD3 散在细胞（+），CD56（-），原位杂交 EBER（-）。诊断：骨髓造血组织内未见肿瘤性病变，偶见噬血现象。

诊断："噬血细胞性淋巴组织细胞增多症，骨髓增生异常综合征"。

诊疗经过：

患者入院后给予亚胺培南、利奈唑胺等抗感染治疗，向患者及家属交代患者病情并建议患者行 HLH 相关方案治疗，患者及家属拒绝治疗，自动出院。

分析与讨论：

骨髓增生异常综合征（MDS）是一组起源于造血干细胞，以血细胞发育异常，高风险向急性髓系白血病（AML）转化为特征的难治性血细胞质、量异常的高度异质性恶性血液病。临床表现以贫血症状为主，也可以出现感染及出血表现。2016 年成人 MDS 分型包括 MDS 伴单系发育异常、MDS 伴有环状铁粒幼红细胞、MDS 伴有多系发育异常、MDS 伴有原始细胞过多、MDS 伴有单纯 5q- 和 MDS 不能分类。WHO 规定各系有无发育异常的定量标准为该系有形态异常的细胞 ≥ 10%，具体为：①红系：计数 100 个有核红细胞，巨幼样变、核出芽、多核细胞和核碎裂细胞 ≥ 10%；②粒系：计数 100 个中性粒细胞，胞质内无颗粒或少颗粒、假 Pelger-Huët 畸形和过分叶核细胞 ≥ 10%；③巨核系：计数至少 25 个巨核细胞，小巨核细胞 ≥ 10%。骨髓细胞染色体的结果可能影响 MDS 患者预后，骨髓细胞染色体异常的检出率在 40%～70%，以缺失和非整倍体最常见，染色体易位少见。核型预后分组如下：①非常好：-Y、11q-；②好：正常、单纯 5q-、单纯 12p-、单纯 20q-、包括 5q- 在内的两个异常；③中等：单纯 7q–、+8、+19、i（17q）、任何单纯或独立的两个克隆异常；④差：–7、inv（3）/t（3q）/3q–、包括 –7/7q– 在内的两个异常、复杂（3 种异常）；⑤极差：复杂（＞3 种异常）。近年来发现 MDS 中存在着多种基因突变，如 TET2、SF3B1、ASXL1、TP53、JAK2、IDH1 等，这些基因突变的检测有助于 MDS 的诊断和预后评估，比如 SF3B1 突变，预后较好，而 TET2 突变预后中等。此例患者骨髓细胞学涂片中可见到多系血细胞发育异常，同时可见环形铁粒幼细胞，骨髓细胞学考虑诊断"骨髓增生异常综合征"。

HLH 是一种由遗传性或获得性免疫调节异常导致的过度炎症反应综合征。这种免疫调节异常主要由淋巴细胞、单核细胞和吞噬细胞系统异常激活、增殖，分泌大量炎性细胞因子而引起一系列炎症反应。临床以持续性发热、肝脾大、全血细胞减少以及骨髓、肝、脾、淋巴结组织发现噬血现象为主要特征。患者入院后发现血象三系明显减低、SF 升高、脾脏增大、骨髓细胞学可见噬血现象、sCD25 升高、NK 细胞活性降低，明确诊断为"噬血细胞性淋巴组织细胞增多症"。继发性 HLH 由感染、恶性肿瘤、风湿性疾病等多种触发因素引起。有研究认为恶性肿瘤相关 HLH 在成人 HLH 中的发生率高达 45%，而在儿童患者中仅为 8%。其中淋巴瘤相关 HLH 是最常见的类型，并且以 T 细胞来源多见。MDS 引起的 HLH 相对少见，发生机制或许与 MDS 导致的机体免疫稳态紊乱有关，在机体免疫抑制状态下，恶性肿瘤自身产生的免疫缺陷和恶性肿瘤相关化疗导致的免疫稳态丧失进一步加重了 T 细胞功能障碍，降低了这些患者发生 HLH 的阈值，从而使患者出现 HLH。HLH 可先于恶性肿瘤诊断之前发生，也可在肿瘤的治疗过程中出现。

目前 MDS 相关 HLH 患者的治疗缺乏前瞻性研究，其首要治疗是针对 HLH 或 MDS，还是针对两者结合治疗尚没有明确的结果，仍需要积极探索。有个案报道称"azacitidine"（阿扎胞苷）可以治疗低风险 MDS 患者出现的 HLH。阿扎胞苷可帮助恢复免疫系统，具有多种作用，包括由于并入 DNA 而产生的细胞毒性、通过抑制 DNA 甲基转移酶而重新激活沉默的肿瘤抑制基因以及对免疫系统的影响。阿扎胞苷还可以逆转异常的杀伤细胞免疫球蛋白样受体，恢复 NK 细胞受损的细胞毒活性。因此阿扎胞苷不仅对 MDS 相关的 HLH 具有细胞毒作用，而且对 CTL 和 NK 细胞的免疫恢复也有治疗作用。也有文献认为对于恶性肿瘤相关 HLH，当器官损伤被认为是 HLH 引发的情况下，建议使用 VP-16、皮质类固醇、免疫球蛋白抑制细胞因子风暴和 T 细胞增殖，当第一次治疗失败时，可应用挽救治疗方案如 DEP 方案（多柔比星脂质体、VP-16、甲泼尼龙）、阿来组单抗等为基础的治疗或使用治疗性细胞因子吸附。只要器官功能恢复或至少改善到可接受的程度，就可通过特殊治疗来治疗肿瘤性疾病。因 MDS 引起的 HLH 案例相对少见，对于这种类型患者的治疗仍需要进一步的探索。

专家点评：

患者因发热就诊，完善骨髓细胞学涂片中可见到多系血细胞发育异常，同时可见环形铁粒幼细胞，考虑诊断"骨髓增生异常综合征"。MDS 是起源于造血干细胞的一组异质性髓系克隆性疾病，特点是髓系细胞分化及发育异常，表现为无效造血、难治性血细胞减少、造血功能衰竭，高风险向急性髓系白血病转化。

HLH 诱因有很多种，恶性肿瘤作为 HLH 的常见诱因之一，可见于淋巴瘤、急性白血病、骨髓增生异常综合征、多发性骨髓瘤、胚胎细胞肿瘤、胸腺瘤、胃癌等，其中最为常见的是淋巴瘤。MDS 相关 HLH 病例相对少见，其发病机制或许与 MDS 导致的机体免疫稳态紊乱有关，在机体免疫抑制状态下，恶性肿瘤自身产生的免疫缺陷导致的免疫稳态丧失进一步加重了 T 细胞功能障碍，降低了这些患者发生 HLH 的阈值。

　　MDS 相关 HLH 患者的治疗缺乏前瞻性研究，有个案报道称阿扎胞苷可以治疗低风险 MDS 患者出现的 HLH，但仅为个案报道，其治疗价值仍需要进一步研究。也有观点认为，对于恶性肿瘤相关 HLH，当器官损伤被认为是 HLH 引发的情况下，建议使用 VP-16、皮质类固醇、免疫球蛋白抑制细胞因子风暴和 T 细胞增殖，只要器官功能恢复或至少改善到可接受的程度，就可通过针对性治疗来治疗肿瘤性疾病。对于 MDS 相关 HLH 患者，因为临床资料有限，对于这种类型患者的治疗仍需要进一步的探索。

（金志丽，王晶石，王　昭）

参考文献：

[1] HASSERJIAN R P. Myelodysplastic syndrome updated[J]. Pathobiology, 2019, 86(1): 7-13.

[2] GANGULY B B, BANERJEE D, AGARWAL M B. Impact of chromosome alterations, genetic mutations and clonal hematopoiesis of indeterminate potential(CHIP)on the classification and risk stratification of MDS[J]. Blood Cells Mol Dis, 2018, 69: 90-100.

[3] STRUPP C, NACHTKAMP K, HILDEBRANDT B, et al. New proposals of the WHO working group (2016)for the diagnosis of myelodysplastic syndromes(MDS): Characteristics of refined MDS types[J]. Leuk Res, 2017, 57: 78-84.

[4] DAITOKU S, AOYAGI T, TAKAO S, et al. Successful treatment of hemophagocytic lymphohistiocytosis associated with low-risk myelodysplastic syndrome by Azacitidine[J]. Intern Med, 2018, 57(20): 2995-2999.

[5] DAVER N, MCCLAIN K, ALLEN C, et al. A consensus review on malignancy-associated hemophagocytic lymphohistiocytosis in adults[J]. Cancer, 2017, 123(17): 3229-3240.

第四章 自身免疫性疾病相关噬血细胞性淋巴组织细胞增多症

病例 48
成人 Still 病相关噬血细胞性淋巴组织细胞增多症合并肝衰竭

病例展示：

患者，女性，40 岁。主因"间断发热 2 个月余，黄疸伴肝功能损害 20 余天"入院。

入院 2 个月前，患者出现发热，伴咽痛，乏力，双侧肩关节、左侧膝关节及右侧腕关节疼痛，左侧膝关节肿胀，皮温正常，余关节无红肿，3 天后四肢及后背出现粉红色皮疹，不伴瘙痒，压之退色。血常规：WBC 9.9×10^9/L，Hb 107g/L，PLT 249×10^9/L；生化：ALT 45U/L，AST 58U/L；SF 518.9μg/L；ANA 及 RF 阴性；PET-CT 示脾大，多发轻度代谢淋巴结显示。确诊为"成人 Still 病"，当地医院先后予地塞米松及甲泼尼龙治疗，症状消失后出院。出院 2 天后，患者进食辛辣油腻食物后再次出现发热，伴四肢散在出血点，口服甲泼尼龙未能控制体温，遂服用中药治疗（具体不详），服药后体温降至正常，1 天后，患者出现皮肤巩膜黄染、腹胀、尿色加深、腹部膨隆，立即停用中药，于当地医院就诊。查血常规：WBC 9.4×10^9/L，Hb 116g/L，PLT 117×10^9/L；生化：ALT 934U/L，AST 682U/L，TBIL 155.8μmol/L，DBIL 99.1μmol/L，IBIL 56.7μmol/L，TG 2.85mmol/L；SF 3 072.4μg/L。诊断为肝功能损伤，予退黄、保肝及激素治疗，效果不佳，仍间断发热，肝酶及胆红素未见下降。患者遂转至肝病专科医院进一步诊治，诊断为亚急性肝衰竭中期，进一步完善相关检查，排查肝衰竭原因，查肝炎病毒、EBV、CMV、肝抗原谱均为阴性，腹部 CT 示肝脏炎性改变，腹水，脾大。积极保肝、退黄、抗感染、甲泼尼龙 120mg 冲击治疗 3 天，效果不佳，治疗过程中，患者出现全血细胞进行性降低，考虑"噬血细胞性淋巴组织细胞增多症"可能，收入院。

诊断：噬血细胞性淋巴组织细胞增多症，成人 Still 病，亚急性肝衰竭中期。

诊疗经过：

入院查体：神清，精神弱。T：38.9℃，BP：118/62mmHg，P：73 次 /min。全身皮肤及巩膜黄染，散在出血点。腹膨隆，右下腹可见两处瘀斑，腹软，无肌紧张，无压痛反跳痛，移动性浊音阳性。血常规：WBC 1.93×10^9/L，NEU 1.28×10^9/L，Hb 65g/L，PLT 38×10^9/L；生化：ALT 168U/L，AST 53.3U/L，TBIL 340.43μmol/L，DBIL 233.92μmol/L，IBIL 106.51μmol/L，TG 2.98mmol/L；凝血功能：APTT 38.5s，Fg 0.64g/L，PTa 66.5%；SF 890.1μg/L；sCD25 19 091ng/L；NK 细胞活性 15.48%；EBV-DNA、CMV-DNA、ANA、ENA、RF、ANCA、G 试验及 GM 试验阴性；CD107a 脱颗粒功能正常，原发 HLH 蛋白表达均正常。骨髓细胞学可见噬血现象，骨髓活检未见肿瘤性改变，骨髓染色体核型分析、骨髓免疫分型、免疫多样性分析均未见异常。腹部 CT 示门静脉改变，腹腔大量积液，腹部肠管弥漫壁增厚（图 48-1）。我院明确诊断为"自身免疫性疾病（成人 Still 病）相关噬血细胞性淋巴组织细胞增多症"，予 DEP 方案化疗，治疗 4 周后评估病情，患者体温降至正常，黄疸好转。查体：神清，精神可。T：36.3℃，BP：119/81mmHg，P：84 次 /min。全身皮肤巩膜无黄染，无出血点。腹平坦，腹壁未见瘀点、瘀斑，腹软，无肌紧张，无压痛反跳痛，移动性浊音阴性。查血常规：WBC 13.74×10^9/L，NEU 12.2×10^9/L，Hb 105g/L，PLT 289×10^9/L；生化：ALT 23U/L，AST 16.8U/L，TBIL 28.12μmol/L，DBIL 10.65μmol/L，IBIL 17.47μmol/L，TG 1.01mmol/L；凝血功能：APTT 23.6s，Fg 1.6g/L，PTa 101.5%；SF 350.3μg/L；sCD25 1 431ng/L；腹部 CT 示腹腔积液基本吸收，肠壁增厚较前减轻，门静脉未见异常（图 48-2）。后续患者规律完成 4 个疗程 DEP 方案化疗，HLH 缓解状态，转入成人 Still 病（audlt-onset Still disease，AOSD）治疗方案。DEP 方案化疗结束 4 个月后于我中心门诊随访，AOSD 控制稳定，未出现 HLH 复发。

自身免疫性疾病相关 HLH 又被称为巨噬细胞活化综合征（macrophage activation syndrome，MAS），儿童患者中，系统性幼年特发性关节炎（systemic juvenile idiopathic arthritis，sJIA）是最主要的 MAS 的病因，成人患者中则以成人 Still 病继发 HLH 最为多见，AOSD-HLH 发生率为 15%～19%。研究证实，AOSD 与 sJIA 具有相似的发病机制，在二者固有免疫系统的激活及全身炎症反应中，IL-1 和 IL-18 均起到了关键作用，这种相似可能导致了二者对 HLH 的易感性。

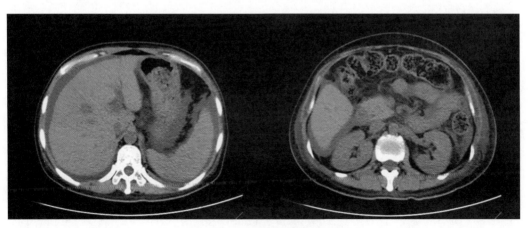

图 48-1　治疗前患者腹部 CT

可见大量腹水。

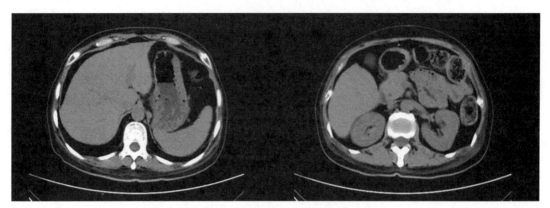

图 48-2　治疗 4 周后患者腹部 CT
脾脏明显缩小，腹水已基本吸收，肠壁增厚较前减轻。

MAS 可发生于自身免疫性疾病的任何时期，其发病机制尚不明确，感染、药物等因素常为 MAS 的诱因，*UNC13D* 基因多态性被认为与 MAS 的易感性相关，我中心收治的自身免疫性疾病相关噬血细胞性淋巴组织细胞增多症患者中，约半数检出 CD107a 或 Munc13-4 表达减低，二者的检测可能为 AOSD-HLH 的早期诊断提供帮助。

本例患者既往明确诊断为 AOSD，本次以发热、肝功能损害起病，且起病前曾服用中药，肝功能损害可能由 AOSD、病毒感染、药物损害等因素引起。患者 EBV、CMV、肝炎病毒、G 试验及 GM 试验均为阴性，停用中药，抗感染、保肝及大剂量激素冲击治疗未能获得缓解，在治疗过程中患者出现全血细胞进行性下降，完善相关检查后，明确诊断为 HLH，在应用复方甘草酸苷、还原型谷胱甘肽、多烯磷脂酰胆碱保肝，丁二磺酸腺苷蛋氨酸、熊去氧胆酸利胆、积极抗感染治疗同时，予 DEP 方案化疗，治疗后患者体温降至正常，血象明显改善，铁蛋白、sCD25、肝酶及胆红素显著下降。由此可见，患者肝功能损害由 HLH 引起可能性较大。原发病方面，患者骨髓细胞学、骨髓活检、免疫分型及免疫多样性分析均未见肿瘤性改变，PET-CT 未见异常高代谢灶，原发性 HLH 相关蛋白未见表达减低，未检出特殊感染。综上所述，诊断为 AOSD 继发 HLH，4 个疗程 DEP 方案治疗后，患者 HLH 达到完全缓解，转入 AOSD 相关治疗。

HLH 进展迅速，死亡率高，一旦确诊，应尽快展开针对 HLH 的治疗，同时，支持治疗也占据重要地位，出血、严重感染、脏器功能损害都可能危及患者生命，也可能使患者不能耐受化疗药物的毒性，丧失治疗机会，强有力的抗感染治疗、脏器功能的保护和成分血的输注都对治疗起到积极作用。

专家点评：

AOSD 临床常表现为发热、肝脾大、皮疹及关节疼痛，与 HLH 临床表现具有一定的相似性，且 AOSD 本身会引起白细胞和血小板计数的升高，这对 AOSD-HLH 的早期识别带来一定困难。研究证实铁蛋白大于 2 000μg/L 是 AOSD 患者伴发 HLH 的危险因素，铁蛋白大于 10 000μg/L 则强烈提示 MAS 的发生，血细胞的相对减低、激素治疗效果不佳的 AOSD 患者也应考虑 HLH 的可能,疑似患者应尽快完善 sCD25、NK 细胞活性及骨髓细胞学等 HLH 相关检查,但诊断时需除外感染、肿瘤、原发性 HLH。许多研究组都致力于 MAS 的诊疗标准的制定,遗憾的是,尚无得到一致认可的标准,目前国际上仍然沿用 HLH-2004 诊断标准,成人 MAS 的治疗,一线选用大剂量激素冲击治疗,二线治疗通常应用甲氨蝶呤及环孢素等,我中心的病例资料提示,对于成人 MAS 患者,含有 VP-16 的治疗方案可能在激素无效的情况下,有效控制 HLH。

相对于其他亚型而言,MAS 整体预后较好,但伴发 HLH 仍然显著降低了 AOSD 患者的生存率,患者预后的改善有赖于早期、有效的控制 HLH。

(贺凌博,王旖旎,金志丽,宋　悦,王　昭)

参考文献:

[1] BAE C B, JUNG J Y, KIM H A, et al. Reactive hemophagocytic syndrome in adult-onset Still disease: clinical features, predictive factors, and prognosis in 21 patients[J]. Medicine(Baltimore): 2015, 94(4): e451.

[2] NIRMALA N, BRACHAT A, FEIST E, et al. Gene-expression analysis of adult-onset Still's disease and systemic juvenile idiopathic arthritis is consistent with a continuum of a single disease entity[J]. Pediatr Rheumatol Online J, 2015, 13: 50.

[3] AHN S S, YOO B W, JUNG S M, et al. Application of the 2016 EULAR/ACR/PRINTO Classification Criteria for Macrophage Activation Syndrome in Patients with Adult-onset Still Disease[J]. J Rheumatol, 2017, 44(7): 996-1003.

[4] PARIKH S A, KAPOOR P, LETENDRE L, et al. Prognostic factors and outcomes of adults with hemophagocytic lymphohistiocytosis[J]. Mayo Clin Proc, 2014, 89(4): 484-492.

病例 49
系统性红斑狼疮相关噬血细胞性淋巴组织细胞增多症

病例展示:

患者,男性,39 岁。主因"反复发热伴血细胞减低 3 个月"入院。

患者于入院前 3 个月开始出现血细胞减低,伴发热,热峰 38.5℃,不伴咳嗽、咳痰、腹痛、关节痛、头痛等不适。既往系统性红斑狼疮(SLE)、抗磷脂抗体综合征、右下肢静脉栓塞、肺栓塞、糖尿病、心肌梗死病史。患者就诊于当地医院风湿科,血常规:WBC 1.07×10^9/L,

NEU 0.25×10^9/L，Hb 77g/L，PLT 243×10^9/L；Fg 1.3g/L；LDH 607U/L；风湿抗体：抗核小体抗体 ANUA 强阳性（+++），ANA（+）均质斑点型 1∶640，抗双链 DNA（ds-DNA）阳性，抗 SSA 抗体强阳性（+++）。腹部超声：脾大；骨髓细胞学：未见噬血现象；骨髓免疫分型、骨髓活检均未见明显异常。评估患者 SLE 活动，SLE 疾病活动度评分（SLEDAI）为 5 分，应用激素、艾拉莫德、羟氯喹治疗 SLE，依诺肝素抗凝，碳青霉烯类药物抗感染治疗。治疗过程中，患者仍有体温波动，同时血细胞进行性降低，铁蛋白逐渐升高，复查骨髓穿刺，骨髓细胞学检查可见噬血现象。进一步完善相关化验：SF 2 500μg/L；sCD25 11 151ng/L；NK 细胞活性 10.99%。考虑该患者反复发热、脾大、血细胞减低、铁蛋白升高、sCD25 升高、纤维蛋白原减低、NK 活性减低，骨髓可见噬血现象，符合 HLH-2004 诊断标准。

诊断："SLE，抗磷脂抗体综合征，巨噬细胞活化综合征（MAS）"，大剂量激素治疗后 SLE 控制，但 MAS 无缓解，应用 HLH-94 方案治疗，患者体温基本控制，但复查骨髓穿刺，骨髓涂片仍可见噬血现象，为进一步诊治就诊于我院。

诊疗经过：

就诊后，血常规：WBC 2.02×10^9/L，NEU 0.90×10^9/L，Hb 78g/L，PLT 114×10^9/L；肝肾功能：ALT 62.0U/L，AST 28.8U/L，TBIL 14.24μmol/L；SF 1 400μg/L；sCD25 10 638ng/L；NK 细胞活性 13.48%；EBV-DNA 在血浆及单个核细胞中均为阴性；穿孔素、颗粒酶及 CD107a 等检测均未见明显异常；心肌酶、肌钙蛋白 T、N 末端脑钠肽前体均未见明显异常；心脏超声：左室射血分数（LVEF）0.46，伴节段性室壁运动异常。该患者经过 HLH-94 方案治疗后评价疗效为部分缓解，综合考虑患者一般身体状态及心脏基础病，应用减低剂量 Ru-DEP 方案 [芦可替尼 10mg 每天 2 次，多柔比星脂质体 20mg d1，VP-16 150mg d1，甲泼尼龙 40mg 每 12 小时 1 次 d1～3（逐渐减量）] 挽救治疗，同时继续应用羟氯喹治疗 SLE。应用第一程挽救治疗后患者出现重症感染（肺感染、眼部感染），患者左眼视力下降，左眼房水 G 试验（+），房水培养（-）；诊断"虹膜炎、眼内曲霉菌感染？"玻璃体腔内注射两性霉素 B，左氧氟沙星滴眼液滴左眼。同时静脉应用伏立康唑、亚胺培南、万古霉素控制感染，患者肺炎得到控制，但左眼视力仍未完全恢复。针对 HLH，因第 1 个疗程化疗后出现重症感染，既往患者有心肌梗死病史且射血分数降低，综合考虑后继续每周应用不含多柔比星脂质体的挽救治疗方案共 3 个疗程，甲泼尼龙逐渐减量。经治疗患者体温控制，复查相关指标：WBC 4.38×10^9/L，NEU 3.12×10^9/L，Hb 68g/L，PLT 100×10^9/L；SF 1 512μg/L；sCD25 4 107ng/L；NK 细胞活性 17.21%；肝肾功能未见明显异常。结合患者化验结果，评估患者 HLH 未达到完全缓解，评效为部分缓解，但考虑到患者治疗期间并发严重感染且经治疗后病情已经处于稳定期，故而未继续应用细胞毒性药物治疗。针对 SLE，应用激素联合羟氯喹治疗，病情未活动。针对 MAS，应用环孢素控制疾病进展。患者定期风湿免疫专科随诊。

出院 9 个月后，患者再次出现发热，血细胞进行性减低，当地医院风湿免疫专科评估 SLE 疾病活动度评分（SLEDAI）为 4 分，考虑狼疮活动，予以地塞米松、羟氯喹、他克莫司、贝利尤单抗等治疗后 SLE 病情控制，但患者发热未控制，出现呼吸困难。再次就诊于我中心，血气分析提示 Ⅰ 型呼吸衰竭；血常规：WBC 0.44×10^9/L，NEU 0.12×10^9/L，Hb 74g/L，

PLT 67×10^9/L；肝功能：ALT 139U/L，AST 86.6U/L，TBIL 406.31µmol/L，DBIL 227.06µmol/L；SF 18 343µg/L；TG 3.19mmol/L；sCD25 35 612ng/L；NK 细胞活性 13.48%；EBV-DNA 在血浆及单个核细胞中均为阴性；心肌酶未见异常；TnT 轻度升高 0.026ng/mL；NT-proBNP 1 320ng/L；心脏超声：左室射血分数（LVEF）0.46，伴节段性室壁运动异常。评估患者 HLH 复发；应用调整剂量挽救 Ru-DEP 方案（芦可替尼 10mg、每天 2 次，多柔比星脂质体 20mg d1，VP-16 150mg d1，甲泼尼龙 40mgq12h 并逐渐减量）共 4 个疗程，同时积极对症支持治疗。经治疗后患者疾病控制，不吸氧状态下指尖血氧饱和度可达 95% 以上，肝功能完全恢复，复查心脏超声：LVEF 0.58。风湿免疫专科评估 SLE 亦临床缓解，后期随访患者未复发。患者在我中心诊疗过程中化验及检查结果见表 49-1。

表 49-1　患者诊疗过程中化验及检查结果

项目	入院时	初次治疗后	复发时	4 个疗程 Ru-DEP 后
血常规				
WBC（×10⁹/L）	2.02	4.38	0.44	4.41
NEU（×10⁹/L）	0.90	3.12	0.12	4.12
Hb（g/L）	78	68	74	72
PLT（×10⁹/L）	114	100	67	111
肝功能				
ALT（U/L）	62	26	139	39
AST（U/L）	28.8	18.0	86.6	12.7
TBIL（µmol/L）	12.4	12.9	406.31	12.32
DBIL（µmol/L）	3.1	3.5	227.06	2.61
SF（µg/L）	1 400	1 512	18 343	1 030
sCD25（ng/L）	10 638	4 107	35 612	2 014
NK 活性（%）	13.48	17.21	—	16.43
心功能指标				
TnT（ng/mL）	< 0.010	0.020	0.026	0.017
NT-proBNP（ng/L）	163	403	1 320	1 130
左室射血分数（%）	0.46	0.50	0.46	0.58

分析与讨论：

本例为男性 SLE 患者，且既往并发抗磷脂抗体综合征，有多部位栓塞病史。治疗上较为棘手，应用大剂量激素冲击、HLH-94 的标准治疗后病情不缓解，应用调整剂量的 Ru-DEP 挽救治疗后 HLH 控制但患者并发严重感染。后期，患者 SLE 再次活动后出现 HLH 复发，且存在呼吸衰竭、肝功能不全、心功能不全，规范应用4个疗程调整剂量的 Ru-DEP 方案后 HLH 获得缓解，各脏器功能亦得到一定程度的恢复。目前国内外对成人 MAS 的管理尚无定论，国际淋巴组织细胞协会推荐成人 MAS 治疗应该个体化并分级治疗，大剂量激素、环孢素、白细胞介素（IL）-1 阻滞剂 anakinra 可有效控制病情，亦不断有经验性使用抗 IL-6 受体 tocilizumab 治疗的报道；对于病情严重者，VP-16 应尽早使用。本例患者病情重且有重要脏器功能不全，应用标准 HLH-94 方案效果不佳，为难治复发的患者，足疗程应用调整剂量的 Ru-DEP 方案可有效控制病情。

　　我中心纳入 63 例难治 HLH 患者，应用 DEP 挽救方案治疗后，48 例患者（76.2%）获得治疗反应，对于该挽救方案无效的患者均在 1 个月内死亡。对于本例 MAS 患者，Ru-DEP 对于治疗后复发的疾病状态表现出有效性。但值得注意的是，患者应用减量 Ru-DEP 治疗过程中出现严重感染，表现为肺炎及左眼真菌感染，经积极治疗后感染控制，但患者左眼视力未完全恢复。因而，在治疗方案的选择上，我们需要积极进行危险因素及患者脏器功能的评估，对于高风险的患者，在不牺牲疗效的前提下，尽量减少细胞毒性化疗药物的剂量，可以有效避免治疗后严重而长期的骨髓抑制及相关的感染。对于应用细胞毒药物治疗的 HLH 患者，尤其是基础病因为风湿免疫性疾病的患者，其处于长期免疫紊乱状态且应用激素及免疫调节剂治疗，经验性抗细菌及抗真菌药物的预防性应用显得尤为重要。因此，对于病情危重、多脏器功能不全且复发的 MAS 患者，我们还需要更多的经验积累，预防性抗感染治疗非常有必要。

　　芦可替尼为 JAK1/2 抑制剂，可有效抑制 HLH 小鼠模型巨噬细胞活化引起的炎症风暴。芦可替尼可以控制难治复发 HLH 患者的炎症状态，因而我们推测，芦可替尼尤其适用于长期免疫紊乱的 MAS 患者。本例患者应用芦可替尼联合 DEP 方案治疗可控制 HLH 病情，表现为：体温控制，肝功能好转等，显示了 Ru-DEP 的有效性。治疗期间，患者因 SLE 活动后再次 MAS 复发，故而控制风湿免疫基础疾病及足疗程的 Ru-DEP 方案对于 MAS 的治疗至关重要。本例患者 4 个疗程 Ru-DEP 方案后病情控制，各项指标逐渐恢复。我们期待未来更多的病例研究为 MAS 的诊治提供参考和指导。

专家点评：

　　既往文献报道对 2 197 例 HLH 患者的分析发现，自身免疫性疾病约占所有致病因素中的 12.6%，其中 SLE 为 MAS 的最常见病因，其次为成人 Still 病。我国多中心数据显示，MAS 多见于女性患者，约占所有 HLH 患者的 9.3%，但成人 Still 病最为常见，此不同点主要可能基于人种的差异性。

　　HLH 可以发生于风湿性疾病病程的任何时期，例如初诊时、治疗期间、合并感染时，一些 MAS 患者还存在 HLH 基因（例如 PRF1 和 UNC13D）的杂合型突变。本例患者 HLH 发生在 SLE 治疗过程中及疾病再次活动时。文献报道，继发于 SLE 的 HLH 的患者，发热、肝功能异常、高铁蛋白血症、低白蛋白血症、血清 LDH 升高为最常见的表现。风湿活动及感染常为 MAS 病情反复的诱因，我国多中心研究显示：32 例 SLE 作为病因的 MAS 患者，半数以上出现 HLH 病情复发，总体死亡率 12.5%。风湿免疫性疾病患者病史长，长期应用免疫调节治疗，患者处于免疫紊乱状态，对于复发的 MAS，DEP 方案有效，但需警惕严重感染的出现并积极抗感染治疗，足疗程的 DEP 挽救治疗对于患者长期无复发生存具有重要的意义。细胞毒药物的应用及剂量需结合患者一般体能状态（ECOG 评分）、血细胞水平、治疗的感染状态评估、重要脏器的功能来综合决定，并需要积极对症支持及预防性抗感染治疗的保驾。

芦可替尼为 JAK1/2 抑制剂，其在 HLH 患者中应用的报道也越来越多，我中心研究纳入 34 例难治复发的 HLH 患者，其中包括 2 例 MAS 患者，研究发现芦可替尼可有效改善患者的全身炎症状态，表现为体温控制，铁蛋白、sCD25、干扰素、IL-18 等指标明显降低。MAS 患者长期处于免疫紊乱的状态，Ru-DEP 方案对于本例复发 MAS 显示了良好的疗效，也为 MAS 的治疗探索了新的治疗策略。

（尤亚红，宋　悦，王　昭）

参考文献：

[1] HENTER J I, HORNE A, ARICO M, et al. HLH-2004: diagnostic and therapeutic guidelines for hemophagocytic lymphohistiocytosis[J]. Pediatr Blood Cancer, 2007, 48(2): 124-131.

[2] RAMOS-CASALS M, BRITO-ZERÓN P, LÓPEZ-GUILLERMO A, et al. Adult haemophagocytic syndrome[J]. Lancet, 2014, 383(9927): 1503-1516.

[3] PEI R, WANG Z, WANG Y, et al. A multicenter retrospective etiological analysis of 601 patients with hemophagocytic lymphohistiocytosis in China[J]. Zhonghua Nei Ke Za Zhi, 2015, 54(12): 1018-1022.

[4] KAUFMAN KM, LINGHU B, SZUSTAKOWSKI JD, et al. Whole-exome sequencing reveals overlap between macrophage activation syndrome in systemic juvenile idiopathic arthritis and familial hemophagocytic lymphohistiocytosis[J]. Arthritis Rheumatol, 2014, 66(12): 3486.

[5] LIU A C, YANG Y, LI M T, et al. Macrophage activation syndrome in systemic lupus erythematosus: a multicenter, case-control study in China[J]. Clin Rheumatol, 2018, 37(1): 93-100.

病例 50
系统性红斑狼疮相关噬血细胞性淋巴组织细胞增多症伴发癫痫

病例展示：

患者，女性，14 岁。主因"间断发热、心悸 1 个月余"入院。

患者于入院前 1 个月余无明显诱因出现发热，最高体温 38.9℃，伴头晕、胸闷、心悸、伴口腔溃疡、咳嗽、咳痰，为白色黏痰，容易咳出，不伴皮疹、腹痛、腹泻等不适。既往体健。无明确家族性疾病病史。患者就诊于当地医院，完善血常规：WBC 2.6×10^9/L, NEU

1.3×10^9/L，Hb 147g/L，PLT 70×10^9/L；肝功能：ALT 222U/L，AST 1 464U/L，TG 4.78mmol/L；肺部 CT：左肺炎症。当地医院痰培养结果为金黄色葡萄球菌及鲍曼不动杆菌，结合药敏，应用万古霉素联合亚胺培南治疗。病程中，患者出现呼吸困难、面罩吸氧后仍无好转，转至 ICU 病房予以机械通气支持治疗，其间化验血肌酐（Cr）值高于正常，予以抗感染、血浆置换、激素及免疫球蛋白静脉输注等治疗后，患者肺功能好转，肝功能较前恢复，Cr 值降至正常范围；复查血常规：WBC 15.66×10^9/L，Hb 89g/L，PLT 133×10^9/L，机械通气 10 天后脱机拔管，但治疗期间患者仍间断发热，有心力衰竭表现，NT-proBNP 逐步升高，最高超过 30 000ng/L；患者为进一步诊治入院。

就诊后完善相关化验，血常规：WBC 14.3×10^9/L，NEU 13.2×10^9/L，Hb 78g/L，PLT 407×10^9/L；尿常规：潜血 +++，蛋白 ++；尿蛋白定量 3.5g/24h；肝肾功能：ALT 52.0U/L，AST 78.9U/L，Cr 66.6μmol/L；SF 597.8μg/L；风湿抗体：ANA+1：320（均质斑点），双链 DNA+1：5，抗 Sm 抗体（-），抗 RNP 抗体（-），抗 SSA 抗体（-），抗 SSB 抗体（-），抗 Jo-1 抗体（-）；补体 C3 53.7mg/dL；NT-proBNP 24 000ng/L；sCD25 1 680ng/L；EBV-DNA：血浆阴性，PBMC 1.4×10^3 拷贝 /mL；NK 细胞活性 13.2%；穿孔素、颗粒酶及 CD107a 等检测均未见明显异常；骨髓细胞学：粒系、红系、巨核系增生活跃，未见噬血现象。骨髓流式细胞学、染色体、骨髓活检病理均未发现恶性克隆性肿瘤证据。腹部超声：未见脾大；超声心动：左室射血分数（LVEF）值 0.49，左室射血分数减低，左室整体室壁运动减弱，肺动脉高压（轻度），心包积液（少量）。头颅 MRI 平扫 + 增强未见明显异常。结合患者病史：反复发热、血细胞减少、TG 升高、SF 升高、NK 活性减低，该患者符合 HLH-2004 诊断标准。请风湿免疫专科会诊，患者有发热、口腔溃疡、肝功能异常、浆膜炎、血细胞减少、肾功能不全等病史，并结合自身抗体检查结果，诊断系统性红斑狼疮（systemic lupus erythematosus，SLE），狼疮性肾炎不除外。

诊断：自身免疫性疾病相关 HLH（巨噬细胞活化综合征，MAS），系统性红斑狼疮，狼疮性肾炎？ EB 病毒感染。

诊疗经过：

予以积极对症支持治疗，维持脏器功能，静脉应用人免疫球蛋白，甲泼尼龙 40mg 每天 1 次，口服环孢素 50mg 每 12 小时 1 次治疗，经治疗患者体温控制，血象恢复，肝功能恢复，NT-proBNP 及尿蛋白定量均较前明显下降，多次检测外周血 EBV-DNA 在血浆及 PBMC 中均为阴性。复查心脏超声：LVEF 值 0.62，室壁运动协调。出院后，患者口服甲泼尼龙片 36mg 每天 1 次、环孢素 50mg 每 12 小时 1 次治疗，并定期随诊。

治疗近 2 个月后，患者体温持续正常，随诊复查，入院后突发双侧肢体强直性抽搐，伴牙关紧闭、意识丧失、尿失禁。查体：BP 180/120mmHg，HR 91 次 /min。立即应用地西泮解痉镇静，发作约 3 分钟后抽搐缓解，应用咪达唑仑镇静，神经内科考虑 "癫痫大发作"。转入 ICU 病房，完善头颅 MRI 平扫 + 增强（图 50-1A），结果提示：可逆性后部白质脑病（RPLS）可能，建议复查。复查肝肾功能：ALT 83.0U/L，AST 46.8U/L，Cr 55.5μmol/L；风湿相关抗体：抗核抗体 +1：160（斑点），双链 DNA（-），抗 Sm 抗体（-），抗 RNP 抗体（-），抗 SSA 抗体（-），抗 SSB 抗体（-），抗 Jo-1 抗体（-）；补体 C3、C4 正常范围；环孢素浓度 16.8ng/mL。

予以氧气吸入、镇静解痉、脱水降颅压、控制血压，积极对症支持治疗，环孢素暂时停用，继续应用甲泼尼龙治疗原发病。发病 1 周后，患者一般状态好转，逐渐停用镇静药物，转入普通病房。结合患者风湿抗体、补体等相关化验结果，评估患者 SLE 未活动。HLH 各项指标如血常规、铁蛋白、NK 细胞活性、sCD25 均正常，故 HLH 复发的证据不足。完善腰椎穿刺检查，脑脊液（CSF）常规未见异常，CSF 生化：蛋白 62.69mg/dL；鞘内注射甲氨蝶呤 + 地塞米松预防中枢神经系统 HLH。患者状况良好，予以恢复环孢素使用，积极治疗 1 个月后，患者尿蛋白转阴，肝肾功能正常范围，无头痛、癫痫等临床表现。复查头颅 MRI：原病灶部位异常信号明显吸收（图 50-1B）。发病至 MRI 影像学完全转阴共 2 个月，期间共行腰椎穿刺 5 次并鞘内注射治疗，CSF 常规未见异常，CSF 蛋白可降至正常。患者定期我科随诊并复查头颅 MRI 均未见异常；随访至发病后 4 年患者 HLH 及 SLE 病情稳定，头颅 MRI 未见异常（图 50-1C）。患者规律风湿免疫科就诊，激素逐渐减量至停用，环孢素仍继续服用。

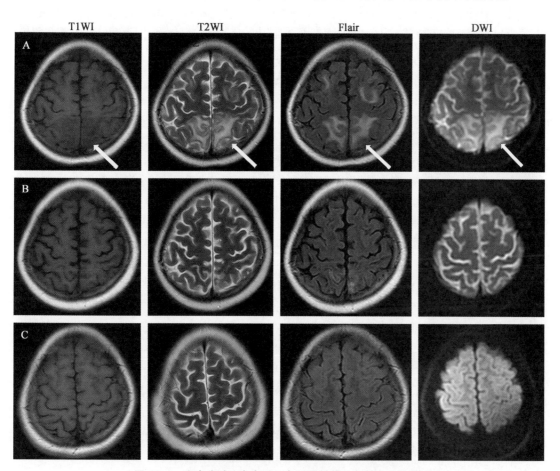

图 50-1　患者发病、治疗后 2 个月及随访 4 年的 MRI 图像

上图均为该患者头颅 MRI 平扫 + 增强图像，从左至右，依次为 T₁ 加权（T₁WI）、T₂ 加权（T₂WI）、液体衰减反转恢复序列（Flair）、扩散加权成像（DWI），分别为患者不同时期 MRI 的同一扫描层面图像。A. 患者发病后 5 天的影像，双侧额、顶、枕、颞叶可见弥漫性异常信号影（白色箭头所指部位），在 T₁WI 上呈稍低信号，在 T₂WI 及 Flair 上呈稍高信号，DWI 上呈明显高信号。B. 患者治疗 2 个月后复查结果，原病灶部位异常信号明显吸收。C. 为患者随诊 4 年的 MRI 影像结果，未见明显异常。

分析与讨论：

患者为 14 岁女性，以反复发热及多脏器功能不全（肺、心脏、肝脏、肾脏）为主要表现，多种自身抗体阳性，结合临床表现及相关化验结果，风湿专科诊断 SLE，患者在 SLE 初次发病时即合并 HLH，结合 EBV-DNA 阳性结果，考虑在 SLE 基础上，EB 病毒感染可能作为诱因，诱发 MAS 发病。积极对症支持治疗并应用环孢素、甲泼尼龙治疗后 HLH 病情控制，各脏器功能得到恢复。另外值得注意的是，患者病程中突发癫痫，头颅 MRI 提示可逆性后部白质脑病可能，经镇静解痉、脱水降颅压、控制血压、腰椎穿刺并鞘内注射等治疗后，患者完全恢复。

HLH 的诱因有两大类：引起免疫活化的因素以及引起免疫缺陷的因素。感染引起的免疫激活是常见诱因，其中最常见的感染性诱因为病毒感染，尤其是 EB 病毒。该患者 EB 病毒一过性阳性，因而 EB 病毒感染仅为 MAS 的诱因。该患者早期病程中即出现呼吸衰竭、肝功能异常、肾功能异常，应用血浆置换及脏器功能支持后好转，评估该患者 HLH 非急性活动期，且环孢素抑制 T 细胞活化亦可治疗狼疮性肾炎，因而我们应用激素联合环孢素的治疗方案，HLH 及 SLE 均得到控制。对于 MAS 的治疗，国际上尚无定论，尤其是细胞毒性药物应用亦需要进一步探讨和商榷。

在治疗过程中，患者突发癫痫大发作，头颅 MRI 提示双侧额、顶、枕、颞叶可见弥漫性常信号影，影像表现符合可逆性后部白质脑病综合征（reversible posterior leukoencephalopathy syndrome，RPLS）。该患者狼疮性肾炎不除外、长期服用激素和环孢素等均为发生 RPLS 的危险因素，但 HLH 本身是否为发生 RPLS 的危险因素并未可知。该患者发生 RPLS 的病因考虑以下可能性：①应用环孢素；② SLE 中枢累及；③ HLH 中枢受累。环孢素可引起内皮功能损伤，是目前比较明确可以引起 RPLS 的药物，血清环孢素水平升高与神经系统症状无关，出现癫痫后立即停用环孢素，临床症状缓解后继续应用该药物无症状反复，但依旧不能除外该病因。该患者的中枢表现是否为 HLH 累及所致？患者 HLH 各项指标均正常，HLH 中枢受累导致癫痫的可能性较小，但鞘内注射药物是否在患者影像学上的恢复起到关键作用并未可知。另外，患者神经系统表现是否可以用 SLE 神经系统受累来解释？我们检测了患者发病后风湿抗体、补体水平，未发现 SLE 活动的证据，因而该推测的依据不充分。综合分析，该患者应用环孢素治疗为发生 RPLS 的可能性病因。

病例系列研究显示，RPLS 通常为良性疾病，可在去除诱发因素并控制血压后的数日至数周内完全逆转，放射影像学的改善晚于临床恢复。针对 RPLS 的治疗，目前推荐控制血压、治疗癫痫、停用免疫抑制治疗，但是也有继续使用细胞毒性药物症状缓解的报道。对于 HLH 患者发生 RPLS 的情况，我们需要更多认识和探索。

专家点评：

MAS 为风湿免疫疾病状态下发生的 HLH，而不是一种单独的综合征。我国多中心 601 例 HLH 患者的病因分析显示，MAS 共有 56 例，占总人数 9.3%，女性患者更常见。加拿大学者分析了 403 例儿童发病的 SLE 患者，38 例（9%）发生 HLH，并发 MAS 的患者死亡率显著高于未发生 HLH 者。HLH 可以发生于风湿性疾病病程的任何时期,例如初诊时、治疗期间、合并感染时。EB 病毒感染可以为 MAS 的诱因,需仔细评估患者免疫及疾病状态后进行个体化治疗。HLH 的治疗分两个方面:一是抑制危及生命的炎症反应以控制 HLH 活化进展;二是控制原发病以防止复发。基础疾病会导致免疫抑制或免疫稳态破坏,部分病例给予基础疾病特异性治疗后 HLH 可获得缓解。对于 MAS 患者,有单纯治疗诱因而推迟 HLH 特异性治疗获得成功的病例报道。如果合并风湿性疾病的患者病情足够稳定可以推迟 HLH 特异性治疗,增强基础疾病的免疫抑制治疗通常有效。但 HLH 一旦暴发,其作为一种严重威胁生命的状态,尽快开始 HLH 针对性治疗是至关重要的。本例患者未应用细胞毒药物,针对 SLE 病因并加强支持治疗后获得 SLE 及 MAS 的缓解。

　　RPLS 是由多种病因引起的一种临床及影像学综合征。1996 年的一项病例系列研究才首次将其单独归为一种综合征,该临床综合征包括头痛、意识模糊或意识水平降低、视觉变化和癫痫发作,并伴有后部脑白质水肿的特征性神经影像学表现。其发病机制不详,目前主流的观点认为有以下几个方面:血流自动调节失败和高血压、脑缺血、内皮功能紊乱。RPLS 可发生于不同年龄段的患者,女性多见,最常见的危险因素是:高血压脑病、子痫、肾脏病(尤其是狼疮性肾炎及肾小球肾炎),以及使用细胞毒性或免疫抑制性药物。欧洲多中心分析 1 378 例急性淋巴细胞白血病(ALL)患者发现,52 例发生 RPLS,年龄增加、T-ALL 及白血病累及中枢为发生 RPLS 的危险因素。目前,RPLS 暂无特异性诊断标准。RPLS 可见于各种疾病状态及药物治疗过程中,环孢素可引起内皮功能损伤,是目前比较明确可以引起 RPLS 的药物。HLH 患者发生 RPLS 的报道罕见,需积极寻找诱因并加强支持治疗,另外,在临床症状缓解后,发生 RPLS 的患者行腰椎穿刺留取脑脊液检查并鞘内注射治疗,此举可以进一步加深对 RPLS 的研究认识,同时也为探索新的治疗 RPLS 的措施提供思路。

(尤亚红,金志丽,宋　悦,王　昭)

参考文献:

[1] PEI R, WANG Z, WANG Y, et al. A multicenter retrospective etiological analysis of 601 patients with hemophagocytic lymphohistiocytosis in China[J]. Zhonghua Nei Ke Za Zhi, 2018, 54(12): 1018-1022.

[2] BORGIA RE, GERSTEIN M, LEVY D M, et al. Features, treatment, and outcomes of macrophage activation syndrome in childhood-onset systemic lupus erythematosus[J]. Arthritis Rheumatol, 2018, 70(4): 616-624.

[3] LEE VH, WIJDICKS EF, MANNO EM, et al. Clinical spectrum of reversible posterior leukoencephalopathy syndrome[J]. Arch Neurol, 2008, 65(2): 205-210.

[4] KASTRUP O, GERWIG M, FRINGS M, et al. Posterior reversible encephalopathy syndrome(PRES): electroencephalographic findings and seizure patterns[J]. J Neurol, 2012, 259: 1383-1389.

[5] ANASTASOPOULOU S, ERIKSSON M A, HEYMAN M, et al. Posterior reversible encephalopathy syndrome in children with acute lymphoblastic leukemia: Clinical characteristics, risk factors, course, and outcome of disease[J]. Pediatr Blood Cancer, 2019, 66(5): e27594.

病例 51
皮肌炎相关噬血细胞性淋巴组织细胞增多症

病例展示：

患者，女性，49 岁。主因"间断发热伴肌肉酸痛 8 个月，加重伴皮疹 1 个月余"入院。

患者 8 个月前无明显诱因出现发热，体温最高 39℃，伴有畏寒、寒战、咽痛、膝关节肿痛、下肢肌肉酸痛，无咳嗽咳痰、腹痛腹泻，无口干、眼干、光过敏、皮疹、肌力下降、吞咽困难等其他症状，当地医院给予抗感染治疗效果不佳。7 个月前外院诊断未分化结缔组织病，予糖皮质激素治疗，初始剂量泼尼松 20mg/d，患者体温逐渐正常，咽痛及膝关节疼痛、肌肉酸痛症状改善，激素逐渐减量至停用。1 个月余前，患者再次出现发热，膝关节肿痛伴膝关节皮疹，四肢乏力伴下蹲起立困难，外院肌电图检查示肌源性损害，肌炎相关抗原 SRP 阳性，肌酸激酶 220U/L，SF＞2 000μg/L。骨髓穿刺：骨髓增生活跃，粒系细胞占 78.8%，可见噬血现象。给予大剂量糖皮质激素冲击治疗，皮疹减轻，肌力无明显改善，仍反复发热。

诊断：皮肌炎，噬血细胞性淋巴组织细胞增多症不除外。

诊疗经过：

入院后查体：膝关节伸面及内踝紫红色绿豆大小丘疹，肝肋下未触及，脾肋下 3cm，上肢肌力 V 级，下肢近端肌力 IV 级，远端肌力 V 级。化验：血常规 WBC 9.6×10^9/L，Hb 82g/L，PLT 247×10^9/L。ALT 14U/L，AST 49U/L，肌酸激酶 12U/L，TG 1.97mmol/L。SF 3 250.9μg/L。DIC：FDP 12.4mg/L，D-dimer 4mg/L，Fg 2.39g/L。NK 细胞活性 9.89%。sCD25 12 417ng/L。ANA 阳性 1：80（斑点），IgG 1 970mg/dL，肺炎支原体（＋），乙肝五项 HBsAg（＋），Anti-HBe（＋），Anti-HBc（＋），余（－）。呼吸道病毒抗体（－），EBV-DNA（－），CMV-DNA（－），HBV-DNA（－），肥大外斐反应（－），流行性出血热抗体（－），杜氏利什曼原虫抗体（－），结核抗体阴性，GM 试验（－），ENA（－）、ANCA（－）、RF（－），免疫球蛋白 IgA、IgM 及补体 C3、C4 均（－）。胸部 CT：左肺上叶、双肺下叶炎症，右肺下叶间质性改变。综上所述，患者存在对称性近端肌无力，血清肌酶升高，肌电图异常及特异性皮肤损害，且无病毒感染及肿瘤依据，诊断皮肌炎。患者存在发热，查体脾大，血常规示血红蛋白减少，噬血现象，铁蛋白升高，NK 细胞活性下降，sCD25 升高，诊断噬血细胞性淋巴组织细胞增多症明确。予 VP-16 150mg 联合甲泼尼龙 40mg/d 治疗，同时予阿奇霉素静点治疗支原体感染、恩替卡韦 0.5mg 每天 1 次口服预防乙肝病毒活动，患者体温降至正常（图 51-1），皮疹、肌力改善，复查 NK 细胞活性 14.76%，好转出院。随后糖皮质激素逐渐减停，序贯免疫抑制剂（环孢素）进行皮肌炎治疗。

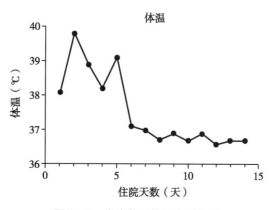

图 51-1　治疗前后体温变化趋势

随访：治疗半年后，患者体温持续正常，皮疹消退，四肢肌力正常，无肌肉酸痛及关节肿痛，复查血常规：WBC $9.39 \times 10^9/L$，Hb 112g/L，PLT $253 \times 10^9/L$；SF 374μg/L；肌酸激酶 11U/L；NK 细胞活性 15.44%；sCD25 1 384ng/L。目前已门诊随访 4 年，病情持续稳定状态。

分析与讨论：

皮肌炎是一组原因不明，以横纹肌和皮肤慢性炎症为特征的异质性疾病，主要表现为特征性皮疹、对称性近端肌无力和肌酶升高。皮肌炎继发 HLH 并不常见，有研究报道仅占自身免疫病相关 HLH（巨噬细胞活化综合征，MAS）的 6.9%。由于自身免疫病本身就可出现如发热、血细胞减少、肝脾淋巴结肿大、皮疹、铁蛋白升高等与 HLH 类似的临床表现，因此在两者同时发生时如何尽早识别、早期诊断是难点也是关键。本例患者为中年女性，临床表现为典型皮疹、CK 升高、下肢近端肌力下降，肌电图提示肌源性损害，肌炎相关抗原 SRP 阳性，皮肌炎诊断明确。在治疗过程中出现发热，贫血，SF 明显升高，骨髓发现嗜血现象，NK 细胞活性下降和 sCD25 升高，故需要考虑 MAS。

MAS 目前多被认为与过度的炎症反应引发的异常免疫调节密切相关，细胞因子风暴在 MAS 发病中起重要作用，而感染是 MAS 发生的一个重要触发因素，最常见的是病毒感染，尤其 EB 病毒感染。本例患者初始曾被诊断为未分化结缔组织病，MAS 发作时支原体阳性，胸部 CT 存在炎性病变，排除病毒等其他病原体感染，提示肺部支原体感染可能作为患者 MAS 发作的一个重要诱因，此情况下，抗感染治疗去除诱因与原发病的治疗同样重要。

MAS 的临床表现可被原发的风湿性疾病所掩盖，使其难以早期发现，要注意将临床表现同实验室检查结合分析。发热是最常见的临床表现，发生率几乎 100%，脾大（78%）和淋巴结肿大（51%）的发生也非常常见，神经系统受累发生率也较高（38%）。研究发现，皮疹、浆膜腔积液、关节症状及神经系统症状比其他类型 HLH 更常见，同时 MAS 患者铁蛋白常明显升高，可高达 10 000μg/L 以上，且该指标可用来监测病情变化。本例 MAS 患者，临床表现为发热、皮疹、关节疼痛、近端肌力下降及肌肉酸痛，符合典型皮肌炎表现，发病时 SF 明显高于正常，经治疗后症状改善，SF 逐渐降至正常水平，证明 SF 可作为疗效监测的一项重要指标。

迄今为止，国际上尚无公认的 MAS 诊断标准。2005 年 Revelli 等提出了系统性幼年特发性关节炎（sJIA）合并 MAS 的初步诊断指南，但是依据上述标准不能达到早期诊断的目的，且对其他自身免疫病合并 MAS 的预判程度不明确。有研究表明，该标准诊断皮肌炎合并 MAS 的阳性预测值仅 57%，因此需要队列研究及多中心研究评估皮肌炎患者中 MAS 的发生率而改进其诊断标准。本例 MAS 患者采用 HLH-2004 诊断标准进行诊断，由于患者出现的发热、脾大、血细胞减少、SF 升高用自身免疫病也可以解释，故 NK 细胞活性和 sCD25 检测对确诊 MAS 意义重大。

　　早期单独使用大剂量激素的方案治疗 MAS 已得到多数学者的认可，约一半病例经糖皮质激素治疗后可得到缓解，联合大剂量丙种球蛋白、血浆置换等也可有明显疗效。而对于皮肌炎合并的 MAS，由于存在巨噬细胞、T 细胞、内皮细胞激活及免疫复合物介导的机制失调等多重因素参与，单用糖皮质激素治疗往往不能控制病情，需要联合环孢素等免疫抑制剂，VP-16 作为一种治疗选择也应勇于使用。对于 VP-16 的使用剂量，我们认为 HLH-2004 方案中每次给药 $150mg/m^2$，每周给药 2 次并不适用于成人，建议减量使用。本例患者在诊断 MAS 后，大剂量糖皮质激素冲击治疗效果不佳，未能控制疾病进展，遂接受含 VP-16（150mg/ 次）的方案，HLH 最终得到控制，序贯原发病治疗，病情持续稳定。

专家点评：

　　MAS 的病因中，最常见的是 sJIA、成人 Still 病和系统性红斑狼疮（SLE），皮肌炎继发 HLH 相对少见。与其他的 MAS 不同的是，绝大多数 HLH 发生在诊断自身免疫性疾病之后，而皮肌炎继发 HLH 往往发生在皮肌炎诊断同时，甚至在诊断皮肌炎之前，加之皮肌炎本身可出现发热、皮疹、SF 升高等与 HLH 类似的表现，往往导致诊断延迟，最终预后较差。有研究总结 18 例皮肌炎继发 HLH 患者，其中 7 例（38.9%）因 MAS 或其并发症而死亡，在其他自身免疫性疾病的 MAS 中，21 例成人 Still 病患者中有 2 例（9.5%）、1 031 例 SLE 患者中有 5 例（4.9%）死亡，皮肌炎继发的 HLH 死亡率高于其他自身免疫性疾病，也有学者认为皮肌炎是与死亡率相关的因素之一，故早期诊断及时治疗对于改善患者预后至关重要。

　　目前 MAS 的特异性诊断标准只针对 sJIA 发布过，初部指南于 2005 年首次发表，2016 年在此基础上加入了高铁蛋白血症，提高了 MAS 与感染等其他疾病的鉴别能力，诊断特异性和敏感性优于 HLH-2004 诊断标准。但由于皮肌炎合并 HLH 的高死亡率及已知的诊断延迟，需提出皮肌炎相关 MAS 的个体化标准，以帮助早期诊断，但由于该病发病率低，缺乏临床实验数据，皮肌炎相关 MAS 的诊断指南很难编写。

　　MAS 的死亡率很高，在一项对 30 个病例的研究中，死亡率高达 20%，严重的免疫激活可导致终末器官损伤，糖皮质激素是治疗 MAS 的主要药物，对于皮肌炎相关 MAS，早期给予 VP-16 治疗可能使患者获益。由于 MAS 本质是细胞因子风暴，故特定细胞因子的生物靶向治疗也是研究热点，目前主要集中在 IL-18 和 IFN-γ 两个靶点的研究，需更多临床试验以进一步验证。

　　综上所述，MAS 多发生于皮肌炎早期，其死亡率高于其他自身免疫性疾病，对皮肌炎患者出现高热、血细胞减少及 SF 升高，应尽早行 NK 细胞活性和 sCD25 检测，以期早期诊断。治疗上，早期联合使用糖皮质激素及 VP-16 等免疫抑制剂，可有效控制炎症因子风暴，改善患者生存。

（冯翠翠，金志丽，宋　悦，王　昭）

参考文献：

[1] 王昭. 组织细胞疾病[M]. 北京：人民卫生出版社，2018.

[2] KISHIDA D, SAKAGUCHI N, UENO K I, et al. Macrophage activation syndrome in adult dermatomyositis：a case-based review[J]. Rheumatol Int, 2020, 40（7）：1151-1162.

[3] YAJIMA N, WAKABAYASHI K, ODAI T, et al. Clinical features of hemophagocytic syndrome in patients with dermatomyositis[J]. J Rheumatol, 2008, 35（9）：1838-1841.

[4] GROM A A, HORNE A, DE BENEDETTI F. Macrophage activation syndrome in the era of biologic therapy[J]. Nat Rev Rheumatol, 2016, 12（5）：259-268.

[5] LANGE A V, KAZI S, CHEN W, et al. Fatal case of macrophage activation syndrome（MAS）in a patient with dermatomyositis and cytomegalovirus（CMV）viraemia[J]. BMJ Case Rep, 2018：bcr2018225231.

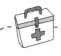

病例 52
ANCA 相关血管炎合并噬血细胞性淋巴组织细胞增多症

病例展示：

患者，男性，66 岁。主因间断发热伴咳嗽、咳痰 4 个月余入院。

患者 4 个月余前无明显诱因出现发热，体温最高 39℃，伴畏寒、寒战、咳嗽、咳少量黄痰，无咯血及胸痛。就诊外院考虑"肺部感染"，予左氧氟沙星抗感染治疗，体温波动于 38～39℃，出现双下肢酸痛，无法行走。血常规：WBC 8.8×10^9/L，Hb 106g/L，PLT 248×10^9/L。生化：ALT 316.7U/L，AST 200.1U/L，TBIL 25.03μmol/L，DBIL 8.22μmol/L，LDH 1 072.5U/L，SF 343μg/L，ESR 88mm/1h。P-ANCA 1：100。胸部 CT 示双肺间质纤维化，左肺上叶炎性结节可能，两侧胸膜轻度肥厚。诊断为 ANCA 相关小血管炎（肺部累及），肺部感染。予甲泼尼龙 40mg 每天 1 次联合头孢噻肟抗感染治疗。患者症状缓解，激素逐渐减量。3 个月前患者再次出现发热，考虑与血管炎相关，予环磷酰胺 400mg 每 2 周 1 次、甲泼尼龙 24mg 每天 2 次、阿达木单抗 40mg 每 2 周 1 次联合治疗，患者症状好转，规律应用上述药物。20 余天前甲泼尼龙减量至 20mg 每天 2 次后患者再次出现发热、咳嗽、喘憋、双下肢水肿。胸部 CT 示双肺间质性病变继发感染，予头孢他啶抗感染，甲泼尼龙 80mg 每天 1 次治疗 5 天后，体温无明显下降，予环磷酰胺 400mg 后体温降至正常。1 周前患者再次出现发热，血常规示 WBC 1.8×10^9/L，Hb 87g/L，PLT 16×10^9/L。完善骨髓细胞学示骨髓增生活跃，可见噬血细胞，巨核细胞及血小板少见。予比阿培南及伏立康唑抗感染，人血丙种球蛋白冲击治疗，患者体温及肺部症状无明显好转，肌肉酸痛、乏力症状明显，SF ＞ 2 000μg/L，IL-6 34.6pg/mL。考虑不除外 HLH，为进一步诊治收入我院。查体：体温 38.3℃，脉搏

95 次 /min, 呼吸 23 次 /min, 血压：150/80mmHg。全身皮肤巩膜无黄染, 浅表淋巴结无肿大。全身皮肤可见散在出血点及瘀斑。双肺呼吸音粗, 双下肺可闻及干湿性啰音, 心律齐, 未闻及杂音。腹软, 无压痛, 肝肋下未触及, 脾肋下 1cm, 质软。双下肢轻度可凹性水肿。

诊疗经过：

患者入院后给予输血等对症支持治疗, 完善相关检查。NK 细胞活性 12.51%, 可溶性 CD25 > 44 000ng/L。SF 11 614μg/L。TG 3.31mmol/L, Fg 0.52g/L。IL-6 31.2pg/mL。腹部 B 超示脾大。降钙素原、G 试验、GM 试验、EBV-DNA、CMV-DNA、血培养、痰培养均未见异常。骨髓细胞学、免疫分型及骨髓病理检查示骨髓增生活跃, 可见噬血现象, 未见恶性克隆性细胞。根据 HLH-2004 诊断标准, 患者存在发热、全血细胞减少、脾大、骨髓可见噬血现象, NK 细胞活性下降, sCD25 升高, 明确诊断为 HLH。患者既往 ANCA 相关血管炎诊断明确, 未发现明确感染诱因, IL-6 明显升高, 考虑 ANCA 相关血管炎继发 HLH 可能性大。给予 HLH-2004 方案联合托珠单抗治疗。患者体温降至正常, 咳嗽、咳痰症状好转。复查 SF 825μg/L, sCD25 8 400ng/L。予 G-CSF 及 rhTPO 支持治疗后, 血细胞三系逐渐恢复。继续给予 ANCA 相关血管炎的原发病治疗。

分析与讨论：

自身免疫性疾病是成人 HLH 的常见继发因素。自身免疫性疾病及其治疗过程中的感染均可诱发 HLH。前者, HLH 可以在确诊自身免疫性疾病之前发生, 也可发生于疾病诊断的同时, 或在疾病进展或复发时出现。血管炎相关 HLH 发生率较低, 仅占自身免疫性疾病并发 HLH 患者的 5%。后者, 在自身免疫性疾病治疗过程中出现; 患者治疗后机体免疫功能受到抑制, 在病毒、侵袭性真菌、一些细菌感染或并发肿瘤等因素的刺激下出现 HLH 的临床表现; 此时患者的自身免疫病往往处于稳定期。该患者 ANCA 相关血管炎诊断明确, 在治疗过程中, 疾病反复复发进展, 应用环磷酰胺、阿达木单抗等多种药物治疗, 糖皮质激素仍无法减量。末次复发后, 环磷酰胺治疗后出现一过性体温正常, 但很快出现全血细胞减少、发热、咳嗽、咳痰症状加重, 及时的骨髓细胞学检查, 除外细胞毒性药物应用后的骨髓抑制, 发现噬血细胞, 提示患者完善 HLH 相关检查, 是该患者明确诊断的关键。

确诊 HLH 后, 正确判断 HLH 的诱因非常重要, 祛除诱因才能迅速控制 HLH、有效预防复发。该患者在血管炎治疗过程中出现 HLH 临床表现, 且近期接受了多种免疫抑制剂及细胞毒性药物治疗, 需首先除外感染诱发 HLH。完善相关感染病原学及生化、影像学检查, 未发现新发活动性感染。患者呼吸道症状及肌肉酸痛、乏力症状较前加重, 经风湿免疫专科会诊, 考虑存在自身免疫病活动, 判定为 ANCA 相关血管炎诱发 HLH。治疗应兼顾 HLH 及血管炎的治疗。IL-6 是一种重要的多效能细胞因子, 具有广泛的生物学活性, 该生物活性主要参与调节炎症、细胞增殖、血液病及肿瘤形成。相关研究表明：IL-6 可通过引发炎症从而导致血管新生, 是血管炎的发病原因之一。托珠单抗是一种 IL-6 拮抗剂, 可通过抑制 IL-6 的水平, 降低其在血管炎发病中的炎症效应, 使病情缓解, 在难治 / 复发血管炎患者治疗中已获得一定疗效。托珠单抗同样在伴有 IL-6 升高的急性淋巴细胞白血病合并 HLH 患者中获得一定疗效,可有效控制炎症因子风暴,降低 IL-6 水平。该患者多次检查均提示 IL-6 水平升高,因此我们在 HLH-2004 方案基础上联合托珠单抗治疗,患者 HLH 迅速得到控制,症状改善。

专家点评:

ANCA 相关血管炎患者合并 HLH 发病率低,在诊疗过程中容易被忽视。与其他自身免疫性疾病类似,在治疗过程中出现不明原因的病情加重,且伴有一系和多系血细胞减少、血清铁蛋白明显升高或高甘油三酯血症时,建议早期完善骨髓细胞学检查,发现噬血现象时警惕 HLH 可能。自身免疫性疾病种类繁多,且各种疾病的临床表现及治疗差异较大,当患者出现疾病相关 HLH 时,除给予 HLH-2004 方案等治疗外,需根据疾病特点,给予个体化治疗,尽快控制原发病,是提高治疗有效率、预防复发的关键。HLH 达到完全缓解后,可以早期终止 HLH 治疗,回归原发病的治疗,但需监测血常规、铁蛋白、可溶性 CD25 等指标,定期随诊。

(魏　娜,金志丽,宋　悦,王　昭)

参考文献:

[1] 夏忠彬. 托珠单抗在血管炎患者中的应用现状 [J]. 重庆医学, 2018, 47(30): 3933-3935.
[2] 任飞凤, 陈林, 黄文瀚, 等. 自身免疫病相关性噬血细胞性淋巴组织细胞增多症 16 例临床特征 [J]. 中华临床免疫和变态反应杂志, 2019, 13(1): 11-16.
[3] TEACHEY D T, RHEINGOLD S R, MAUDE S L, et al. Cytokine release syndrome after blinatumomab treatment related to abnormal macrophage activation and ameliorated with cytokine-directed therapy[J]. Blood, 2013, 121(26): 5154-5157.

病例 53
干燥综合征继发噬血细胞性淋巴组织细胞增多症伴中枢神经系统病变

病例展示:

患者,女性,31 岁。主因反复发热伴淋巴结肿大 9 个月余入院。

患者于 2019 年 2 月初出现发热,体温最高 39℃,伴畏寒、干咳、流涕、咽痛,予静脉输注利巴韦林、头孢呋辛等治疗后体温正常。患者 2 个月后再次出现发热,体温最高 39℃,伴颈部淋巴结肿大,触痛明显,伴咽痛。2019 年 4 月就诊于当地医院查血常规:WBC 4.64×10^9/L, Hb 133g/L, PLT 175×10^9/L。颈部淋巴结超声:双侧颈部偏低回声结节,考虑淋巴结（部分增大）。予颈部较大淋巴结穿刺涂片病理示：镜下见大量淋巴细胞及炎细胞，考虑淋巴结炎性病变。患者口服头孢类抗生素后体温恢复正常，淋巴结较前缩小，疼痛缓解。2 周后再次出现发热，伴甲状腺部位疼痛感，复查血常规：WBC 10.31×10⁹/L，Hb 126g/L，PLT 265×10⁹/L；ESR 55mm/h。甲状腺功能：T_3 2.66ng/mL ↑，T_4 22.71ng/mL ↑，游离 T_3 5.11ng/mL ↑，TSH < 0.005μIU/mL ↓，抗甲状腺球蛋白抗体 258.8IU/mL ↑，抗甲状腺过氧化物酶抗体 36.31IU/mL ↑，促甲状腺受体抗体 2.39IU/L ↑。甲状腺超声：甲状腺回声欠均匀，考虑不除外"亚急性甲状腺炎"，给予对症退热治疗后好转。后患者再次出现发热，于 2019 年 6 月初再次就诊于当地医院，查降钙素原 0.05ng/mL，IL-6 18.24pg/mL，CRP 14.9mg/L。呼吸道病原体九项阴性。血培养阴性。EB 病毒 IgM 阴性。免疫全检：IgG 27.90g/L ↑，IgA 5.09g/L ↑，C4 0.14g/L，K 轻链 19.80g/L，L 轻链 17.50g/L。SF > 1 650μg/L；ESR 60mmHg。抗核抗体谱：抗核抗体 IgG（IIF）阳性，IF-ANA 滴度 1∶1 000，抗 Ro-52 抗体 ++，抗 SSA 抗体 ++。抗中性粒细胞浆抗体阴性。肾小球基底膜抗体 IgG+。腹部超声：脾大（13.8cm×5cm）。甲状腺 ECT：甲状腺大小、形态大致正常，质地欠均匀。完善骨髓穿刺骨髓细胞学：未见嗜血现象。右颈部淋巴结活检病理：免疫组化增生大细胞表达：CD3（+）、CD20（+）、CD21（滤泡网 +）、CD68（散 +）、CD30（+）、CD43（+）、bcl-2（-）、MPO（-）、TdT（-）、PaX-5（-）、KI-67（+80%）、TIA-1（+）、GrB（+）；EBER 原位杂交（+0~5%）。结合免疫组化结果诊断（右颈部）淋巴结滤泡间区弥漫性免疫母细胞样大细胞增生，符合传染性单核细胞增多症。入院后先后给予头孢唑肟、左氧氟沙星抗感染，同时给予双氯芬酸钠对症治疗后体温正常，停药后再次发热，加用泼尼松 10mg 每天 3 次治疗后体温正常。2019 年 11 月患者泼尼松减量为 5mg 每天 1 次时再次出现发热。2 周后就诊当地医院呼吸科，查血常规：WBC 17.6×10⁹/L，Hb 97g/L，PLT 233×10⁹/L；PCT 0.34ng/ml；生化系列：ALT 41U/L，AST 54U/L，LDH 491.31U/L；SF > 1 650μg/L。浅表淋巴结仍肿大，行腋下淋巴结活检病理示：符合淋巴结反应性增生，以副皮质区增生为主。经外院病理专家会诊仍考虑淋巴结反应性增生。

患者仍有反复发热，考虑血液系统疾病可能大，于 2019 年 12 月底转诊入当地医院血液科。查血常规：WBC 8.83×10⁹/L，Hb 85g/L，PLT 239×10⁹/L；IL-6 55.06pg/mL。生化：ALT 159U/L，AST 378U/L，LDH 889U/L。风湿三项：抗"O" 440IU/mL，类风湿因子 21IU/mL。铁蛋白 > 1 650ng/ml。呼吸道病原体、布鲁氏菌、黑热病检测阴性。胸部 CT：右肺上叶胸膜下及左肺下叶小结节。给予左氧氟沙星、头孢唑肟抗感染治疗，仍有间断发热。后给予地塞米松、双氯芬酸钠等治疗。进一步查唾液腺显像示：①双侧腮腺功能大致正常；②双侧下颌下腺浓聚、排泄功能受损。眼干三项检查：泪膜破裂时间阳性，右眼角膜荧光染色阳性，结合患者抗核抗体 IgG 阳性，抗 Ro-52 抗体阳性，抗 SSA 抗体阳性。考虑"干燥综合征"诊断成立。加用羟氯喹治疗，后因过敏反应停用。2020 年 1 月开始应用泼尼松 10mg、每天 3 次。复查血常规：WBC 18.61×10⁹/L，Hb 105g/L，PLT 17×10⁹/L；生化：ALB 25.8g/L，ALT 610U/L，AST 237U/L，LDH 4 318U/L，TG 3.27mmol/L。凝血：Fg 1.36g/L。EBV DNA < 1 000 拷贝 /mL，CMV DNA < 500 拷贝 /mL，细小病毒 B19 DNA < 250 拷贝 /mL。sCD25 升高，NK 细胞活性降低。骨髓穿刺骨髓细胞学：可见嗜血细胞。考虑患者"嗜血细胞性淋巴组织细胞增多症"，予以抗感染、甲泼尼龙及丙种球蛋白治疗。患者仍有发热，病情逐渐进展，出现精神神经症状，并出现惊厥、抽搐。后转入 ICU 病房，开始给予 DEP 方案治疗，同时给予丙种球蛋白治疗。1 周后加用芦可替尼治疗。后行腰椎穿刺，测脑脊液压力 160mmH₂O，鞘内注

射甲氨蝶呤 10mg+ 地塞米松 5mg 治疗。脑脊液生化、常规未见明显异常。后查噬血细胞性淋巴组织细胞增多症相关基因二代测序检查未检测到明确相关致病基因突变。

诊疗经过：

患者于 2020 年 1 月底就诊，复查血常规：WBC 1.11×10^9/L，NEU 0.13×10^9/L，Hb 95g/L，PLT 13×10^9/L，CRP 32.01mg/L。生化：ALT 91U/L，AST 48.5U/L，LDH 384U/L，TG 1.58mmol/L。Fg 2.89g/L。ESR 59mm/1h。SF 3 503.3μg/L。布鲁氏菌虎红试验、流行性出血热 IgM+IgG、结核抗体、结核感染 T 细胞、肥达外斐、G 试验、GM 试验、CMV-DNA、EBV-DNA 均为阴性。单纯疱疹病毒（Ⅰ + Ⅱ型）阳性。抗核抗体谱：抗 SSA52 抗体阳性（ + ）、抗 SSA60 抗体强阳性（+++），抗中性粒细胞胞浆抗体阴性。头颅磁共振：双侧中央前回异常信号（图 53-1）。复查骨髓细胞学：未见噬血现象。骨髓免疫分型、*IGH/TCR* 基因重排、骨髓染色体：未见异常。骨髓病理：造血组织增生活跃，组织细胞增多，可见噬血现象，未见 EB 病毒感染。NK 细胞活性 13.12%。sCD25 1 754ng/L。MUNC13-4、CD107a 表达正常；颗粒酶B 表达率：NK 细胞 64.6% ↓，CTL 44.74%。患者入院评估 HLH 状态为部分缓解，但存在肺炎、消化道出血，给予积极抗感染、止血等对症治疗。好转后于 2020 年 2 月初再次给予 DEP 方案治疗，同时联合芦可替尼治疗。后行腰椎穿刺检查，脑脊液压力为 200mmH$_2$O，给予甲

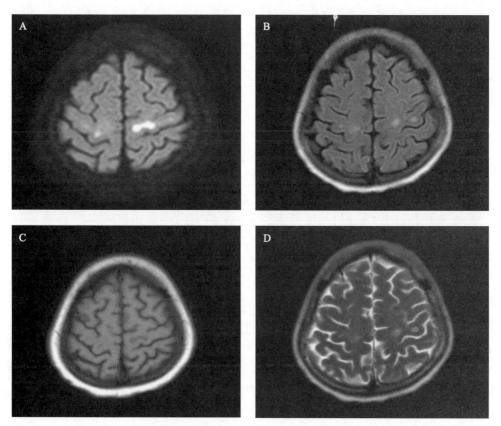

图 53-1　患者头颅磁共振，提示双侧中央前回多发斑片状异常信号影
A. DWI 上呈高信号。B. FLAIR 上呈稍高信号。C. T$_1$WI 上呈等或稍低信号。D. T$_2$WI 上呈稍高信号。

氨蝶呤 10mg，地塞米松 5mg 鞘内注射。脑脊液生化、常规、免疫分型未见明显异常。后患者在完成 4 个疗程 DEP 方案联合芦可替尼治疗后病情达部分缓解。出院后小剂量激素联合硫唑嘌呤治疗干燥综合征。

分析与讨论：

　　自身免疫性疾病相关 HLH 的具体发病机制尚不完全清楚。但是，伴发感染、疾病活动和免疫抑制剂的应用往往是 HLH 发生的常见诱因。尤其对于干燥综合征继发 HLH，其常见诱因为感染。从发病过程看，自身免疫性疾病活动或者感染可能为本病例 HLH 发生的诱因。本病例最初发病时，出现淋巴结肿大及亚急性甲状腺炎，考虑当时自身免疫性疾病活动。后本病例病情进展诊断为 HLH 时，在 ICU 病房发现合并肺炎，且入我院时发现疱疹病毒 DNA 阳性，所以本病例可能在自身免疫性疾病活动的基础上合并感染，最终发生 HLH。虽然本病例发病时有浅表淋巴结肿大，但是两次淋巴结病理活检结果和外院专家会诊均未发现肿瘤证据，且结合骨髓活检病理结果基本可以除外肿瘤。而本病例曾行 HLH 相关基因二代测序检查未检测到明确相关致病基因突变，基本除外原发性 HLH。

　　目前对于自身免疫性疾病相关 HLH 尚无统一的治疗方案，治疗原则包括 HLH 治疗和原发病治疗。既往文献报道自身免疫病相关 HLH 单一激素治疗可以使部分患者获得缓解。对于激素耐药的患者也有尝试应用氟达拉滨联合地塞米松治疗后获得缓解的报道。环孢素作为一种免疫抑制剂，对 T 细胞有明显的抑制作用，联合激素治疗可以控制高细胞因子血症。所以，有研究认为环孢素可以适用于自身免疫性疾病相关 HLH 病情严重和激素耐药患者，早期应用可以改善患者病死率。故对于病情危重和上述治疗效果差的患者可以接受 HLH-2004 方案治疗。因为 HLH-2004 方案中不仅含激素和环孢素，同时含有 VP-16。而 VP-16 是一种细胞毒类药物，可抑制单核巨噬细胞系统，促进细胞凋亡，是 HLH 治疗的关键药物。本中心通过既往对自身免疫性疾病相关 HLH 应用 DEP 方案治疗，发现 DEP 方案可以使大部分患者获得非常好的治疗效果。本病例接受 DEP 方案后同样获得缓解。同时本病例在病情危重时，如合并肺炎、消化道出血时加用芦可替尼治疗。这对于尽快控制高细胞因子血症和激素减量具有重要意义。而对于干燥综合征本身的治疗，患者曾接受羟氯喹治疗，但因过敏反应而停用。后给予硫唑嘌呤治疗，干燥综合征控制尚可。

　　本病例在疾病过程中发生中枢神经系统症状，结合患者颅内压增高、影像学异常，考虑存在中枢神经系统病变。而 HLH 和干燥综合征均可以发生中枢神经系统受累，所以是 HLH 还是干燥综合征累及中枢神经系统需要鉴别。由于无法获得病理学证据，所以鉴别非常困难。但是，HLH 伴神经受累主要见于中枢神经系统受累；而干燥综合征的周围神经受累较中枢神经系统受累更常见。从临床表现方面，HLH 伴发中枢神经系统受累最常见的为癫痫发作，其他包括意识障碍、脑膜炎、共济失调、脑神经受损、颅内压增高和易激惹等等；而干燥综合征的中枢神经系统病变最常见为肢体无力、言语障碍、感觉障碍、视力减退等。从影像学方面，HLH 伴发中枢神经系统受累病灶可分为广泛型、局灶型和混合型，病灶多数在脑室周围皮质区和近皮质区，分布一般呈多脑叶、双侧或对称性；但干燥综合征中枢神经系统病变一般均为多灶性损害。而且本病例中枢神经症状发生在 HLH 治疗前病情进展时。综合以上分析，我们更倾向于 HLH 伴发中枢神经系统受累。治疗方面给予鞘内注射甲氨蝶呤和地塞米松治疗。但是,伴中枢神经系统受累的 HLH 一般预后差,应给予密切监测病情,如发生疾病复发,仍建议行异基因造血干细胞移植。

专家点评:

　　自身免疫性疾病相关 HLH 也称为巨噬细胞活化综合征,是自身免疫性疾病的罕见而致命的并发症。伴发感染、疾病活动和免疫抑制剂的应用往往是 HLH 发生的常见诱因。尤其对于干燥综合征继发 HLH,其常见诱因为感染。治疗方面,既需要积极治疗 HLH,又需要积极控制感染消除诱因,同时还需要治疗自身免疫病。目前对于自身免疫性疾病相关 HLH 尚无统一的治疗方案,单用激素、激素联合环孢素或氟达拉滨,以及含 VP-16 的联合免疫化疗等方案均有报道。本中心通过既往对自身免疫性疾病相关 HLH 应用 DEP 方案治疗的经验,发现 DEP 方案可以使该类患者获得非常好的疗效。本病例接受 DEP 方案后同样获得缓解。对于伴中枢神经系统病变的自身免疫病相关 HLH 的患者,应警惕 HLH 的中枢受累的情况。伴中枢神经系统受累的 HLH 一般预后差,应给予密切监测病情,警惕疾病复发。

（孟广强,王新凯,金志丽,宋　悦,王　昭）

参考文献:

[1] 闫丽娟,马骥良,王昭. 风湿性疾病相关噬血细胞性淋巴组织细胞增多症研究进展[J]. 中华风湿病学杂志,2011,15(12):864-866.

[2] 曾祥宗,王旖旎,王晶石,等. 自身免疫病相关噬血细胞性淋巴组织细胞增多症 29 例临床分析[J]. 白血病·淋巴瘤,2014,23(9):541-545.

[3] 蔡桂兰,王淑辉. 噬血细胞性淋巴组织细胞增多症的中枢神经系统表现[J]. 中风与神经疾病杂志,2015,32(2):186-188.

[4] 范薇,华冰珠,冯学兵,等. 原发性干燥综合征合并中枢神经系统病变 38 例临床分析[J]. 中华风湿病学杂志,2018,22(4):234-238.

病例 54
类风湿关节炎相关噬血细胞性淋巴组织细胞增多症

病例展示:

　　患者,女性,47 岁。主因"间断发热 1 个月余"入院。

患者既往类风湿关节炎病史 30 余年，10 余年前发现脾大，伴白细胞及血小板减低，WBC 波动在 2×10^9/L 左右，血小板波动在 30×10^9/L 左右。1 个月余前患者为行脾脏切除于外院住院，住院期间出现发热，积极抗感染治疗未能控制体温。查血常规：WBC 1.89×10^9/L，Hb 119g/L，PLT 20×10^9/L；生化：ALT 17U/L，AST 16U/L；凝血功能：Fg 3.39g/L；NK 细胞活性 15.59%；sCD25 17 628.2ng/L；SF > 2 000μg/L；骨髓细胞学未见噬血现象；骨髓活检未见明显异常细胞灶。患者持续发热，两系减低，铁蛋白、sCD25 升高，脾大，符合 HLH-2004 诊断标准，诊断为噬血细胞性淋巴组织细胞增多症，予 HLH-94 方案化疗，效果不佳，仍间断出现发热。患者为进一步治疗入院。

诊断：噬血细胞性淋巴组织细胞增多症，类风湿关节炎。

诊疗经过：

患者入院时仍间断发热。查血常规：WBC 1.00×10^9/L，NEU 0.97×10^9/L，Hb 90g/L，PLT 7×10^9/L；生化：ALT 134U/L，AST 66U/L，TBIL 47.92μmol/L，DBIL 17.99μmol/L，IBIL 29.93μmol/L，TG 0.63mmol/L；凝血功能：APTT 37.1s，Fg 0.91g/L，PTa 92.2%；CRP 0.57mg/L，ESR 13mm/1h；RF 68.3kIU/L ↑；ANA、ENA、ANCA 及 ACL 阴性；SF：2 246.7μg/L；sCD25 21 850.4ng/L；穿孔素蛋白在 NK 细胞上表达下降；CD107a 脱颗粒功能、其他原发 HLH 蛋白表达正常；EBV、CMV、G 试验及 GM 试验阴性，抗结核抗体及结核感染 T 细胞检测均为阴性。腹部 CT 示脾脏明显增大，实质内可见一楔形低密度区，肝实质密度均匀，未见异常密度影，腹腔及腹膜后间隙未见肿大淋巴结。胸部 CT 示双侧肺门及纵隔内未见明显增大淋巴结（图 54-1）。考虑患者 HLH 活动状态，予 DEP 方案化疗后，患者体温降至正常，HLH 部分缓解。2 周后行脾切除术，病理：脾脏结构紊乱，红髓增多，白髓减少，红髓内见较多组织细胞，并见组织细胞吞噬红细胞。病理诊断：慢性淤血性脾肿大，伴有噬血现象及髓外造血。4 周后复查，血常规：WBC 15.6×10^9/L，NEU 14.6×10^9/L，Hb 86g/L，PLT 31×10^9/L；生化：ALT 30.8U/L，AST 19U/L，TBIL 27.79μmol/L，DBIL 11.97μmol/L，IBIL 15.82μmol/L；凝血功能：APTT 28.0s，Fg 1.28g/L，PTa 112.9%；SF 1 138.9μg/L；sCD25 850.8ng/L；NK 细胞活性：17.57%。患者完成 2 个疗程 DEP 方案化疗后，HLH 达到部分缓解，于外院继续类风湿关节炎治疗。

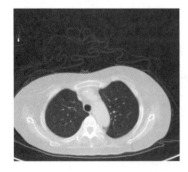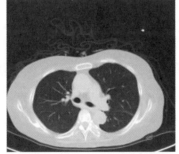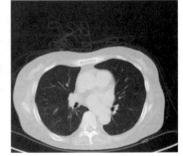

图 54-1　患者入院时胸部 CT

末次化疗 1 个月后，患者再次出现间断发热。查血常规：WBC 13.9×10^9/L，NEU 12.0×10^9/L，Hb 81g/L，PLT 66×10^9/L；生化：ALT 25U/L，AST 68.8U/L，TBIL 40.27μmol/L，

DBIL 14.35μmol/L,IBIL 25.92μmol/L;凝血功能:APTT 42.5s,Fg 1.37g/L,PTa 103.9%;SF 5 001μg/L;sCD25 6 106.4ng/L。胸部 CT 示双肺弥漫小结节,以腺泡结节为主,考虑 HLH 稳定,粟粒性肺结核不能除外(图 54-2)。专科医院会诊后给予抗结核治疗,后患者出现四肢抽搐,伴小便失禁,复查胸部 CT 示炎症加重,头颅 MRI 示双侧放射冠及大脑深部白质异常信号,板障及斜坡内可见异常信号(图 54-3)。专科医院会诊,考虑结核性脑膜炎,患者因抗结核治疗无效死亡。

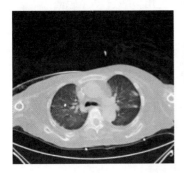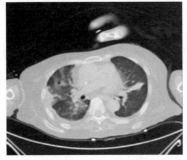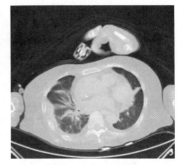

图 54-2　患者末次化疗 1 个月后胸部 CT

可见弥漫小结节,粟粒性肺结核可能性大。

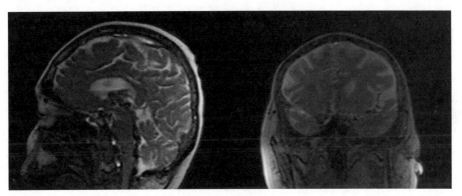

图 54-3　患者头颅 MRI

可见多发异常信号。

分析与讨论:

类风湿关节炎(rheumatoid arthritis,RA)是一种常见于青年女性的、病因未明的、慢性以炎性滑膜炎为主的系统性疾病,各个年龄段均可发病。临床常表现为低热、晨僵及多关节的对称性炎症。Felty 综合征是一种具有特殊表现的严重类风湿关节炎,多见于病程 10 年以上的 RA 患者,除典型的 RA 表现外,患者出现脾脏大、白细胞计数减低,还可伴有皮肤色素沉着、全身淋巴结肿大、下肢溃疡、贫血、血小板轻度减低、反复感染等,少数患者在出现类风湿关节炎症状前已出现脾大及白细胞计数减低。

MAS 发病的确切机制目前尚不明确,穿孔素或颗粒酶表达减低造成细胞毒功能缺陷,造成巨噬细胞的异常扩增是可能的发病机制。也有研究认为,自身抗体介导和循环免疫复合物在骨髓造血细胞上沉积,造成其对吞噬细胞的易感性增加在 HLH 的发病中起到一定作用。RA 继发噬血细胞性淋巴组织细胞增多症,较为少见,多发生于疾病的早期或活动期,RA 活动、感染、免疫抑制剂的应用等因素均可诱发 HLH,但具体的发病机制亦不清楚。

本例患者以持续高热起病,伴两系血细胞减低,脾大,同时伴有铁蛋白、sCD25 升高,噬血细胞性淋巴组织细胞增多症诊断成立。原发病方面,患者 EBV、CMV、G 试验及 GM 试验、抗结核抗体、结核感染 T 等病原学检查均为阴性,感染相关 HLH 可能性不大;患者老年女性,NK 细胞活性及 CD107a 等检查未见明显异常,原发性 HLH 可能性不大;患者 CT 未见异常肿大淋巴结及异常密度影,骨髓细胞学及骨髓活检未见肿瘤性病变,脾脏活检提示慢性淤血性脾大,无肿瘤证据,肿瘤相关 HLH 基本排除,患者既往 RA 病史 30 余年,疾病处于活动期,因此最终考虑诊断为 RA-HLH。

确诊 HLH 后,患者接受了 HLH-94 方案化疗,治疗后病情不缓解,体温未能得到控制,血象未改善,并出现肝功能损害,应用 DEP 方案进行挽救治疗后,HLH 达到部分缓解,转入 RA 治疗。目前,国际上推荐大剂量激素冲击作为 MAS 的一线治疗,二线治疗常应用环孢素、甲氨蝶呤等。我中心的病例资料提示,对于激素难治的 MAS 患者,VP-16 是一种安全而有效的药物,应用 HLH-94 或 HLH-2004 方案未获得缓解者,可应用 DEP 方案进行挽救治疗。不幸的是,本例患者在 RA 治疗过程中,HLH 稳定状态下,出现了难以控制的结核分枝杆菌感染,最终死于结核感染。

专家点评:

自身免疫性疾病继发噬血细胞性淋巴组织细胞增多症临床常表现为在慢性风湿性疾病的基础上,出现急剧的病情变化,包括高热、肝脾及淋巴结肿大、全血细胞减少、肝功能损害及弥散性血管凝血等 HLH 的典型症状。值得注意的是,Felty 综合征继发感染者在临床表现上与噬血细胞性淋巴组织细胞增多症极其相似,当考虑 RA 患者可能出现 HLH 时,应注意与 Felty 综合征进行鉴别,Felty 综合征患者实验室检查可见 C 反应蛋白升高,血沉增快,RF 呈高滴度阳性,骨髓细胞学检查可见粒细胞成熟障碍,可帮助与 HLH 进行鉴别。

RA 可累及全身多个脏器,RA-HLH 患者在进行化疗前,应对各脏器功能进行评估,加强脏器功能保护,此外,长期服用免疫抑制剂、化疗药物的应用及 HLH 本身均使患者免疫力低下,易于发生各种感染,包括结核的感染。此外,也有部分患者本身存在结核的潜伏感染,结核进展使患者不能耐受化疗,然而若不能及时进行治疗,HLH 的迅速进展也会危及患者生命,使临床治疗陷入僵局。虽然本例患者出现结核播散的情况为 HLH 稳定状态下,但亦提示我们,在 HLH 的治疗过程中,应定期复查胸部 CT,必要时应加用抗结核药物。除结核外,HLH 患者也常出现真菌感染,耐药细菌的感染,强有力的抗感染治疗在 HLH 治疗过程中占据重要地位。

(贺凌博,王旖旎,金志丽,宋　悦,王　昭)

参考文献:

[1] SMOLEN J S, ALETAHA D, MCINNES I B. Rheumatoid arthriti [J]. Lancet, 2016, 388(10055): 2023-2038.

[2] RINGOLD S, WEISS P F, BEUKELMAN T, et al. 2013 update of the 2011 American College of Rheumatology recommendations for the treatment of juvenile idiopathic arthritis: recommendations for the medical therapy of children with systemic juvenile idiopathic arthritis and tuberculosis screening among children receiving biologic medications [J]. Arthritis Rheum, 2013, 65(10): 2499-2512.

[3] 王旖旎, 王昭, 吴林, 等. 多中心 72 例噬血细胞综合征诊疗分析 [J]. 中华血液杂志, 2009, 30(12): 793-798.

[4] LERKVALEEKUL B, VILAIYUK S. Macrophage activation syndrome: early diagnosis is key [J]. Rheumatol, 2018, 10: 117-128.

病例 55
幼年特发性关节炎相关噬血细胞性淋巴组织细胞增多症

病例展示:

患者, 男性, 16 岁。主因"间断发热、游走性关节疼痛 5 个月余"入院。

患者 5 个月前外伤致多发软组织损伤后出现发热, 体温最高 38℃, 伴畏寒、乏力。于当地医院行退热、抗感染等对症治疗, 无效, 且治疗过程中出现游走性非对称性关节肿痛, 起于右膝关节, 后至左膝关节、右踝关节、右肘关节, 静息状态下出现, 活动后加剧, 休息不能好转。先后就诊于多家医院, 查 ESR 117mm/h, CRP 150mg/L, ANA 1:320, 影像学检查示右膝关节腔积液, 考虑为"反应性关节炎", 予以地塞米松 1.5mg 每天 1 次及非甾体抗炎药(NSAIDs)治疗后, 关节肿痛症状好转, 体温降至正常。减停激素后再次出现发热, 体温最高至 38.5℃, 并再次出现左侧腕关节、肘关节及双膝关节肿痛, 伴皮温升高。就诊于外院治疗, 完善检查: GGT 237U/L, ALP 192U/L, CRP 137mg/L, ESR 波动于 64～76mm/h, ANA 1:40 核仁型, 抗 CCP、AKA、APF、ANCA、HLA-B27、自身免疫性肝病抗体、血尿 M 蛋白均阴性, 影像学检查提示肌腱附着点炎、左侧骶髂关节炎, 予以甲泼尼龙 40mg 每天 1 次及柳氮磺吡啶治疗后患者症状好转出院。出院后患者再次出现发热, 体温最高达 40.5℃, 伴全身痤疮样皮疹, 伴咳嗽, 无咳痰, 在社区医院接受抗感染及退热治疗 4 天, 仍有间断高热, 伴皮肤瘙痒、皮肤巩膜黄染、浓茶色尿。查肝功能: ALT 346U/L, AST 97U/L, TBIL 53.7μmol/L, DBIL 22.4μmol/L, GGT 688U/L, 考虑患者"亚急性肝衰竭", 继续完善相关检查提示低纤维蛋白原血症、高甘油三酯血症、血小板减低、脾大、铁蛋白显著升高, 骨髓细胞形态学可见噬血现象, 予以甲泼尼龙、丙种球蛋白治疗, 患者凝血功能改善, 体温降至正常, 予以血浆置换 3 次后肝功能仍改善不佳。追查其父有强直性脊柱炎病史, 余既往史、家族史无特殊。

诊断: 噬血细胞性淋巴组织细胞增多症, 幼年特发性关节炎。

诊疗经过：

结合检查结果，根据 HLH-2004 诊断标准，患者诊断噬血细胞性淋巴组织细胞增多症，病因方面考虑为幼年特发性关节炎。患者甲泼尼龙治疗后，凝血功能、血象改善，但肝功能异常未得到改善。考虑噬血细胞性淋巴组织细胞增多症病情未得到完全控制。除外用药禁忌后，予以患者 VP-16 150mg 治疗，1 周后再次予以患者 VP-16 100mg 联合口服醋酸泼尼松龙、环孢素治疗。治疗后复查肝功能：ALT 26U/L，AST 15U/L，TBIL 22.46μmol/L，DBIL 8.10μmol/L，IBIL 14.36μmol/L。出院后继续口服 VP-16、环孢素及醋酸泼尼松龙治疗并逐渐减量。目前疾病稳定。

分析与讨论：

幼年特发性关节炎（sJIA）是引起自身免疫性疾病相关 HLH（巨噬细胞活化综合征，MAS）最常见的病因，是一种青少年时期发病的慢性风湿系统疾病，主要临床表现为非特异性关节炎，且多数患者有风湿系统疾病的遗传背景。有研究证实，巨噬细胞活化是 sJIA 发病机制的重要部分，因此，相当一部分 sJIA 患者可能有轻微的 MAS 症状，而一小部分患者最终可确诊为 MAS。有文献回顾性分析了 15 例 sJIA 患者，其中有 8 例（53%）患者骨髓检查提示存在噬血现象，其中仅有 2 例（13%）临床诊断为 MAS。MAS 是 sJIA 最严重的并发症之一，也是 sJIA 最常见的死因，其主要临床表现为持续高热、全血细胞减少、肝脾大、转氨酶升高、神经系统症状、凝血功能异常和高铁蛋白血症，骨髓细胞学检查往往可见到噬血细胞现象。国际上有专门针对 sJIA 相关 MAS 诊断标准（表 55-1），对于已经诊断或疑似 sJIA 的发热患者，满足以下条件即可诊断为 MAS：SF ＞ 684μg/L 及以下条件中任意两条，① PLT 计数＜ 181×10⁹/L，② AST ＞ 48U/L，③甘油三酯＞ 1.76mmol/L，④ Fg ≤ 3.6g/L。

表 55-1　sJIA 合并 MAS 的诊断标准

> sJIA 合并 MAS 的诊断标准：
>
> 　　对于一个确诊或疑似 sJIA 的发热患者，满足下列标准即可诊断为 MAS：
>
> 铁蛋白＞ 684ng/ml 及以下 4 条中任意 2 条：
>
> 血小板计数≤ 181×10⁹/L
>
> 天冬氨酸氮基转移酶＞ 48U/L
>
> 血甘油三酯＞ 1.76mmol/L
>
> 纤维蛋白原≤ 3.6g

MAS 的治疗目前尚无确切的标准方案，通常使用糖皮质激素可有效控制病情，有研究显示环孢素和 VP-16 治疗 MAS 同样有效。目前对于 sJIA 的治疗包括非甾体抗炎药（NSAIDs）、糖皮质激素及细胞毒类药物。本病例患者为青少年，以发热及关节肿痛起病，其父亲有强直性脊柱炎病史，非甾体抗炎药及糖皮质激素治疗有效，但药物减停后疾病再次发作，且病程中出现低纤维蛋白原血症、高甘油三酯血症、血小板减低、脾大、铁蛋白升高、NK 细胞活性下降、sCD25 升高，骨髓细胞形态学检查可见噬血现象，并出现较严重的肝功能损伤，对症支持治疗无效。根据 sJIA 合并 MAS 的诊断标准，诊断 MAS 明确。外院予以糖皮质激素治疗后，患者仍有发热、肝功能异常，收入院后完善检查，血常规示 PLT 124×10⁹/L，肝功能示 ALT 31U/L，AST 16U/L，TBIL 32.20μmol/L，DBIL 14.82μmol/L，IBIL 32.20μmol/L，考虑患者 MAS 仍有活动，予以 VP-16、糖皮质激素治疗，治疗后患者体温恢复正常，肝功能明显好转，出院后继续口服 VP-16、环孢素及糖皮质激素维持治疗，门诊随诊逐渐减停药物，患者 MAS 未再复发。

专家点评：

风湿系统疾病是继发性 HLH 的病因之一，对于青少年发病的 HLH 且伴随关节肿痛、皮疹等症状的患者，应注重筛查原发性 HLH 和 sJIA 继发性 HLH（MAS）可能，注意追问其是否有风湿病阳性家族史。对于 MAS 患者，目前较为肯定的治疗措施包括糖皮质激素、环孢素及 VP-16 等药物。首先建议采用脉冲式糖皮质激素治疗，但对于糖皮质激素单药短程治疗效果不佳的 MAS 患者，可以加用 VP-16 控制病情，可能使患者获益。必要时可加用环孢素。在药物减停过程中或停药后仍需要定期监测病情。

（阴晴霞，宋　悦，王　昭）

参考文献：

[1] RAVELLI A, MARTINI A. Juvenile idiopathic arthritis[J]. Lancet, 2007, 369(9563): 767-778.

[2] BEHRENS E M, BEUKELMAN T, PAESSLER M, et al. Occult macrophage activation syndrome in patients with systemic juvenile idiopathic arthritis[J]. J Rheumatology, 2007, 34(5): 1133-1138.

[3] HENTER J, HORNE A, ARICO M, et al. HLH-2004: Diagnostic and therapeutic guidelines for hemophagocytic lymphohistiocytosis[J]. Pediatric Blood & Cancer, 2007, 48(2): 124-131.

[4] Ravelli A, Minoia F, Davì S, et al. 2016 Classification criteria for macrophage activation syndrome complicating systemic juvenile idiopathic arthritis: A European league against Rheumatism/American college of Rheumatology/Paediatric rheumatology international trials organisation collaborative initiative[J]. Ann Rheumat Dis, 2016, 75(3): 566-576.

病例 56
自身免疫性肝炎合并巨细胞病毒感染诱发噬血细胞性淋巴组织细胞增多症

病例展示：

患者，女性，43 岁。主因"皮肤巩膜黄染 1 年半余，再发伴发热 1 个月"入院。患者 1 年半余前劳累后出现乏力，皮肤巩膜黄染，伴尿色加深，于当地医院就诊考虑"自身免疫性肝炎"，经保肝、祛黄等对症治疗后好转。1年前因颈部淋巴结肿大行淋巴结活检术，术后病理未提示肿瘤，未见具体报告。1个月前患者劳累后再次出现乏力、皮肤巩膜黄染，伴腹胀、恶心，尿色加深、大便颜色偏白，于当地医院行保肝降酶退黄等对症治疗后3天，无明显诱因出现发热，体温达40℃，伴畏寒、无寒战，伴皮肤巩膜黄染进行性加重，予泼尼松治疗，体温可降至正常，7天后逐渐减停。停用激素后再次出现发热，体温39℃，化验：血常规WBC 13.29×10^9/L，Hb 128g/L，PLT 312×10^9/L；生化ALT 907U/L，AST 816U/L，TBIL 345.7μmol/L，DBIL 223.1μmol/L，TG 2.41mmol/L，β_2-M 6.4mg/L。就诊于外院，患者仍持续发热，体温最高40.2℃，查抗线粒体抗体阳性，EBV-DNA阴性，CMV-DNA阴性。予患者头孢美唑抗感染效果欠佳，血象逐渐下降，纤维蛋白原减低，遂完善骨髓穿刺检查：可见噬血现象。腹部超声：慢性肝损害（肝实质弥漫性损害）、脾大。腹部CT：动脉期肝内多发异常强化，考虑灌注异常；肝脏及双肾多发囊肿。查血清铁蛋白＞2 000μg/L，sCD25（sIL-2）20 168ng/L。NK细胞活性正常。血常规：WBC 3.01×10^9/L，Hb 69g/L，PLT 44×10^9/L。凝血功能：PT 13.9s，PTa 61%，Fg 0.92g/L，APTT 33.2s。生化：ALB 27U/L，ALT 80U/L，AST 80U/L，ALP 139U/L，GGT 116U/L，TBIL 192.5μmol/L，DBIL 160.4μmol/L，TG 1.44mmol/L。考虑患者为噬血细胞性淋巴组织细胞增多症，予地塞米松10mg每天1次及血浆输注支持治疗后未再发热。患者全血细胞减少持续不恢复、肝功能异常改善不佳，遂转至我院治疗。

　　诊断：噬血细胞性淋巴组织细胞增多症，自身免疫性肝炎。

诊疗经过：

　　入院查体，患者肝病面容，皮肤巩膜黄染，全身可见散在红色丘疹，腹部及胸部明显，未见瘀点、瘀斑、皮下结节，可触及无痛肿大淋巴结，口腔黏膜可见明显口腔溃疡。结合外院检查结果，患者存在发热，抗感染治疗效果欠佳，脾大，全血细胞减少，纤维蛋白原减低，铁蛋白升高，sCD25升高，骨髓穿刺可见噬血现象，满足HLH-2004诊断标准，诊断为噬血细胞性淋巴组织细胞增多症。病因方面，进一步查CMV-DNA：937.83拷贝/mL。免疫球蛋白＋补体：补体C3 74.8mg/dL。抗核抗体谱：间接免疫荧光法抗核抗体（ANA）+1∶160（线粒体），抗中性粒细胞胞浆抗体谱阴性。GM试验、抗心磷脂抗体、直接抗人球实验均为阴性。PET-CT：噬血化疗后改变，脾大，双侧颈部、锁骨上、腋窝、纵隔内及腹膜后多发小淋巴结，部分FDG代谢轻度增高，未见明确肿瘤征象（图56-1）。骨髓细胞学：骨髓增生减低，可见噬血现象。淋巴结活检病理会诊未见明显肿瘤性病变，呈反应性增生改变。患者既往自身免疫性肝炎诊断明确，入院后监测转氨酶、胆红素升高明显，因肝病会诊考虑患者血小板减少，未行肝穿刺，综合考虑患者HLH为自身免疫性肝炎继发可能性较大。予患者HLH-94方案联合更昔洛韦抗巨细胞病毒（CMV）治疗，同时予患者丁二磺酸腺苷蛋氨酸、异甘草酸镁、还原型谷胱甘肽、熊去氧胆酸保肝祛黄等对症治疗。治疗8周后病情好转，患者全身皮肤巩膜黄染较前减轻，体温恢复正常，CMV转阴。血细胞三系较前恢复：Hb 74g/L、PLT 159×10^9/L、WBC 6.75×10^9/L。TBIL 77.49μmol/L，DBIL 31.76μmol/L，IBIL 45.73μmol/L，以及sCD25 1 441ng/L，SF 219μg/L，均较前下降。结束HLH相关治疗，继续予熊去氧胆酸等治疗自身免疫性肝炎。

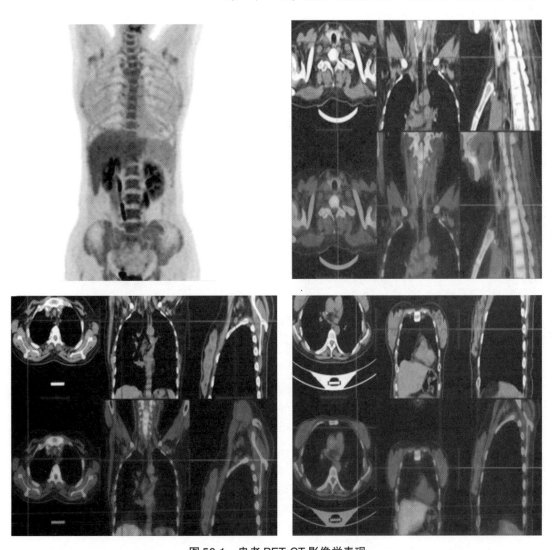

图 56-1　患者 PET-CT 影像学表现
可见脾大,双侧颈部、锁骨上、腋窝、纵隔内及腹膜后多发小淋巴结,部分 FDG 代谢轻度增高。

分析与讨论:

本例患者为中年女性,以皮肤巩膜黄染、发热为主要表现。患者发热,抗感染治疗效果欠佳,脾大,全血细胞减少,纤维蛋白原减低,铁蛋白升高,骨髓穿刺可见噬血现象,sCD25升高,结合患者相关的实验室检查、影像学检查等,满足 HLH-2004 诊断标准,诊断明确。患者外院自身免疫性肝炎诊断明确,皮肤巩膜黄染,转氨酶、胆红素升高明显,间接免疫荧光法抗核抗体(ANA)+1∶160(线粒体),考虑诊断为"自身免疫性肝炎继发噬血细胞性淋巴组织细胞增多症"。此外,感染方面,患者 EBV-DNA 未见异常,GM 试验阴性。CMV-DNA 就诊于外院时为阴性,给予激素治疗后转阳,考虑巨细胞病毒感染作为此患者 MAS 发病的诱发因素可能性较大。

　　自身免疫性疾病合并 HLH 的治疗,既要诱导缓解治疗,控制 HLH 进展,也要病因治疗,控制原发病。诱导治疗的标准治疗方案为 HLH-94 或 HLH-2004 方案,部分患者可在单纯应用糖皮质激素冲击治疗后获得缓解。本例患者早期于外院行激素治疗,未见明显缓解,转至我院后予 HLH-94 方案治疗 8 周后,患者病情好转,血细胞三系较前恢复,胆红素水平、sCD25、铁蛋白等实验室指标下降,考虑患者 HLH 病情平稳,即停止 HLH 相关治疗,继给予熊去氧胆酸等治疗自身免疫性肝炎。本例患者亦合并 CMV 感染。感染作为自身免疫病相关 HLH(巨噬细胞活化综合征,MAS)发病的一类重要诱发因素,考虑该患者 MAS 的发病与 CMV 感染相关。对于此类诱发因素的针对性治疗在 MAS 的治疗中亦十分重要。本例患者在有效的抗病毒治疗后,CMV-DNA 持续转阴,且后续患者的 MAS 在控制后未出现复发,也证明了诱因治疗在维持 MAS 持续缓解中的重要性。此外,应用抗病毒药物时,应监测肝功能,防止出现药物性肝损伤,进一步加重肝功能异常。

专家点评:

　　自身免疫性肝炎以血清中出现自身抗体、血清转氨酶和 IgG 增高、界面性肝炎、门静脉大量浆细胞浸润为主要特征,可出现皮肤巩膜黄染、凝血功能障碍、发热、肝大、脾大等症状和体征。自身免疫病相关 HLH 在继发性 HLH 中占有重要地位,自身免疫性肝炎是其病因之一,但在临床上并不常见。自身免疫性肝炎既可与 HLH 同时发生又可以在其发生数月或数年前发生。二者的临床和实验室特征有交叉相似之处,均可出现发热、肝脾淋巴结肿大、肝功能异常、皮疹、铁蛋白升高、凝血功能异常等临床表现,而 HLH 进展迅速、致死率高,及时明确的诊断至关重要。因此,在临床工作中若出现自身免疫性肝炎无法解释的临床表现和实验室指标,例如血细胞减少、纤维蛋白原减低、肝功能严重异常、血清铁蛋白明显升高时,应在自身免疫性肝炎的诊断与鉴别时警惕是否合并 HLH,尽早完善 HLH 诊断相关检查,及时有效治疗,提高生存率。而对于感染作为 MAS 发病诱发因素的病例,积极进行诱因的针对性治疗对此类病例的预后十分重要。

　　自身免疫性肝炎相关 HLH 的相关病例报道数较少,Saito 等曾报道一位 15 岁女性,患者诊断为自身免疫性肝炎继发 HLH,给予泼尼松及环孢素治疗后自身免疫性肝炎和 HLH 均表现出临床缓解,随访 5 年未出现复发。Hayasi 等描述一名患有自身免疫性肝炎继发 HLH 的 60 岁女性,给予泼尼松和血浆置换治疗有效。Colin Casault 等报道一位 34 岁男性,自身免疫性肝炎继发 HLH 后,应用 VP-16 和地塞米松治疗后病情缓解,随访一年后未复发。总体上,对于自身免疫性肝炎继发 HLH 的特异性治疗仍有待探索,但及时快速地清除感染等诱因是十分必要的。

(张若曦,王旖旎,金志丽,宋　悦,王　昭)

参考文献:

[1] CASAULT C, POSADAS-CALLEJA J G. Secondary hemophagocytic lymphohistiocytosis:A challenging diagnosis in a patient with autoimmune hepatitis[J]. Case Rep Crit Care, 2019, 2019:3580796.

[2] HAYASHI M, ABE K, IMAIZUMI H, et al. Drug-induced liver injury with autoimmune features complicated with hemophagocytic syndrome[J]. Clin J Gastroenterol, 2016, 9(3): 150-155.

[3] SAITO M, YANO Y, MINAMI A, et al. Autoimmune-associated hemophagocytic syndrome originating from autoimmune hepatitis with a successful response to therapy[J]. Intern Med, 2014, 53(2): 103-107.

[4] 闫丽娟, 王晶石, 王昭. 自身免疫病相关噬血细胞性淋巴组织细胞增多症 22 例临床分析. 内科理论与实践 [J], 2013, 11(03): 36-40.

[5] ATIM-OLUK M. Cytomegalovirus associated haemophagocytic lymphohistiocytosis in the immunocompetent adult managed according to HLH-2004 diagnostic using clinical and serological means only[J]. Eur J Microbiol Immunol(Bp), 2013, 3(1): 81-89.

第五章 妊娠相关噬血细胞性淋巴组织细胞增多症

病例57
妊娠相关噬血细胞性淋巴组织细胞增多症合并中枢受累

病例展示：

患者，女性，29岁。主因"剖宫产术后43天，发热40天"入院。

患者43天前妊娠足月行剖宫产术，手术过程顺利，术后伤口愈合良好。40天前无明显诱因出现发热，体温波动于37.1℃至39.6℃之间，以午后发热为主，伴有轻微畏寒、寒战，不伴咳嗽、咳痰，不伴尿频、尿急、尿痛，不伴腹泻。患者主诉存在右上腹疼痛。患者既往体健，否认家族中遗传病史及类似病史。患者为经产妇，孕2产2。当地医院检查血常规示轻度贫血，肝功能异常：ALT 136U/L，AST 135U/L，腹部超声提示脂肪肝，脾大。予抗生素抗感染治疗效果不佳。患者再次复查，血象及转氨酶较前无明显好转，血清铁蛋白升高1 161μg/L，巨细胞、EB病毒抗体阴性。腹部CT报告急性胆囊炎。外院考虑诊断为急性胆囊炎，继续使用抗生素治疗，但效果不佳，患者逐渐出现黄疸、全身水肿。复查转氨酶继续进行性升高，凝血功能明显异常：PT ＞ 70s，APTT ＞ 150s，Fg 0.26g/L，考虑急性肝功能不全，肝炎相关筛查为阴性。予以保肝、输注凝血因子、输注血浆等支持治疗。患者凝血功能稍有好转，但仍发热。转至我院时患者已发热40余天。体格检查未及脾大，但肝大明显，右肋下5cm，下腹部可见长约15cm手术瘢痕，愈合良好。入院后进一步完善检查。血常规：WBC 3.4×10⁹/L，Hb 81g/L，PLT 179×10⁹/L；生化：TBIL 126.1μmol/L（结合性为主），ALT 299U/L，AST 427U/L，碱性磷酸酶372U/L，TG 4.55mmol/L；SF ＞ 15 000μg/L；sCD25 22 000ng/L；NK细胞活性下降；骨髓穿刺示噬血现象；Fg 0.26g/L；PET-CT显示肝脏弥漫性代谢活动增加，但未见恶性表现；EBV、单纯疱疹病毒和乙型肝炎病毒血清学测试均为阴性。考虑患者存在发热、肝脾大、血象两系下降、血清铁蛋白升高、甘油三酯升高、纤维蛋白原下降、sCD25升高、NK细胞活性下降，符合国际组织细胞协会HLH-2004诊断标准，明确诊断为噬血细胞性淋巴组织细胞增多症。病因方面，进一步筛查风湿病自身抗体（ANA、ENA、ANCA、RF、ASO等）为阴性，无EBV及其他可能相关感染证据，PET-CT及骨髓病理等未见淋巴瘤征象,患者年龄较大,且无家族史,因此考虑为妊娠相关 HLH 可能性大。

诊断:妊娠相关噬血细胞性淋巴组织细胞增多症。

诊疗经过:

明确诊断为妊娠相关 HLH 后,结合患者一般情况,予 HLH-94 方案治疗。治疗 1 周后患者体温降至正常,血象较前稍有恢复,但肝功能持续恶化。治疗后 2 周,患者转氨酶、胆红素进行性升高,考虑不除外原发病进展可能,予甲泼尼龙 120mg 每日 2 次,冲击 3 日后逐渐减量治疗。但患者情况逐渐恶化,肝功能无明显好转,转氨酶及胆红素进行性升高。后患者突发神经系统症状,主要表现为意识障碍,言语不利,大小便失禁。急诊完善头颅 CT 和 MRI 并未见特殊异常,完善腰椎穿刺,脑脊液检查未见白细胞及蛋白质升高等异常征象。查血氨轻度升高。考虑患者噬血细胞性淋巴组织细胞增多症中枢神经系统受累可能性较大。予鞘内注射给药:甲氨蝶呤 + 地塞米松,并同时给予保肝除氨对症治疗。但患者神经系统症状无明显改善,最终死亡。

分析与讨论:

对于该病例的诊断方面,虽然患者早期诊断为急性胆囊炎,但抗生素治疗无效。考虑患者为剖宫产后发病,且无肿瘤、EBV 及其他特殊感染、风湿病等证据,因此妊娠相关 HLH 可能性较大。妊娠作为一个正常生理过程,虽然与其他引起 HLH 发病的因素不同,但由于妊娠期人体免疫功能变化的特殊性,亦成为较少见的一种 HLH 病因。在既往报道中,普遍认为妊娠 HLH 多发生于妊娠早中期。本例患者发生于剖宫产术后 1 周内,这在本中心的临床观察中也是较为常见的一个发病时间段。关于妊娠引起 HLH 的发病机制,目前大部分观点仅为猜测:在妊娠中,Th1 细胞分泌促炎性细胞因子,对母体本身的免疫防御反应至关重要;Th2 细胞则分泌细胞因子协助母体对胎儿的免疫耐受。子痫前期是母体 T 淋巴细胞对胎儿抗原识别失败,导致滋养层碎片等大量释放入血,引起 Th1 和 Th2 细胞所分泌的细胞因子失衡而产生相应症状,妊娠期噬血的发生机制可能类似于子痫前期。此外,在妊娠相关 HLH 中,合并感染因素较为常见,本例患者早期急性胆囊炎合并感染亦可能作为诱因。本例患者发热起病,但病程早期肝功能异常表现较为明显,后续随着诊断及治疗推进,患者肝功能始终逐渐恶化。实际上,在既往文献报道中,以肝功能异常起病,而非典型的发热起病,在妊娠相关 HLH 中,更为常见。部分病例行肝穿刺活检,病理结果提示为脂肪肝。本病例早期的腹部超声亦提示脂肪肝。妊娠合并脂肪肝后导致肝细胞脂肪变性或坏死,使肝脏的免疫功能下降,免疫系统紊乱,导致患者体内 Th1/Th2 细胞之间的平衡紊乱,大量细胞因子产生,最后导致 HLH 发生。因此对于那些持续高热且多种抗生素治疗无效同时伴有肝功能损伤以转氨酶升高为主的孕妇,需考虑妊娠相关 HLH 的可能性,当然仍需与妊娠急性脂肪肝(AFLP)、妊娠重症肝炎、HELLP 综合征、妊娠期肝内胆汁淤积症(ICP)等相鉴别。

妊娠相关 HLH 目前并无针对性的指定治疗方案。既往病例报道中,对于仍处于孕期的患者,终止妊娠被认为是有效的。但亦有病例使用 HLH 针对性治疗取得良好收益。本例患者为产后发病,诊断后尽早开始 HLH 针对性治疗可有效改善患者的预后。总体上,妊娠相关 HLH 的预后要优于大部分继发性 HLH。本病例在使用标准 HLH 方案后,患者症状是有所改善的。该例患者最终死亡,综合考虑与合并中枢神经系统受累密切相关。CNS 受累是目前公认的 HLH 的不良预后因素之一,合并 CNS 受累,往往提示患者 HLH 病情较重,炎症因子风暴已累及中枢。CNS-HLH 临床表现主要为三方面:临床症状体征、影像学改变、脑脊液检查改变。临床症状体征主要为神经系统症状、体征,表现多样。影像学上,CT 及 MRI 往往以脱髓鞘样病变为主要特点,严重时可出现出血、坏死等情况。CSF 检查往往表现为白细胞、蛋白质的升高。值得注意的是,并不是所有的表现均出现才可诊断为 CNS 受累,往往存在一项符合即需要考虑中枢受累的可能。对于 CNS-HLH 的治疗,目前主要为鞘内注射。反复、多次的鞘内注射能够有效缓解 HLH 的中枢受累情况,且能够改善预后,这在本中心的研究中已被证实。一旦出现 CNS 受累,根据国际组织细胞协会的建议,即应开始考虑异基因造血干细胞移植术。值得注意的一点是,该患者存在严重肝功能异常,在这种情况下的 HLH 出现中枢神经系统症状,需要与肝性脑病相鉴别。患者在此种状态下,往往血氨会有所升高,尤其在脑脊液检查阴性、影像学改变不典型的情况下,鉴别较为困难。处理原则上,应积极给予抗肝性脑病治疗,同时亦应提高对 HLH 中枢受累的警惕,予以鞘内注射。该患者在给予积极抗肝性脑病治疗和鞘内注射治疗后,症状仍无明显改善,最终死亡。总结经验,可能为患者发病时间长,一般状态差,累及中枢本身已提示病情中后期,脏器情况不佳。因此,因妊娠相关 HLH 相较于其他类型 HLH 本身较好的预后,早期识别,早期诊断,从而早期治疗,对这类患者的预后就更为重要。

专家点评:

妊娠相关 HLH 作为继发性 HLH 的一种,其临床表现有其特点。相较于其他类型 HLH,妊娠相关 HLH 血象下降不明显,肝功能异常起病更为多见,在临床诊疗过程中应注意识别。此外,妊娠相关 HLH 亦可合并中枢神经系统受累,如患者同时存在肝衰竭,需与肝性脑病鉴别。妊娠相关 HLH 总体预后较好,但患者一旦出现 CNS 受累,则提示预后较差。

（宋　悦,金志丽,王　昭）

参考文献:

[1] YILDIZ H, VANDERCAM B, THISSEN X, et al. Hepatitis during pregnancy: A case of hemophagocytic lymphohistiocytosis[J]. Clin Res Hepatol Gastroenterol, 2018, 42(3): e49-e55.

[2] SONG Y, PEI R, WANG Y, et al. Central nervous system involvement in hemophagocytic lymphohistiocytosis in adults: A retrospective analysis of 96 patients in a single center[J]. Chin Med J(Engl), 2018, 131(7): 776-783.

[3] SONG Y, WANG J, WANG Y, et al. Hemophagocytic lymphohistiocytosis during the postpartum stage of pregnancy: A report of eight cases[J]. Acta Haematol, 2019, 141(1): 55-60.

[4] KERLEY R N, KELLY R M, CAHILL M R, et al. Haemophagocytic lymphohistiocytosis presenting as hellp syndrome: A diagnostic and therapeutic challenge[J]. BMJ Case Rep, 2017, 2017: bcr2017219516.

[5] ROUSSELIN A, ALAVI Z, LE MOIGNE E, et al. Hemophagocytic syndrome in pregnancy：Case report，diagnosis，treatment，and prognosis[J]. Clin Case Rep, 2017, 5(11)：1756-1764.

病例 58
产后相关噬血细胞性淋巴组织细胞增多症

病例展示：

患者，女性，23 岁。主因"间断发热 1 个月"入院。

患者 1 个月前（孕 39 周）行剖宫产术。术后当天出现发热，体温最高 41℃，无畏寒、寒战、咳嗽、咳痰等症状。既往体健。既往无生育史及流产史。当地医院给予广谱抗生素抗感染治疗效果不佳。查血常规三系减低，生化系列提示转氨酶增高，血清铁蛋白增高，患者间断应用退热药仍反复发热。1 周后转诊于当地省级医院，复查血常规 WBC 2.48×10⁹/L，Hb 116g/L，PLT 101×10⁹/L；CRP 22.27mg/ml。生化：ALT 209U/L，TBIL 26μmol/L，LDH 3 596U/L，TG 2.5mmol/L。sCD25 19 470ng/L。腹部超声提示肝脾大。乙肝五项、丙肝 RNA，及甲肝、丁肝、戊肝病毒 IgM 抗体均阴性。巨细胞病毒核酸检测、EBV-DNA 检测、汉坦病毒抗体 IgG 和 IgM，以及新型布尼亚病毒 RNA 均阴性。自身免疫性肝炎抗体谱、自身抗体检验、ANCA 及亚型均阴性。结核感染 T 细胞检测阴性。PET-CT 检查示肝脏左 / 右叶内多发低密度区高度不均匀摄取 FDG（肝右叶为著），脾大。先后给予美罗培南、万古霉素等抗生素抗感染治疗后仍发热。后考虑患者噬血细胞性淋巴组织细胞增多症不除外，给予加用地塞米松治疗（早 10mg、晚 8mg），仍有间断发热。5 日后就诊于北京某医院，复查血常规 WBC 2.17×10⁹/L，Hb 124g/L，PLT 149×10⁹/L；生化系列 ALT 192U/L，TBIL 32.9μmol/L，LDH 1 524U/L，TG 2.9mmol/L；SF 15 830μg/L；EBV-DNA < 500 拷贝 /mL，CMVDNA < 500 拷贝 /mL；腹部彩超：肝内片状低回声，不均匀脂肪肝可能，脾大。考虑患者妊娠相关噬血细胞性淋巴组织细胞增多症，继续地塞米松治疗。

诊疗经过：

患者于 7 个月前就诊。查血常规 WBC 4.18×10⁹/L，Hb 121g/L，PLT 132×10⁹/L。凝血：Fg 1.2g/L。生化系列：ALT 125U/L，AST 108U/L，TBIL 32.1μmol/L，TG 4.09mmol/L，ALB 31.8g/L。SF 30 145.6μg/L。ESR 40mm/1h。PCT 0.31ng/ml。G 试验、GM 试验阴性。结核抗体及结核感染 T 细胞检测阴性。外周血人疱疹病毒 6、7、8 型 DNA 均阴性；微小病毒 B19、人腺病毒、风疹病毒、单纯疱疹病毒（Ⅰ + Ⅱ型）及利什曼原虫 DNA 均阴性。巨细胞病毒 DNA < 250 拷贝 /mL。EBV-DNA 血浆和 PBMC 均< 5×10² 拷贝 /mL。肥达外斐氏反

应、布鲁氏菌虎红实验阴性。流行性出血热 IgG+IgM 抗体检测阴性。抗链"O"149IU/mL，类风湿因子 9.5kIU/L。抗核抗体谱、抗 ENA 抗体谱、抗中性粒细胞胞浆抗体谱均阴性。复查乙型肝炎 DNA 阴性，甲肝、丙肝、戊肝抗体阴性。行骨髓穿刺检查骨髓细胞学：可见噬血现象。骨髓免疫分型、*IgH/TCR* 基因重排、骨髓染色体均未见明显异常。NK 细胞活性 12.69%。sCD25 36 185ng/L。CD107a 脱颗粒功能、原发噬血相关蛋白表达：均正常。细胞因子水平：MIP-1α、SDF-1α、IP-10、IL-8、IL-10、IL-1RA、IFN-γ、TNF-α、MIP-1β、IL-18 均呈增高表达（表 58-1）。腹部超声：肝实质内回声不均匀增强，考虑脂肪肝。后复查腹部 CT：肝脏增大，实质密度明显不均匀，可见片状密度减低区，脾大。患者未接受肝穿刺活检检查。肝脏病变经肝脏内科医师会诊考虑为脂肪肝。患者诊断为噬血细胞性淋巴组织细胞增多症。

表 58-1 患者 DEP 方案治疗前细胞因子水平

项目	正常参考值（pg/mL）	结果（pg/mL）	项目	正常参考值（pg/mL）	结果（pg/mL）
MIP-1 alpha	8	41.1 ↑	1L-I RA	206	16 941 ↑
SDF-1 alpha	620	1 459 ↑	RANTES	257	169.6
IL-27	45	4.2	IFN-gamma	7	94.6 ↑
1L-1 beta	2	0.8	GM-CSF	13	< 4.4 ↓
IL-2	21	< 1.21 ↓	TNF-alpha	8	26.2 ↑
IL-4	11	< 4.7 ↓	MIP-1 beta	218	389.7 ↑
IL-5	6	< 5.0 ↓	IFN-alpha	1	< 0.1 ↓
IP-10	102	1 419 ↑	MCP-1	108	242 ↑
IL-6	8	12 ↑	1L-9	8	< 1.5 ↓
IL-7	3	1.5	TNF-beta	30	< 1.0 ↓
IL-8	20	208.7 ↑	GRO-alpha	25	92.4 ↑
IL-10	2	96.3 ↑	IL-I alpha	5	0.7
Eotaxin	113	19.4	IL-23	14	< 6.6 ↓
IL-12p70	6	< 2.9 ↓	IL-15	11	< 1.8 ↓
1L-13	3	2.8	1L-18	50	429.2 ↑
IL-I7A	2	< 1.2 ↓	1L-21	205	< 2.6 ↓
IL-31	13	< 3.1 ↓	1L-22	59	27.4

入院后给予 DEP 方案治疗，同时继续给予抗感染治疗。患者仍有间断发热，考虑 HLH 的控制不佳，10 日后加用芦可替尼 10mg 每日两次治疗，后体温正常。第 1 个疗程 DEP 方案治疗后复查细胞因子，既往升高的细胞因子较前明显下降（表 58-2）。因噬血细胞性淋巴组织细胞增多症原因不明，后行腰椎穿刺，患者脑脊液压力 150mmH$_2$O，脑脊液总蛋白 51.07mg/dL（15～40mg/dL），脑脊液细胞、免疫分型、病毒筛查均未见异常。患者先后共接

受 4 个疗程 DEP 治疗，评估为完全缓解。复查 PET-CT：肝脏体积饱满，肝内可见；片状低密度灶，密度不均，未见异常 FDG 摄取增高。目前患者已结束治疗并随诊 5 个月余。

表 58-2　患者第 1 个疗程 DEP 方案治疗后细胞因子水平，可见升高细胞因子明显下降

项目	正常参考值（pg/mL）	结果（pg/mL）	项目	正常参考值（pg/mL）	结果（pg/mL）
MIP-1 alpha	8	< 1.0 ↓	IL-1 RA	206	< 27.7 ↓
SDF-1 alpha	620	711.6 ↑	RANTES	257	34.4
IL-27	45	< 11.5 ↓	IFN-gamma	7	0
IL-1 beta	2	< 0.4 ↓	GM-CSF	13	< 3.3 ↓
IL-2	21	< 1.4 ↓	TNF-alpha	8	< 5.3 ↓
IL-4	11	< 4.2 ↓	MI P-1 beta	218	85.9
IL-5	6	< 3.9 ↓	IFN-alpha	1	< 0.3 ↓
IP-10	102	41.4	MCP-1	108	40.1
IL-6	8	< 5.8 ↓	IL-9	8	< 1.2 ↓
IL-7	3	0.9	TNF-beta	30	< 1.5 ↓
IL-8	20	< 0.8 ↓	GRO-alpha	25	< 1.8 ↓
IL-10	7	0.5	IL-1 alpha	5	< 0.3 ↓
Eotaxin	113	63	IL-23	14	< 2.9 ↓
IL-12p70	6	< 2.6 ↓	IL-15	11	< 1.7 ↓
IL-13	3	< 1.1 ↓	IL-18	50	14.6
IL-17A	2	< 1.2 ↓	IL-21	205	< 2.1 ↓
IL-31	13	< 3.1 ↓	IL-22	59	< 4.5 ↓

分析与讨论：

在继发性 HLH 中，妊娠相关 HLH 较为少见。大多数妊娠相关 HLH 多发生于产前，发生于产后的 HLH 更为罕见。目前报道的产后相关 HLH 的发生时间多见于产后数天内，最迟有发生于产后 20 天的报道。感染和自身免疫病是妊娠相关 HLH 除妊娠外的常见诱因。本病例完善感染相关检查未发现明显感染证据，同时筛查自身免疫病亦未发现明显异常。在肿瘤方面，因为肝脏存在多发低密度病灶，曾怀疑为恶性肿瘤。虽未行肝脏穿刺病理检查，但是经复查 PET-CT 和其他影像学检查，并结合肝病科和影像科医师会诊意见最终考虑为脂肪肝。对于原发性 HLH 方面，本病例的原发性 HLH 相关蛋白表达也未见明显异常，后行 HLH 相关基因的二代测序检查，均未发现明显异常。基本除外原发性 HLH。综合以上考虑患者为产后相关 HLH，无明确合并因素。

目前报道的产后相关 HLH 最常见的症状为发热和肝功能损伤，这与本病例的一致。如

本病例在发病过程中反复发热,同时伴转氨酶增高。而妊娠相关 HLH 的发病机制仍不完全清楚。妊娠期的免疫状态极易出现免疫功能紊乱,当受到外界其他因素刺激时即可出现不可控的炎性因子风暴,发生 HLH。虽然,生产后与孕妇妊娠相关的生理变化逐渐发生逆转,但是大多数产妇生理系统要在 6～8 周内恢复到孕前状态。目前认为产后相关 HLH 主要的发病机制仍然与妊娠期的免疫功能紊乱有关。

　　HLH 的治疗原则首先要阻断高细胞因子对巨噬细胞和 T 淋巴细胞的持续活化,控制炎性因子风暴,同时积极寻找和治疗原发疾病。对于妊娠期发生的 HLH,有文献报道在终止妊娠后疾病可获得缓解。但是仍有不少孕期发生的 HLH 在终止妊娠后疾病并未获得缓解,而需要更积极的治疗,如应用激素、丙种球蛋白,甚至是 HLH-94/HLH-2004 方案等治疗。因考虑到对胎儿的影响,有报道在未终止妊娠情况下,单用激素后 HLH 可以获得缓解。但是产后相关 HLH 单用激素的报道较少,可能因为胎儿已娩出,所以选择更积极的治疗方案。也有报道对于孕期应用激素、丙种球蛋白治疗无效的患者,在监测其毒副作用的前提下亦可以积极尝试应用 VP-16 治疗,并取得了很好的疗效。由此可见 VP-16 对于妊娠期和产后 HLH 的治疗均是有效的。对于单用激素未能控制的孕期 HLH,终止妊娠后应用含有细胞毒药物的 HLH-94/HLH-2004 方案等治疗无疑是安全有效的。这提示对于产后发生的 HLH,更应积极应用含有细胞毒药物的治疗方案以期获得更好的疗效。本病例接受 DEP 方案联合芦可替尼后亦获得完全缓解。虽然目前尚无产后相关 HLH 的标准治疗方案。但是因为胎儿已娩出,故积极应用含有细胞毒药物的 HLH-94/HLH-2004 方案等治疗,原则上可以使疾病获得更好的缓解。

　　产后相关 HLH 预后主要取决于原发疾病。原发疾病易于治疗的,产后相关 HLH 亦往往缓解后不易复发。如在感染为原发疾病的产后 HLH 中,EB 病毒感染诱发的产后相关 HLH 预后较差,而其他易于治疗的病原微生物感染诱发的患者则预后相对好。而中枢神经系统受累也是产后 HLH 的不良预后因素。对于疑似中枢神经系统受累的患者亦可以积极行腰椎穿刺及鞘内注射治疗。对于不明原因产后相关 HLH,即使治疗后获得满意疗效仍需密切随诊。

专家点评:

　　对于产后相关 HLH,目前认为其发病机制主要与妊娠期的免疫功能紊乱有关。HLH 的治疗原则首先要控制炎性因子风暴,同时仍需要积极完善相关检查以筛查 HLH 的原发病因,并积极治疗原发疾病。虽然目前尚无产后相关 HLH 的标准治疗方案,但是因为胎儿已娩出,故积极应用含有细胞毒药物的 HLH-94/HLH-2004 方案等治疗可以使疾病获得更好的疗效。产后相关 HLH 预后主要取决于原发疾病。对于原发病因易于清除的,其 HLH 的控制及预后亦相对较好。而伴中枢神经系统受累也是产后 HLH 的不良预后因素,需要给予积极治疗。对于不明原因产后相关 HLH,即使 HLH 得到缓解,同样存在复发的风险,所以仍需密切随诊。

(孟广强,金志丽,宋　悦,王　昭)

参考文献:

[1] YILDIZ H, VANDERCAM B, THISSEN X, et al. Hepatitis during pregnancy: A case of hemophagocytic lymphohistiocytosis[J]. Clin Res Hepatol Gastroenterol, 2018, 42(3): e49-e55.

[2] SONG Y, WANG JS, WANG YN, et al. Hemophagocytic Lymphohistiocytosis during the Postpartum Stage of Pregnancy: A Report of Eight Cases[J]. Acta Haematol, 2019, 141(1): 55-60.

[3] SAMRA B, YASMIN M, ARNAOUT S, et al. Idiopathic Hemophagocytic Lymphohistiocytosis During Pregnancy Treated with Steroids[J]. Hematol Rep, 2015, 7(3): 6100.

[4] SHUKLA A, KAUR A, HIRA HS. Pregnancy induced haemophagocytic syndrome[J]. J Obstet Gynaecol India, 2013, 63(3): 203-205.

[5] 王旖旎, 李硕, 黄文秋, 等. 妊娠相关噬血细胞性淋巴组织细胞增生症临床诊疗分析[J]. 临床和实验医学杂志, 2015, 14(13): 1057-1060.

病例 59
采用终止妊娠有效治疗妊娠相关噬血细胞性淋巴组织细胞增多症

病例展示:

患者，女性，24 岁。主因"发热、发现肝酶升高 1 个月余"入院。

患者 1 个月余前于妊娠期（孕 17 周）无明显诱因出现发热，体温最高达 41℃，伴畏寒，无寒战，无明显头晕、头痛、咳嗽、咳痰、咯血、呼吸困难、腹痛、腹泻、尿频、尿急、尿痛、皮疹、肌肉关节疼痛等症状。患者既往体健，为经产妇，孕 2 产 1，无家族遗传病或相关病史。查体：全身皮肤及巩膜黄染，全身浅表淋巴结未触及肿大，上腹部轻压痛。完善实验室检查，血常规未见异常，血生化示转氨酶及胆红素升高：ALT 1 342U/L, AST 811U/L, TBIL 43.3μmol/L, DBIL 24.1μmol/L。经抗感染、保肝治疗后复查转氨酶有所下降，但患者仍高热。住院期间，患者检查指标逐渐恶化，逐渐出现血象下降、凝血功能异常。WBC 3.52×10^9/L, NEU 67.6%, Hb 102g/L, PLT 51.0×10^9/L; TG 5.38mmol/L; Fg 1.6g/L; sCD25 15 335ng/L; NK 细胞活性 12.25%; SF 2 466μg/L; 腹部 B 超提示脾脏稍大; 外周血 EBV-DNA 5.0×10^2 拷贝/mL; 骨髓穿刺未见噬血现象。根据国际组织细胞协会 HLH-2004 诊断标准，考虑患者明确诊断为噬血细胞性淋巴组织细胞增多症。

诊断：噬血细胞性淋巴组织细胞增多症。

诊疗经过：

考虑患者噬血细胞性淋巴组织细胞增多症诊断明确，且处于活动期。病因方面，患者骨髓病理未见肿瘤，无其他淋巴瘤证据。完善风湿病相关抗体筛查（血沉、ANA、抗 ENA 抗体、ANCA、免疫球蛋白及补体等）均未见异常，且患者为成人患者，无家族史，原发性 HLH 可能性较小。患者 EBV-DNA 临界阳性，不除外 EBV 相关 HLH 可能。患者妊娠期发病，考虑存在妊娠相关 HLH 可能。治疗上，因患者仍处于妊娠期，未使用 VP-16 等化疗药物。予患者激素（先后甲泼尼龙 60mg 每天 1 次、地塞米松 10mg 每天 1 次）＋环孢素 100mg 每天 2 次治疗，患者症状无明显改善，仍发热，血细胞进行性下降，肝功能恶化，考虑 HLH 未控制。经患者及家属同意后，行中期引产术终止妊娠。终止妊娠后，患者体温高峰逐渐下降，波动于 38℃上下，血象大致恢复正常，转氨酶及胆红素仍轻度升高。患者继续口服地塞米松＋环孢素维持治疗，情况逐渐好转。起病后 1 个月复查：血常规 WBC 17.65×10^9/L，NEU% 75.2%，Hb 103g/L，PLT 481×10^9/L；血生化：ALT65U/L，TBIL 23.44μmol/L，DBIL 10.53μmol/L，TG 2.41mmol/L；纤维蛋白原正常水平；EBV-DNA $< 5.0 \times 10^2$ 拷贝 /mL。考虑患者 EBV-DNA 复查为阴性，且患者终止妊娠后 HLH 症状明显好转，最终明确诊断为"妊娠相关噬血细胞淋巴组织细胞增多症"。后续激素及环孢素逐渐减量，完成治疗后患者长期存活，未出现 HLH 复发情况。

分析与讨论：

妊娠相关 HLH 是继发性 HLH 的一类，较为少见。妊娠作为一个正常生理过程，与其他引起 HLH 发病的因素，如淋巴瘤、EBV 感染等不同。妊娠相关 HLH 的可能原因为该时期人体免疫功能变化的特殊性。在既往报道中，妊娠相关 HLH 多发生于妊娠中早期，本例患者亦为典型的妊娠中期发病。妊娠期发生 HLH 的发病机制目前并不清楚，有观点猜测为：在妊娠中，Th1 细胞分泌促炎性细胞因子，对母体本身的免疫防御反应至关重要；Th2 细胞则分泌细胞因子协助母体对胎儿的免疫耐受。子痫前期是母体 T 淋巴细胞对胎儿抗原识别失败，导致滋养层碎片等大量释放入血，引起 Th1 和 Th2 细胞所分泌的细胞因子失衡而产生相应症状。妊娠期 HLH 的发生机制可能类似于子痫前期。与子痫前期发病有关的细胞因子包括 Th1 分泌的 TNF-α、IL-1β、IL-6、IL-10、IFN-γ 等，产程末期进入羊水中促进分娩的细胞因子包括 IL-1β、IL-6、IL-8 和 TNF-α，而这些细胞因子中很多均被发现与 HLH 发病密切相关。本例患者并未完善相关羊水细胞因子等的检查，如有相关检查数据可以进一步支撑妊娠 HLH 的发病机制设想。另一方面，既往报道的妊娠相关 HLH 多存在其他病因 /相关因素，其中最常见的为合并自身免疫性疾病。本病例可疑为合并 EBV 感染，尽管后续复查转阴，但合并感染亦为妊娠 HLH 的常见相关因素。在正常妊娠中，因机体需接受外来物（婴儿），所以 T 辅助细胞从 Th1 占优势转变为 Th2 细胞占优，因此更易出现感染，而当出现感染时，Th1 细胞不能有效行使细胞免疫功能，则会导致大量巨噬细胞因替代 Th1 行使免疫功能而被大量激活，引起细胞因子风暴，从而出现 HLH 的临床表现。值得注意的是，患者在诊断为 HLH 时，血象指标的下降，包括白细胞和血红蛋白，并不如其他类型 HLH 一样明显，考虑原因可能为孕产妇本身即存在白细胞、血红蛋白应激反应性升高，全身高凝状态等,因此可能有较高的血象基数,进行 HLH 诊断时需加以注意。

　　该病例特点主要为终止妊娠作为一种治疗手段显示有效。因妊娠相关 HLH 相较于其他类型 HLH 十分少见。既往报道多数为个案报道,因此相关治疗经验不足,且在妊娠期患者需考虑药物对胎儿的影响,目前暂无统一的建议临床治疗方案。考虑到药物安全性因素,既往病例报道中多数使用激素和 / 或 IVIG 治疗(60.9%,14/23),部分有明确病因患者针对病因治疗,少部分加用环孢素治疗。激素及 IVIG 作为目前妊娠 HLH 的主流用药,在既往报道中效果尚可(有效率 64.3%,9/14)。本病例使用激素及环孢素治疗效果欠佳,然而终止妊娠后,患者情况明显好转。实际上,总结既往文献中报道病例,有相当一部分患者在终止妊娠后即可获得有效缓解,对于没有明显合并因素的妊娠相关 HLH 更为有效。既往文献报道中有关使用终止妊娠治疗妊娠相关 HLH 的治疗总结见表 59-1。可以看到在既往报道 8 例中 6 例使用终止妊娠治疗有效(75%,6/8)。但考虑到终止妊娠的伦理问题,该手段作为治疗手段仅限于患者病情危重等特殊情况。在三家联合多中心报道中,强调了 VP-16 在妊娠相关 HLH 治疗中的重要地位,尤其是对于激素及环孢素等治疗无效,终止妊娠亦无效的患者。对产后 HLH、终止妊娠但 HLH 仍不缓解以及各种原因无法终止妊娠的患者中,使用 VP-16,乃至 HLH-94、HLH-2004 方案,综合考虑为收益最佳。总体上,从本病例成功的仅使用终止妊娠即有效缓解了 HLH 并获得长期存活来看,对于妊娠相关 HLH,终止妊娠亦是可以尝试并可能有效的一种治疗手段。

表 59-1　既往文献报道中使用终止妊娠治疗总结

作者 (年份)	年龄 (岁)	孕期 (周)	相关因素	临床特点	治疗	治疗效果	转归
Chmait et al.(2000)	24	29	坏死性淋巴结炎病史	发热,血象下降,血清铁蛋白升高	终止妊娠	无效	死亡
Hanaoka et al.(2007)	33	23	B 细胞淋巴瘤	发热,脾大,血象下降,血清铁蛋白升高,甘油三酯升高,DIC,sCD25 升高	终止妊娠(剖宫产);R-CHOP 方案	完全缓解	生存
Perard et al.(2007)	28	22	系统性红斑狼疮	发热,血象下降,甘油三酯升高,血清铁蛋白升高	激素,IVIG,早期引产	激素及早期引产无效,3 个疗程 IVIG 后完全缓解	生存
Teng et al.(2009)	28	23	自身免疫性溶血性贫血	发热,肝脾大,血象下降,血清铁蛋白升高,甘油三酯升高	激素终止妊娠	激素治疗无效,终止妊娠后完全缓解	生存
Chien et al.(2009)	28	23	—	发热,血象下降,血清铁蛋白升高,甘油三酯升高	终止妊娠	完全缓解	生存

续表

作者 （年份）	年龄 （岁）	孕期 （周）	相关因素	临床特点	治疗	治疗效果	转归
Arewa et al.（2011）	31	21	HIV	发热，黄疸，腹痛，血象下降	HAART 终止妊娠	完全缓解	生存
Shukla et al.（2013）	23	10	—	发热，肝脾大，血象下降，血清铁蛋白升高，甘油三酯升高	激素；自然流产	激素治疗无效，流产后完全缓解	生存
Giard et al.（2016）	35	13	菊池病	发热，血象下降，血清铁蛋白升高，甘油三酯升高	激素；VP-16；流产	有效	死亡

专家点评：

　　妊娠相关噬血细胞性淋巴组织细胞增多症作为一种较为少见的继发性 HLH，根据其合并 HLH 的时期不同，亦有不同的治疗策略。对于妊娠中发病，可尝试使用激素及环孢素等免疫调节治疗，如效果不佳，患者症状持续恶化，可考虑终止妊娠。如终止妊娠后 HLH 仍不缓解，可考虑使用包含细胞毒药物的 HLH 标准方案治疗。对于产后发病，可尽早开始包含 VP-16 的 HLH 治疗方案。如有合并因素，应尽早去除。总体上，妊娠相关 HLH 较其他类型继发 HLH 预后稍好，获得缓解后复发较少见。

（宋　悦，金志丽，王　昭）

参考文献：

[1] TUMIAN N R, WONG C L. Pregnancy-related hemophagocytic lymphohistiocytosis associated with cytomegalovirus infection：A diagnostic and therapeutic challenge [J]. Taiwan J Obstetr Gynecol, 2015, 54（4）：432-437.

[2] TENG C L, HWANG G Y, LEE B J, et al. Pregnancy-induced hemophagocytic lymphohistiocytosis combined with autoimmune hemolytic anemia[J]. J Chin Med Assoc, 2009, 72（3）：156-159.

[3] DUNN T, CHO M, MEDEIROS B, et al. Hemophagocytic lymphohistiocytosis in pregnancy：a case report and review of treatment options [J]. Hematology, 2012, 17（6）：325-328.

[4] KWAK-KIM J Y, CHUNG-BANG H S, NG S C, et al. Increased T helper 1 cytokine responses by circulating T cells are present in women with recurrent pregnancy losses and in infertile women with multiple implantation failures after IVF [J]. Human Reprod, 2003, 18（4）：767-773.

[5] SONG Y, WANG Z, HAO Z, et al. Requirement for etoposide in the treatment of pregnancy related hemophagocytic lymphohistiocytosis：a multicenter retrospective study[J]. Orphanet J Rare Dis, 2019, 14（1）：50.

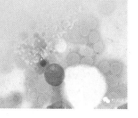

第六章 不明原因噬血细胞性淋巴组织细胞增多症

病例60
病因不明的噬血细胞性淋巴组织细胞增多症1例

病例展示：

患者，女性，30岁。主因"间断发热2周余，发现转氨酶升高1周"入院。

患者入院前2周余出现周身皮肤瘙痒，抓挠后出现大片红色皮疹，口服中药汤剂3天后出现低热，自服头孢类抗生素效果欠佳，体温逐渐升高，伴畏寒、寒战，伴头晕、乏力、恶心、呕吐，皮肤巩膜黄染。1周余前就诊外院，查血常规未见明显异常，生化：ALT 1 043U/L，AST 688.5U/L，TBIL 98.38μmol/L，DBIL 71.07μmol/L，病毒性肝炎相关检查均阴性。B超示：脾大，肝门部可疑淋巴结肿大，胆囊炎。给予抗感染、保肝等对症支持治疗，体温控制欠佳。复查血常规：WBC 4.83×10⁹/L，RBC 3.81×10¹²/L，Hb 111g/L，PLT 96×10⁹/L。自身免疫性肝病三项、ANA、ENA、ANCA检查均阴性。EBV-DNA，CMV-DNA均阴性。外周血涂片：可见异型淋巴细胞9%。骨髓细胞学：粒系增生明显活跃，红系增生减低，巨核系统产板欠佳，可见噬血现象。骨髓免疫分型：未见异常表型细胞。全身PET-CT（图60-1）：肝脏可疑不规则FDG代谢增高影，以肝S8被膜下为著，延迟扫描，FDG代谢进一步增高；肝门区可疑多发肿大淋巴结，FDG代谢增高；颈部及左锁骨上、纵隔内、腹主动脉旁及双侧髂血管走行区淋巴结，部分增大，FDG代谢增高；脊柱及骨盆骨FDG代谢增高，考虑与发热相关可能；肝大、脾脏增大，FDG代谢弥漫增高；全身未见明确实体肿瘤FDG代谢增高征象。予保肝、祛黄、抗感染治疗，患者体温无下降，加用甲泼尼龙40mg每天1次，仍有间断发热，复查ALT 1 445U/L，AST 1 356U/L，TBIL 381.75μmol/L，DBIL 260.82μmol/L，TBA 516.7μmol/L。查体：体温39.3℃，脉搏115次/min，呼吸25次/min，血压90/60mmHg。全身皮肤巩膜黄染，颈部及腹股沟可触及多发小淋巴结，质韧，活动可，无压痛。皮肤可见散在暗红色皮疹，伴少量脱屑。双肺呼吸音粗，未闻及干湿性啰音，心律齐，未闻及杂音。腹软，无压痛，肝肋下2cm，脾肋下约4cm。双下肢无水肿。

诊断：发热待查，肝功能损害。

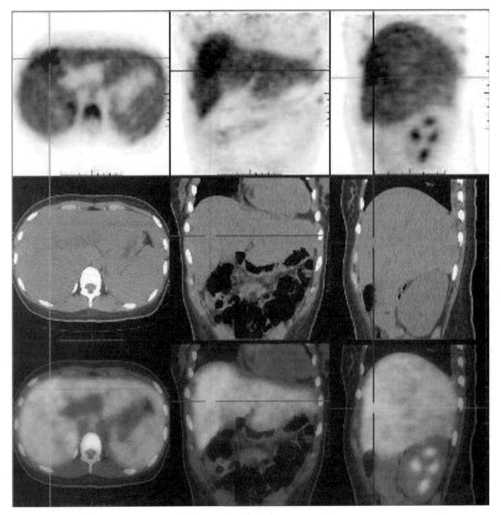

图 60-1　患者治疗前 PET-CT

诊疗经过:

患者反复发热、肝脾大,骨髓可见噬血现象,进一步完善 sCD25 32 935ng/L,NK 细胞活性 21.40%,SF 20 310μg/L,TG 3.56mmol/L,Fg 0.82g/L。根据 HLH-2004 诊断标准,明确诊断为 HLH。完善颈部淋巴结 B 超引导下穿刺活检,予剂量调整 DEP 方案治疗。1 疗程后患者转氨酶及胆红素均较前下降约 50%,但治疗后第 12 天患者再次出现发热,体温最高 39.2℃,伴 sCD25 及铁蛋白再次升高,淋巴结穿刺活检病理示淋巴结反应性增生。再次予标准剂量 DEP 方案治疗,患者未再发热,肝功能持续好转,血小板及凝血功能恢复正常。原发 HLH 基因筛查及功能学检查回报为阴性。2 疗程 DEP 方案治疗后,予 B 超引导下肝脏穿刺活检,病理回报小叶结构保留,汇管区结构保留,其内少量淋巴细胞及中性粒细胞浸润,未见明确胆管炎及静脉内皮炎,汇管区周边未见界面炎,未见明确肿瘤性病变;EBER-,CMV-。该患者完成 4 疗程 DEP 方案治疗后血常规及肝功能恢复正常,未再出现发热,

PET-CT（图 60-2）示原代谢增高淋巴结缩小，部分消失。肝内代谢增高灶，较前 FDG 代谢减低，肝脾较前缩小。

随访：患者终止治疗后每 3 个月随访 1 次，已随访 1 年，血常规及肝功能正常，未再出现疾病复发。

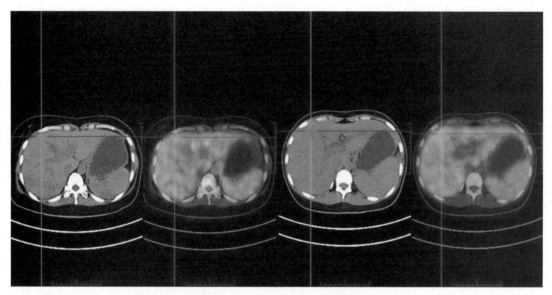

图 60-2　患者 4 疗程 DEP 方案治疗后 PET-CT

分析与讨论：

噬血现象可见于感染、肿瘤、自身免疫病等多种疾病发作期患者的骨髓、肝脾、淋巴结。虽然噬血现象并不等同于 HLH，但是如果患者没有可解释噬血现象的原发病，或者伴有不明原因的发热、铁蛋白明显升高、肝脾大、肝功能异常、血细胞减少，需完善 HLH 相关检查。该患者初诊时以发热、肝功能损害为主要表现，血细胞减少尚不明显，因外周血出现异常形态淋巴细胞完善骨髓检查，发现噬血细胞，为后续的诊断奠定了基础。

明确 HLH 的诱发因素，是控制 HLH 反复发作的关键。该患者为成年女性，无明确家族史，原发性 HLH 基因筛查及功能学检查均阴性，可除外原发性 HLH。成人患者继发性 HLH 更为多见，需完善继发因素筛查。自身免疫病方面，患者为青年女性，发热、皮疹、肝功能损害、铁蛋白升高，自身免疫性疾病相关标志物筛查均为阴性，因患者初诊时白细胞升高不明显，风湿科会诊暂不考虑成人 Still 病。感染方面，该患者完善了细菌、真菌、EBV、CMV、肝炎病毒等病毒相关检查，均未发现阳性结果。肿瘤方面，该患者虽然 PET-CT 可见全身多部位代谢增高，但 CT 无明确肿瘤占位性病变；初期因该患者血小板低、凝血功能差，无法完成肝脏代谢活跃部位取材，这可能也是很多 HLH 早期面临的问题，对于该类患者早期治疗以挽救生命为主，确诊后尽早给予 HLH 治疗，为后续活检创造条件，一旦满足条件及早进行活检病理检查。该患者完成 2 个疗程治疗后，行肝脏穿刺活检，未发现明确肿瘤病变。继发性 HLH 患者,在完善上述可能诱因筛查后,仍有 10% 左右患者无法发现明确病因。对于该类患者完成预定疗程治疗后,评估 HLH 若达到完全缓解,可进入观察随访期,患者若出现 HLH 复发或者其他临床症状,则需再次进行相关疾病筛查,明确原发病。

专家点评:

正确了解噬血现象的意义很重要,在我们的既往研究中,75%~85% 初诊 HLH 患者骨髓检查可见噬血现象,噬血现象的存在与否与患者的疾病严重程度无明显相关性,亦非诊断 HLH 的必需条件。但是,噬血细胞的存在提示我们需警惕 HLH 可能,若患者同时存在不明原因的发热、肝功能损害,需尽早完善 HLH 相关检查。

对于确诊 HLH 患者,在给予治疗控制 HLH 的同时,需积极寻找病因。虽然成人原发性 HLH 发病率较低,但仍需早期完善 NK 细胞活性、CD107a 及 HLH 相关功能学检查,对于存在持续功能学异常的患者,需积极完善 HLH 相关基因筛查,除外原发性 HLH 可能。继发性 HLH 在成人患者中更为常见,感染(包括病毒、细菌、真菌、结核、原虫等)、自身免疫病、肿瘤等均为常见诱因,在 HLH 得到控制后,原发病是否能够得到有效控制或治愈,是决定患者是否会出现 HLH 复发的重要因素。因此,在早期完善 HLH 相关检查及给予治疗的同时,需积极寻找患者是否存在上述诱因。肿瘤,尤其是淋巴造血系统肿瘤是成人 HLH 的常见诱因,PET-CT 检查可以发现代谢增高部位,为病理活检提供指向性;但在患者由于血小板减少、凝血功能异常等原因无法完成活检时,应以挽救生命为先,及早给予 HLH 治疗,控制病情,为后续取材创造条件。

对于获得完全缓解的不明原因 HLH 患者,在完成预定疗程治疗后,可终止治疗进入观察随访阶段。反复发作的患者,可考虑异基因造血干细胞移植治疗。

(魏　娜,尤亚红,吴　林,王　昭)

参考文献:

----

[1] 黄文秋,王旖旎,王晶石,等. 192 例成人噬血细胞淋巴组织细胞增生症患者的临床分析 [J]. 中华血液学杂志,2014,35(9):796-801.

[2] 李硕,王昭,王旖旎,等. 18F-FDG PET-CT 在诊断淋巴瘤相关噬血细胞性淋巴组织细胞增多症中的应用 [J]. 白血病·淋巴瘤,2013,22(4):209-211.

病例 61
切脾治疗不明原因噬血细胞性淋巴组织细胞增多症

病例展示:

患者,女性,40 岁。主因"发现脾大 4 个月,间断发热 3 个月"入院。

患者既往体健,4 个月前体检行腹部彩超发现脾大,厚约 7.0cm,长径约 16.6cm,实质回声均匀,患者无明显腹胀等不适。后就诊于当地医院行腹部增强 CT 检查示:脾脏增大约 13.5cm×7.2cm×17.0cm,密度未见异常,未见异常强化。脾门区可见数个增大淋巴结,增强扫描可见强化。完善血常规检查示:PLT 70×10⁹/L,WBC 及 Hb 正常。骨髓穿刺细胞学涂片示:骨髓增生Ⅲ级,粒系占 53.5%,红系占 35%,粒:红 =1.53。巨核细胞 13 个,其中颗粒巨 11 个,裸核巨 2 个。印象:骨髓增生活跃、PLT 少。骨髓活检病理:考虑骨髓增生性改变。免疫组化:CD3 散在细胞(+),CD20 散在细胞(+),CD68 散在细胞(+),CD163 散在细胞(+),CD61 散在细胞(+),MPO 部分细胞(+),CD71 部分细胞(+)。网织染色(−),原位杂交:EBER−。骨髓细胞免疫分型检测未见异常,白血病融合基因未检测到,*WT1* 表达正常,*PRAME* 表达基本正常;*IgH*、*TCR* 基因重排阴性,染色体报告示:46,XX,t(9;14)(p13;q32),add(22)(q13)[3]/46,XX[17]。3 个月前间断有发热,体温最高 37.5℃,不伴畏寒寒战、咳嗽咳痰等症状,无皮疹,无关节僵硬、疼痛,无腹痛腹泻等不适,给予阿奇霉素等药物抗感染治疗效果不佳,仍间断发热,为进一步诊治入院。

诊疗经过:

入院查体:体温 37.5℃,脉搏 90 次/min,呼吸 18 次/min,血压 120/70mmHg。神清,全身皮肤巩膜无黄染,浅表淋巴结未触及肿大,双肺听诊未及干湿啰音,心律齐,未及心脏杂音及心包摩擦音,腹软,无压痛、反跳痛,脾肋下 5cm 可触及。完善检查示 WBC 1.60×10⁹/L,Hb 54g/L,PLT 44×10⁹/L;TBIL 19.87μmol/L,DBIL 10.76μmol/L,ALT 122U/L,AST 99.3U/L;Fg 2.62g/L;NK 细胞活性 13.28%;sCD25 36 648.4ng/L;EBV-DNA 检测示血浆 2.0×10³ 拷贝/mL,全血 < 5.0×10² 拷贝/mL。完善狼疮抗凝物、抗心磷脂抗体、抗 β₂ 糖蛋白Ⅰ抗体、ENA、抗核抗体、抗链 O 抗体均未见异常;淋巴细胞培养加干扰素测定未见异常。PET-CT 示脾大(16.2cm×9.0cm×25.7cm)并代谢增高(SUVmax 6.0),脾门及肝门区多发肿大淋巴结并代谢增高(较大者约 2.0cm×1.4cm,SUVmax 2.5~4.1),不除外淋巴瘤可能。根据以上检查结果,考虑诊断为 HLH,淋巴瘤不除外。予 1 个疗程 DEP 方案(多柔比星脂质体、VP-16、甲泼尼龙)治疗后,行腹腔镜下脾门周围淋巴结切除活检,术后病理诊断(脾门周围)淋巴结呈复旧性改变,免疫组化 CD20 滤泡 +,CD30 滤泡间区 +,CD21FDC

网+，Ki67+10%，CD10−，BCL6−，LMO2−，HGAL−，BCL2+，PD1−，CXCL_13−。再次予2个疗程DEP方案治疗，患者无发热，复查血常规示WBC 7.4×10⁹/L，Hb 125g/L，PLT 101×10⁹/L；TBIL 19.87μmol/L，DBIL 8.31μmol/L，ALT 47U/L，AST 23.3U/L；Fg 1.06g/L；SF 181μg/L；EBV-DNA未检出；腹部超声示脾仍大，较前回缩（5.5cm×14.0cm）；评估病情为部分缓解。患者转入普外科行腹腔镜脾切除术，脾脏病理回报未见淋巴瘤细胞，术后3个月患者未再发热，复查血常规WBC 10.14×10⁹/L，Hb 110g/L，PLT 339×10⁹/L；TBIL 7.78μmol/L，DBIL 4.65μmol/L，IBIL 3.13μmol/L，ALT 106U/L，AST 21.7U/L；Fg 8.25g/L；SF 147.8μg/L；sCD25 1 992ng/L；NK细胞活性17.31%；EBV-DNA未检出。评估病情完全缓解，随访4年，患者一般状况较好，未再有相关症状发作。

分析与讨论：

根据HLH-2004诊断标准，患者HLH诊断明确。病因方面该患者PET-CT全身多发淋巴结肿大、脾大，代谢增高，提示不除外脾淋巴瘤可能，原发脾脏淋巴瘤占非霍奇金淋巴瘤中不到1%，其中合并HLH者更不多见，脾切除术可作为诊断及治疗的一种方法。而脾门周围淋巴结活检未找到淋巴瘤依据，3个疗程DEP方案治疗后，患者病情评估为部分缓解，为进一步明确病因，为该患者进行了脾切除术，然而脾切除术后病理未发现淋巴瘤证据。在反复寻找病因，除外原发及风湿、免疫、寄生虫及其他特殊病原菌感染等诱因后，此例患者诊断为不明原因HLH。该患者在切脾后，仍未明确诊断，但患者无发热，血常规、铁蛋白、肝酶、胆红素、NK细胞活性等均回复正常水平，病情得到缓解，随访4年一般状况仍较好，考虑切脾治疗有效。

专家点评：

对于诊断噬血细胞性淋巴组织细胞增多症患者，寻找病因十分重要，贯穿于病程的始终，对于患者的治疗及预后有十分重要的意义。然而在进行仔细筛查后，仍有一部分患者诊断为不明原因的HLH。对于此类患者，病程中若出现脾脏进行性增大，PET-CT等检查高度怀疑脾脏淋巴瘤，反复治疗效果不佳，必要时可通过脾脏切除术并送检病理进行诊断。对于复发难治的不明原因HLH患者，有研究发现脾切除术后24周CD16⁺CD56⁺ NK细胞比例（P=0.003）和NK细胞活性（P=0.028）水平较之前显著提高，IL-21和IL-1α水平在脾切除术后4周有所下降（$P < 0.05$）。因此认为脾切除术有可能通过提高NK细胞比例及活性、减少细胞因子等途径改善HLH患者临床症状及提高生存率。有观点认为脾切除术可作为难治复发HLH的一种挽救治疗方法。脾脏是人体重要的免疫器官，包含大量的免疫细胞和细胞因子，而HLH被认为是免疫调节异常引起的细胞因子风暴，脾切除术有可能通过调控炎症因子聚集而控制HLH。因此对于难治复发的不明原因HLH患者以及病情未达到完全缓解的患者可尝试脾切除术治疗。

（何晓丹，尤亚红，吴 林，王 昭）

参考文献：

[1] HENTER J I, HORNE A, ARICÓ M, et al. HLH-2004: Diagnostic and therapeutic guidelines for hemophagocytic lymphohistiocytosis[J]. Pediatr Blood Cancer, 2007, 48(2): 124-131.

[2] BROX A, SHUSTIK C. Non-Hodgkin's lymphoma of the spleen[J]. Leuk Lymph, 1993, 11(3-4): 165-171.

[3] WANG J S, WANG Y N, WU L, et al. Splenectomy as a treatment for adults with relapsed hemophagocytic lymphohistiocytosis of unknown cause[J]. Ann Hematol, 2015, 94: 753-760.

[4] WANG J S, HAN W, GAO Z, et al. Elevation of CD16⁺CD56⁺ NK-cells and down-regulation of serum interleukin-21(IL-21)and IL-1α after splenectomy in relapsed hemophagocytic lymphohistiocytosis of unknown cause [J]. Hematology, 2017, 22(8): 477-483.

病例 62
家族性地中海热继发噬血细胞性淋巴组织细胞增多症

病例展示：

患者，女性，6 岁。主因反复皮疹、发热 1 年余入院。既往体健。患者 1 年前无明显诱因出现双下肢红色皮疹，为斑片状、略高出皮肤，无明显瘙痒，进而累及面部、躯干及四肢，出现发热，体温最高 38.5℃，并出现双侧腕关节、膝关节、踝关节疼痛及浅表淋巴结肿大。就诊于当地医院，查 EBV-DNA 2.75×10³ 拷贝/mL，诊断为病毒感染，予以更昔洛韦抗病毒治疗两周，症状好转出院。10 个月前再次因发热、皮疹、关节疼痛住院治疗。完善检查提示血小板减少，血清铁蛋白、甘油三酯进行性升高，纤维蛋白原显著下降，超声提示脾大，骨髓穿刺检查提示噬血现象，符合 HLH-2004 诊断标准，诊断为噬血细胞性淋巴组织细胞增多症（HLH），原发病考虑 EB 病毒感染。予以激素联合丙种球蛋白治疗，并予以对症支持治疗，体温降至正常，皮疹好转，化验指标改善。完善颈部淋巴结活检，提示反应性增生。出院后口服泼尼松维持治疗。8 个月前泼尼松减至 20mg/d 时再次出现发热、皮疹。就诊于某儿童医院，完善检查后诊断为噬血细胞性淋巴组织细胞增多症复发，原发病考虑 EB 病毒感染，不除外幼年型类风湿关节炎（JRA），予以 HLH-94 方案规律治疗，治疗期间再次行淋巴结活检，病理诊断反应性增生，患者仍间断出现发热、多部位皮疹、游走性关节疼痛，但发作间隔延长，发作时间 1 到 3 天，可自行缓解。未发现 HLH 相关基因突变。

诊断：噬血细胞性淋巴组织细胞增多症。

诊疗经过：

患者入院，结合患者病史中发热、脾大、纤维蛋白原小于 1.5g/L，铁蛋白大于 500μg/L，甘油三酯升高、NK 细胞活性下降、sCD25 升高，可诊断为 HLH，但原发病不明。患者病程中发热，伴有皮疹、关节痛、淋巴结肿大，不除外幼年型类风湿关节炎，但患者关节痛与发热同步，且短时间可自行缓解，虽然关节 X 线提示膝关节腔及髌上囊积液，但查体关节活动不受限，无触痛及皮温升高等，故不能诊断 JRA。患者病程中曾查 EBV-DNA > 1×10^3 拷贝 /mL，入院后多次复查均 < 5×10^2 拷贝 /mL。未发现原发性 HLH 相关基因突变及其他自身免疫性疾病诊断证据。但结合患者反复发作的发热、皮疹及关节炎表现，家族性地中海热不能除外。进一步检测患者 MEFV 基因突变位点，MEFV 基因检测提示 G436R/P396S/E148Q 均为杂合突变。并予以秋水仙碱 0.5mg 每日口服试验性治疗，用药 2 个月未再出现发热。结合患者临床症状及表现，以及秋水仙碱治疗有效，明确诊断为家族性地中海热（Familial Mediterranean fever，FMF）。但患者后续治疗中出现症状反复，皮疹加重，持续高热，全血减少，脾脏进行性增大，考虑 HLH 进展。予以 DEP 方案治疗，病情好转。后于外院行亲缘单倍体异基因造血干细胞移植。移植后出现严重移植物抗宿主病死亡。

分析与讨论：

根据 HLH-2004 诊断标准，该患者诊断 HLH 明确，但早期原发病并不明确。予以 HLH 治疗方案，患者症状一度好转，但随糖皮质激素减量，症状反复发作，说明 HLH 症状控制不好，而另一方面又提示对患者原发病的控制不佳，从而使症状反复。经过相关实验室检查，排除了原发性 HLH、病毒感染、风湿病等疾病。结合患者反复发作的发热状况及基因测序结果，我们考虑原发病为 FMF。目前国际上 FMF 继发 HLH 的病例报道较少。

FMF 是一种常染色体隐性遗传病，是一种反复发作的自身炎症性疾病，其主要特点为反复的、自限性发热，伴有多浆膜腔积液，严重患者可并发淀粉样变性。这一疾病最早在 1908 年被 Janeway 和 Mosenthal 报道，将其定义为"不常见的发作性腹膜炎"。因其在地中海人群中高致病率，故在 1958 年由 Heller 等命名为家族性地中海热。

1997 年人们才发现 FMF 发病与 MEFV 基因有关。MEFV 基因是位于 16 号染色体短臂上（16p13.3），包含 10 个外显子，其编码炎素（pyrin），它是形成炎性体复合物的一个组分，由 781 个氨基酸组成，其可通过抑制 NALP3 炎症小体形成，避免了过度炎症反应的发生。但如果 MEFV 基因突变，可导致 pyrin 数量减少或功能改变，使 NALP3 炎症小体过度活化，从而产生炎症反应。MEFV 所有相关突变均在 INFEVERS database 登记，目前登记的突变已经超过 300 种，最常见的疾病相关致病性变异为 M694V、V726A、M680I 和 M694I，然而在非 FMF 高发地区发病者中 E148Q 突变是常见的变异。对于遗传性发热患者包括 FMF 推荐行基因检测，一致认为需要检测 14 种变异：M694V、M694I、M680I、V726A、R761H、A744S、E167D、T267I、I692del、K695R、E148Q、P369S、F479L 和 I591T。目前认为以上基因突变中，前 9 种有明确的致病性，而后 5 种突变尚不能完全肯定其致病性。目前认为 M694V 与严重疾病表现相关，而 E148Q on exon 2 的致病性仍有争议。它可能是一种多态性，因为在 1% 健康人中也存在。在一些东亚人群大约 21% 健康人携带。

FMF 的诊断主要根据其典型的临床表现做出的诊断,如出现典型的复发性、自限性发作,诊断并不困难,但非高发地区,诊断需要谨慎。当前 FMF 的诊断标准为 Tel Hashomer 的临床标准,其诊断并非一定需要基因检查,而临床表现更为重要,其诊断标准如下:满足以下 2 项主要标准或者 1 项主要标准加 2 项次要标准即可诊断;主要标准包括反复发热伴浆膜炎、继发性 AA 型淀粉样变和秋水仙碱治疗有效;次要标准为单纯反复发热、丹毒样红斑和 FMF 的家族史。但此标准对儿童患者的特异性偏低,有人提出了适用于儿童的诊断标准,即符合以下 5 项标准中的 2 项:发热(腋下温度 > 38℃)、腹痛、咽痛或滑膜炎(以上表现均应持续 6～72 小时,发作 3 次以上)及 FMF 家族史。针对我中心这例患者,其反复发热,症状可自行缓解,病程中常伴有皮疹、多关节疼痛,并且对秋水仙碱治疗明确有效,故可考虑诊断为 FMF,但患者无明确家族史。对于反复发热患者,结合基因检查结果可进一步对该疾病加以诊断。

患者 MEFV 基因检测提示 G436R/P396S/E148Q 杂合突变,虽然有学者认为 E148Q 与 FMF 发病相关,但更多学者的认为单纯的 E148Q 突变诊断 FMF 需要谨慎,因为其在亚洲人种中发生率较高。目前 INFEVERS database 登记的 MEFV 基因突变中尚无 G436R 的登记,因此其是否可致病尚无定论。虽然对于常染色体隐性遗传疾病来说,纯合突变才能治病,但随着临床研究越来越深入,FMF 诊断患者中约 20% 以上患者是 MEFV 杂合突变,即有一条等位基因发生突变。复杂杂合突变在 FMF 中的作用也越来越被证实。而 P396S/E148Q 的复杂杂合突变曾被报道过可能导致 FMF 发生。因此从基因突变分析来看,该患者携带的基因突变符合 FMF 的诊断。

对于 FMF 的治疗,秋水仙碱仍是治疗的主要药物,其能减轻发作频率,提高生存质量,能有效阻止继发淀粉样变的并发症。秋水仙碱耐受较好,最常见的不良反应是胃肠道反应,如呕吐、腹泻和短暂的转氨酶升高。使用秋水仙碱有将近 1/3 患者达到部分缓解,而大约 5% 患者无应答。2%～5% 患者因胃肠反应不能耐受。有人认为其有效性不同与患者基因型相关。然而,对一些难治性患者,生物治疗,包括抗肿瘤坏死因子、IL-1 和 IL-6 拮抗剂,是目前治疗淀粉样变性有效的治疗药物。而对于继发 HLH 的患者,我们建议在疾病活动期,可考虑先予以治疗控制 HLH 相应症状,再针对原发病予以秋水仙碱的治疗。该患者予以秋水仙碱治疗后,症状很快得到控制,但后续再次疾病反复,予以 DEP 方案控制病情。

对于难治性 HLH,且患者为遗传性疾病,异基因造血干细胞移植(Allo-HSCT)为唯一治愈该疾病的治疗策略。目前针对难治性 FMF,有采用异基因造血干细胞移植方法达到治愈的病例报道。但基于异基因造血干细胞移植有一定移植相关死亡,故目前对反复发作的 FMF 是否采用异基因造血干细胞移植治疗尚无定论。最终该患者虽然行了异基因造血干细胞移植,但因移植后 GVHD 导致死亡。

专家点评:

FMF 作为遗传性疾病,不仅仅在地中海地区可见,随着人们认识的提高,非地中海地区也有越来越多的病例报告。Migita 等报道 2009—2015 年间,日本地区 601 名不明原因发热患者中,192 例患者拟诊为 FMF,其中确诊患者共 108 例,而日本的另一项全国性调查指出其 FMF 患者人数约为 300 人,因此 FMF 在非地中海地区也并非罕见。我国近年来也多有

FMF 的散发病例报道。*MEFV* 基因为主要致病基因。

　　FMF 患者应终身使用秋水仙碱以减轻、控制症状，延缓疾病进展，控制该疾病最严重的并发症——淀粉样变的进展。然而，10% 的患者对秋水仙碱耐药或无反应。阿那白滞素（anakinra）是通过基因重组技术所产生的人 IL-1 受体拮抗剂，目前已被推荐用于治疗类风湿关节炎等自身免疫性疾病。目前有很多秋水仙碱无效的患者应用该药获益的报道，因此认为阿那白滞素可作为秋水仙碱耐药患者的治疗方法。

　　异基因造血干细胞移植应用于 FMF 是否获益目前尚无定论。有报道采用 Allo-HSCT 治愈 FMF 患者的报道，但有学者认为 FMF 属于自限性疾病，大部分患者药物控制可，考虑到 Allo-HSCT 相关死亡率，还需要更多的临床试验去验证，不建议广泛应用。

（吴　林，刘　欢，尤亚红，王　昭）

参考文献：

[1] KUCUK A, GEZER I A, UCAR R, et al. Familial Mediterranean Fever[J]. Acta Medica, 2014, 57（3）: 97-104.

[2] MIGITA K, IZUMI Y, JIUCHI Y, et al. Familial Mediterranean fever is no longer arare disease in Japan[J]. Arthritis Res Ther, 2016, 18（1）: 175.

[3] EPISKOPOSYAN L, HARUTYUNYAN A. Population genetics of familial Mediterranean fever: a review[J]. Eur J Hum Genet, 2007, 15（9）: 911-916.

[4] SÖNMEZ H E, BATU E D, ÖZEN S. Familial Mediterranean fever: current perspectives[J]. J Inflamm Res, 2016, 9: 13-20.

病例 63
麻风病误诊噬血细胞性淋巴组织细胞增多症

病例展示：

　　患者，男性，25 岁。主因反复发热 5 个月，双上肢肿痛 10 天入院。

　　患者 5 个月前出现发热，Tmax 40.5℃，发热无规律，于当地诊所抗感染、退热等治疗，无明显好转。转至上级医院，查血常规：WBC 3.42×10^9/L，Hb 115g/L，PLT 103×10^9/L；SF：324.3μg/L；腹部超声：肝大、脾大；双侧腋窝、双侧腹股沟多发小淋巴结，行骨髓细胞学：噬血细胞占 1%；ANA、ENA、ANCA 检查均为阴性；血培养、G 试验、GM 试验，EBV-DNA、CMV-DNA 均阴性。PET-CT：肝脏饱满，代谢明显不均匀增高，肝门区、腹主动脉旁多发淋巴结,代谢异常增高,SUVmax 7.9,考虑肝淋巴瘤可能性大。结合检查当地医院考虑诊断噬血细胞性淋巴组织细胞增多症,间断予以糖皮质激素(具体剂量不详),同时予以抗细菌、抗真菌等治疗,仍间断发热。10天前出现左上肢前臂肿胀、疼痛,进而右侧上肢出现相同症状,并逐渐加重,影响上肢活动,双手手指活动受限,以双手环指、小指为主,予以口服及外用止痛药物,无明显好转,仍有发热,体温波动于38～39℃,为进一步治疗转入我院。

外院诊断:噬血细胞性淋巴组织细胞增多症。

诊疗经过:

入院时查体:T 38.2℃,右侧眉毛脱落,肝肋下2cm,脾脏肋下2cm,双上肢前臂轻度肿胀,皮温正常,触痛明显,双手无名指、小指活动障碍,下肢风团样皮疹,表面色微红,无压痛,无瘙痒(图63-1)。

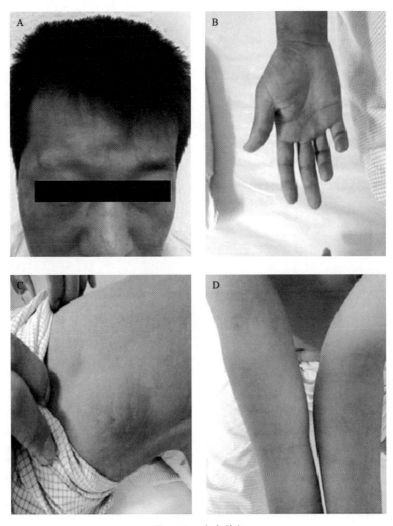

图63-1　患者体征
A.眉毛脱落;B.手指活动受限;C.皮肤红斑;D.上肢肿胀。

入院后检查血常规：WBC 7.3×10⁹/L，Hb 116g/L，PLT 193×10⁹/L；TG 1.17mmol/L；Fg 2.24g/L；SF 341.1μg/L；NK 细胞活性 1.27%；sCD25 3 405ng/L；虽然有脾大、骨髓中噬血现象等，结合外院治疗前患者相应检查结果，不能满足 HLH 的诊断。继续完善检查，寻找发热原因。患者上肢超声：双侧上肢浅表层条带状低回声影，考虑肿胀神经结构，双侧前臂中上部及肘关节周边肌肉纤维层回声不均，考虑弥漫性炎症表现，双侧尺神经明显肿胀增粗，最大直径 1.2cm；神经传导速度检查：双上肢及下肢多发神经损害；皮肤软组织活检：真皮层肿胀，淋巴细胞浸润。肝活检（图 63-2）：肝细胞疏松肿胀，肝小叶内散在较多肉芽肿结节，抗酸染色（+）。

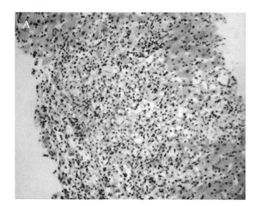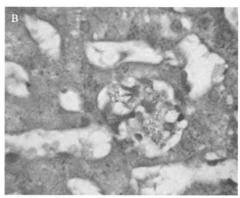

图 63-2　肝脏穿刺病理

A. HE 染色（sp×100）；B.抗酸染色可见到抗酸染色阳性分枝杆菌（sp×400）。

完善右大腿外侧皮肤活检（图 63-3）显示真皮中神经周围和附件周围肉芽肿，含有大量泡沫样巨噬细胞，抗酸染色阳性，巨噬细胞内有抗酸杆菌。皮肤组织中细菌经 PCR 扩增及基因测序检测，确定为麻风分枝杆菌。治疗予以氨苯砜、氯法齐明、利福平抗分枝杆菌，并加用泼尼松控制炎症反应，患者症状明显好转，皮疹逐渐消失，神经症状好转，随诊一年，患者未再有相应症状出现。

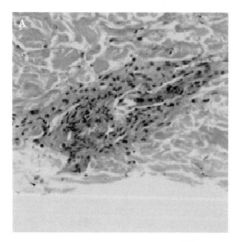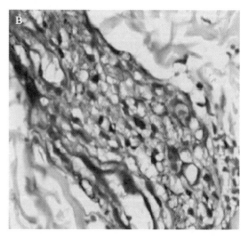

图 63-3　皮肤活检病理

A. HE 染色（sp×100）；B.抗酸染色可见到抗酸染色阳性分枝杆菌（sp×400）。

分析与讨论：

患者青年男性，慢性病程，发热起病，抗感染无效。治疗过程中出现神经系统损害、皮肤损害等表现。虽然患者满足噬血细胞性淋巴组织细胞增多症诊断中的部分指标，比如噬血现象等，但不能达到确诊所要求的 5 条指标以上，故 HLH 不能诊断。

噬血现象是诊断 HLH 的一条重要诊断标准。1991 年国际组织细胞协会提出的诊断标准中，噬血现象曾是确诊的必须标准，而在 HLH-2004 诊断标准中，噬血现象是诊断标准中的一条，因此在 HLH 病例中可以没有噬血现象。噬血现象在很多疾病中都可能出现，例如自身免疫病、病毒感染以及输血等情况下，可能会出现噬血现象。也有国内外很多文章都表示，很多 HLH 患者在早期做骨髓穿刺根本找不到噬血细胞现象，晚期有可能找得到。即使没有发现噬血细胞现象，如果满足诊断标准，也应该尽快诊断，早干预治疗。因此虽然噬血现象在诊断 HLH 的中具有重要的意义，但没有噬血现象并不能排除 HLH 的诊断。

麻风病是由麻风杆菌引起的一种慢性传染病，主要病变在皮肤和周围神经。临床表现为麻木性皮肤损害，神经粗大，严重者甚至肢端残疾。本病在世界上流行甚广，我国则流行于广东、广西、四川、云南以及青海等地。麻风杆菌在患者体内分布比较广泛，主要见于皮肤、黏膜、周围神经、淋巴结、肝脾等网状内皮系统某些细胞内。在皮肤主要分布于神经末梢、巨噬细胞、平滑肌、血管壁等处。在黏膜甚为常见。麻风病继发 HLH 的病例少见，仅有少量个案报道。但部分麻风患者会出现发热、血细胞减少、肝功能受损等表现，与 HLH 表现类似，故可能会误诊为 HLH，所以应尽快完善 HLH 指标，来协助诊断。

在治疗方面，该患者予以激素、抗炎等治疗，无明显好转。对于麻风患者应予以针对病原体的药物，患者 HLH 诊断不成立，故针对 HLH 的相关方案不适用于该患者，且在未予抗感染的基础上盲目使用激素及细胞毒性药物有可能导致感染加重。

综上所述，在 HLH 的诊断中噬血现象是一条重要指标，具有重要的意义，但没有噬血现象并不能排除 HLH 的诊断，而存在噬血现象，其他指标并不满足诊断标准，也不能诊断 HLH。麻风病虽然在我国目前流行较少，但非流行地区散发病例也可见到，其临床表现可能和 HLH 类似，在诊断时需要注意。

专家点评：

噬血现象表现为巨噬细胞吞噬红细胞、血小板或白细胞现象，是诊断 HLH 的重要指标之一。噬血现象不仅仅局限于骨髓中，在肝、脾、淋巴结中都可能找到该现象，甚至在部分患者皮肤、脑脊液中也可能出现。但是除 HLH 外，感染、自身免疫病的病例中亦可以发现该现象，因此并非出现噬血现象就要诊断 HLH。HLH 早期诊断对于患者治疗与预后有很大关系，而满足 HLH 诊断就应尽快进行相应治疗。对于仅仅有噬血现象就怀疑 HLH 患者，其治疗方向或许与本身疾病的治疗方向不同，因此对于发现噬血现象的患者应该进一步排查 HLH 相关指标，对于 HLH 诊断患者应予以 HLH 相关方案治疗，对于不符合 HLH 患者，需要进一步排查原发病。

感染相关 HLH 是 HLH 中最常见类型。特殊类型感染如非典型病原体、结核分枝杆菌、寄生虫感染占比例较少。麻风分枝杆菌感染目前较为少见，其典型临床表现有可能被忽视。麻风病可继发HLH,由于其发病数量少,故继发HLH病例仅有少量个例报道。对于继发HLH的患者的治疗应该以治疗原发病为主,积极抗分枝杆菌感染。对于临床症状较重患者可在控制感染基础上加用激素或HLH-94方案控制炎症因子风暴,一般疾病稳定后,HLH治疗可以停用,而以抗感染及对症治疗为主。

（吴　林,魏　娜,王　昭）

参考文献:

[1] SAIDI W, GAMMOUDI R, KORBI M, et al. Hemophagocytic lymphohistiocytosis: an unusual complication of leprosy[J]. Int J Dermatol, 2015, 54(9): 1054-1059.

[2] ZENG X, WANG Y, WANG J, et al. A case of lepromatous leprosy complicated by hemophagocytosis misdiagnosed as hemophagocytic lymphohistiocytosis[J]. Int J Infect Dis, 23(2014): 28-30.

[3] HØYVOLL L R, FLØISAND Y, ORREM H L, et al. Hemophagocytic lymphohistiocytosis in leprosy[J]. Lepr Rev, 2015, 86(4): 403-406.

病例64
误诊为药物性肝损伤的噬血细胞性淋巴组织细胞增多症

病例展示:

患者,女性,38岁。主因"间断发热3个月,肝功能异常1个月余"入院。

患者3个月前无明显诱因出现发热,T_{max} 41℃,伴有畏寒、寒战,干咳,鼻塞,无咳痰,流涕,腹痛、腹泻不适,无尿频、尿急不适,自行服用退热药物及阿奇霉素治疗,体温控制不佳。就诊于当地医院,血常规提示轻度贫血,白细胞及血小板未见异常,超敏C反应蛋白107mg/L,考虑"上呼吸道感染"。给予抗感染、退热药物治疗,患者体温逐渐降至正常,但后背、颜面部出现红色皮疹,伴双膝关节肿痛,遂就诊于上级医院。查ESR 85mm/h,IgA 619mg/dL(70~400mg/dL),给予乐松口服对症治疗。后患者再次因"湿疹"及双膝关节肿痛就诊于中医科,给予氯雷他定、消风止痒颗粒、甘油止痒涂剂(外用)、青鹏软膏(外用)、复方甘草酸苷胶囊、洛芬待因、乙哌立松、四妙丸治疗,患者关节肿痛有所缓解。1个月余前患者出现巩膜黄染、尿色加深,伴有恶心、呕吐,再次出现发热,体温最高40℃。血常规WBC $2.75×10^9$/L, Hb 82g/L, PLT $100×10^9$/L;生化示ALT 425U/L, TBIL 137μmol/L, DBIL 72μmol/L;凝血功能示PTa 34%;腹部CT提示胆囊炎、胆囊结石,考虑"急性肝衰竭、药物性肝损伤、胆囊炎、胆囊结石"。给予保肝、退黄、美罗培南抗感染、氢化可的松抗炎治疗,患者仍间断高热,体温最高 39.9℃。再次转至上级医院,完善检查,血常规白细胞正常,Hb 80g/L,PLT 97×10⁹/L;生化示 ALT 201U/L,AST 593U/L,TBIL 185μmol/L,DBIL 164μmol/L, ALB 20.3g/L;凝血功能示 PTa 34%,Fg 1.28g/L;SF > 2 000μg/L;sCD25 14 219ng/L;NK 细胞活性 14.57%;骨髓细胞学未见异常;腹部 CT 提示脾大、脾梗死;肺部 CT 提示双肺多发斑片影、条索影,双肺感染。考虑"噬血细胞性淋巴组织细胞增多症、急性肝衰竭、药物性肝损伤、肺部感染",给予甲泼尼龙逐渐减量,联合丙种球蛋白治疗,同时先后给予舒普深、替考拉宁抗感染治疗,患者体温降至正常。

诊断:噬血细胞性淋巴组织细胞增多症。

诊疗经过:

入院查体:全身皮肤巩膜黄染,全身浅表淋巴结未及肿大,右下肺可闻及湿啰音,肝脾肋下未及。完善检查血常规三系减低、铁蛋白及 sCD25 明显升高、NK 细胞活性减低、纤维蛋白原减低、脾大、HLH 诊断明确;原发病方面,患者外院 PET-CT 未见异常代谢病灶,病原学检查及功能学检查(包括颗粒酶、穿孔素蛋白、NK 细胞和 CTL 细胞 MUNC13-D 的表达)结果回报可基本除外感染及原发性 HLH 可能;患者外院诊断为药物性肝损伤,入院后诊断为 HLH,予 DEP(多柔比星脂质体,VP-16,甲泼尼龙)方案化疗 4 个疗程(图 64-1)。

随访:1 年后随访未见复发。

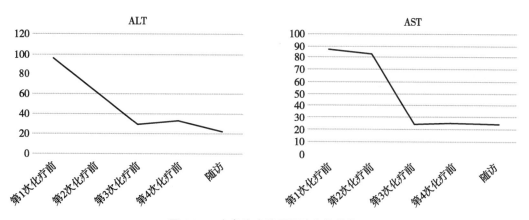

图 64-1　患者治疗前后肝酶变化趋势

分析与讨论:

药物性肝损伤(drug-induced liver injury,DILI)是指由各类处方或非处方的化学药物、生物制剂、传统中药(TCM)、天然药(NM)、保健品(HP)、膳食补充剂(DS)及其代谢产物乃至辅料等所诱发的肝损伤。相关流行病学资料较少,有比较可靠的结果报道在冰岛,估计的 DILI 发生率为每年每 10 万居民中约有 19 例新发患者,真实的 DILI 发生率可能更高。宿主相关风险因素(年龄、性别、种族、酒精、妊娠、基础疾病)和药物相关风险因素(剂量和肝脏药物代谢、亲脂性、伴随用药、特殊化学成分)会影响 DILI 的发生。不同的药物产生肝脏损伤的病理生理机制不同,也相对复杂。欧洲指南明确了 DILI 诊断的肝脏生化学阈值,需达到下列标准之一: ① ALT ≥ 5 × 正常上限(upper limit of normal, ULN); ② ALP ≥ 2 × ULN(伴随 GGT 升高且排除骨骼疾病引起 ALP 水平升高); ③ ALT ≥ 3 × ULN 同时 TBIL ≥ 2 × ULN。对药物治疗前肝脏生化就异常的患者,ULN 以 DILI 发病前获得的平均基线值所替代。分型传统上分为肝细胞损伤型、胆汁淤积型和混合型。DILI 的诊断目前仍为排他性诊断,需要排除引起肝损伤的其他病因,因果关系评估方面,推荐使用量表或因果关系评估方法。DILI 的治疗,停用可疑药物是最重要的措施。对于药物诱导急性肝衰竭,可能需要进行肝移植,而对于已经进展到肝衰竭的药物性肝损伤患者,常规使用皮质类固醇的获益目前并不清楚。

　　HLH 中肝损伤是常见的并发症,以前的研究中,成人 HLH 有 85% 可以出现 ALT 和 AST 水平升高,50% 有高胆红素血症,HLH 患者 ALT、AST 水平多为轻度至中度升高,肝衰竭作为 HLH 的表现是罕见的,有些出现在 HLH 进展的多器官功能衰竭中,HLH 患者的肝脏常见的组织病理表现是非特异性的,而 HLH 合并的急性肝衰竭(acute liver failure, ALF) 可能出现大面的肝坏死,HLH 出现肝损伤的机制尚不清楚,一般认为肝损伤的原因可能是 HLH 患者活化的噬血组织细胞的浸润和细胞因子的过度活化。该患者最终诊断为 HLH,考虑原发病不除外一过性病毒感染等。由于 HLH 和 DILI 两种疾病的治疗手段不一样,因此鉴别诊断显得尤为重要,一般认为使用化疗药物会增加肝功能损伤,但使用化疗药物治疗 HLH 有效的情况下,肝功能是会好转的。针对本例患者在明确 HLH 诊断以后使用了 DEP 方案进行化疗,取得了很好的效果,尤其可以看到肝酶明显下降。在决定治疗决策时,如果该患者诊断考虑 DILI,治疗决策应该考虑减少药物的应用,尤其应该避免应用化疗药物增加肝功能损伤,因此 DEP 方案治疗有效是支持该患者 HLH 诊断的。在明确诊断的情况下使用 DEP 方案进行治疗是一个可以选择的方案,但对于有肝功能损伤的 HLH 患者的治疗仍需要前瞻性的研究来解决这部分问题。

专家点评:

　　目前国内外尚无误诊为药物性肝损伤的 HLH 的文献报道,但有几例关于 HLH 合并 ALF 的病例报道,临床工作中鉴别药物性肝损伤和 HLH,对于非血液科的医生来说是相对困难的。由于 DILI 的诊断是排他性诊断,在复杂的病历中是有难度的,在本例病例中,患者早期表现为发热合并急性肝功能损伤,所以在当地医院诊断为药物性肝损伤,但是药物性肝损伤不能解释患者持续发热。当患者出现合并血细胞减少、转至上级医院才开始考虑 HLH 的诊断。HLH 可以出现急性肝衰竭,与其他原因引起的肝衰竭比如 DILI 相比,HLH 的患者更容易出现发热、脾大、低纤维蛋白原血症,由于大于 1/3 的急性肝衰竭的患者 sCD25 会出现升高,死亡的肝细胞会释放铁蛋白,因此这两个指标在进行鉴别的时候会失去特异性。当然对于这两个疾病的鉴别可能需要有更多的研究来解释病理生理及临床表现方面的差异。有研究认为肝活检对于判断肝脏疾病的严重程度以及病理生理是有帮助的,但对于鉴别诊断的价值仍缺乏相应的研究,同时由于这类患者多伴有凝血异常、血细胞减少等情况,因此关于此患者早期肝穿有风险,导致获取肝脏的病理组织比较困难。

HLH 患者常合并肝损伤甚至肝衰竭,因患者治疗中反复就诊及应用大量药物,有可能误诊为药物性肝损伤。因此当临床上出现肝功能损伤的患者,如果合并发热、血细胞减少,在诊断药物性肝损伤的时候应该更加谨慎,这一类的患者需要和 HLH 进行鉴别。

(迪娜·索力提肯,尤亚红,吴 林,王 昭)

参考文献:

[1] LIN S, LI Y, LONG J, et al., Acute liver failure caused by hemophagocytic lymphohistiocytosis in adults[J]. Medicine, 2016. 95(47): 5431.

[2] KIM T, KULICK C G, KORTEPETER C M, et al., Hemophagocytic lymphohistiocytosis associated with the use of lamotrigine[J]. Neurology, 2019, 92(21): 2401-2405.

[3] ANDRADE R J, AITHAL G P, BJÖRNSSON E S, et al. EASL Clinical Practice Guidelines: Drug-induced liver injury[J]. Journal of Hepatology, 2019. 70(6): 1222-1261.

[4] JORDAN M B, ALLEN C E, GREENBERG J, et al. Challenges in the diagnosis of hemophagocytic lymphohistiocytosis: Recommendations from the North American Consortium for Histiocytosis(NACHO)[J]. Pediatr Blood Cancer, 2019, 66(11): e27929.

病例 65
慢性肉芽肿病合并慢性活动性 EB 病毒感染

病例展示:

患者,男性,17 岁。主因反复发热 2 年入院。

患者 2 年前无明显诱因反复发作肺炎及上呼吸道感染(每年 3~4 次),先后就诊多家医院抗感染治疗效果不佳,患者为明确诊断入院。

血常规: WBC $2.88 \times 10^9/L$, Hb 119g/L, PLT $132 \times 10^9/L$。生化: ALT 21U/L, AST 36.6U/L, TBIL 24μmol/L, DBIL 10μmol/L, Cr 61.0μmol/L, BUN 3.54mmol/L, SF 43.40ng/mL。LDH 226U/L, β_2MG 5.66mg/L。ESR 9mm/h。TB 淋巴细胞亚群检测:自然杀伤性淋巴细胞(CD16+CD56+)2.27%, B 淋巴细胞(CD19+)26.80%。PCT 0.18ng/mL。真菌 1, 3-β-D- 葡聚糖实验:阴性。GM 试验:阴性。结核分枝杆菌抗体试验:阴性。结核感染 T 细胞检测:阴性。抗 ENA 抗体:阴性。ANA 抗体谱:阴性。抗心磷脂抗体:阴性。病毒七项(单纯疱疹病毒,水痘带状疱疹病毒, EB 病毒,巨细胞病毒,人类疱疹病毒 6 型,人类疱疹病毒 7 型,人类疱疹病毒 8 型):阴性。腹部彩超:脾大。浅表淋巴结超声:双侧颈部、腋下、腹股沟可见

多发肿大淋巴结。骨髓形态：骨髓增生明显活跃，未见幼稚细胞。免疫分型：未见异常。基因筛查：$IgH(-)$，$TCR\beta(+)$。染色体：$46,XY[20]$。骨髓穿刺活检病理诊断：增生活跃骨髓象，见 EBER 阳性细胞，符合 EB 病毒感染骨髓改变。EBV DNA：血浆 1.9×10^{4} 拷贝 /mL；PBMC 4.4×10^{5} 拷贝 /mL。脑脊液 EBV DNA 1.4×10^{4} 拷贝 /mL。基因筛查：$NCF1$ 基因纯合突变，变异来源于父母，父母均为 $NCF1$ 杂合突变；患者其姐为 $NCF1$ 基因携带者，为杂合变异。慢性肉芽肿病（chronic granulomatous disease，CGD）是一种遗传性疾病，患者的中性粒细胞氧化爆发存在问题，因此将二氢罗丹明氧化为罗丹明 123 的水平会减弱，所以可以用流式检测特异而又敏感地检测出 CGD。尽管该患者的氧化爆发参考值都在参考区间，但 MFI 比正常人要低很多，并且比其父亲也要明显降低大约 50%，再结合基因测序结果（图 65-1），可以诊断为非典型性常染色体隐性遗传 CGD。

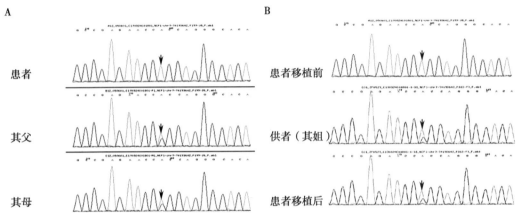

图 65-1　基因测序

A. 患者及其父母基因图：患者为 $NCF1$ 基因纯合突变，变异来源于父母，父母均为 $NCF1$ 杂合突变；B. 患者移植前后及其供者基因图：患者其姐为 $NCF1$ 基因携带者为杂合变异，患者移植后基因型转变为完全供者型。

诊断：慢性肉芽肿病合并慢性活动性 EBV 感染。

诊疗经过：

因患者无同胞全相合及非血缘供者，其姐为致病基因携带者，血浆及全血 EBV DNA 0 拷贝 /mL，移植前查造血及免疫功能正常，故选其姐做单倍体异基因造血干细胞移植供者。于 2017 年 5 月 9 日患者行姐供弟，HLA5/10 相合，血型 O 供 O 相合的外周血单倍体异基因造血干细胞移植，预处理方案为 TBI/VP-16/CY/ATG。

移植后 +14 天白细胞、血小板植活。

移植 +27 天骨髓形态：增生尚可，未见幼稚细胞。骨髓嵌合率 86.37%，外周血 CD3 嵌合率 87%。

给予减轻免疫抑制剂后，移植后 2 个月复查骨髓及外周血嵌合率均为 100% 完全供者型，基因检测为供者型。

随访：目前移植后 3 年内均未出现反复的严重感染，EBV DNA 拷贝为 0 拷贝 /mL，无急 /慢性移植物抗宿主病相关表现，生活质量较高。

分析与讨论：

慢性肉芽肿病是一种少见的吞噬细胞缺陷的原发性免疫缺陷病，由于基因突变引起吞噬细胞还原型烟酰胺腺嘌呤二核苷酸磷酸（NAPDH）氧化酶复合物缺陷，导致吞噬细胞呼吸爆发功能障碍，不能产生超氧化物，从而失去杀伤过氧化物酶阳性细菌和真菌的能力，因此该病的主要特征为反复发作的严重的细菌和真菌感染、炎症反应失调所致肉芽肿形成及其他炎症性疾病。

典型 CGD 感染灶主要在肺、淋巴结、肝、骨骼、皮肤和软组织。在北美，CGD 患者最主要的 5 种感染病原菌为：金黄色葡萄球菌、洋葱伯霍尔德杆菌、黏质沙雷菌、诺卡尔菌属和烟曲霉菌。我国上海、北京、香港报道的 CGD 患儿中较常见卡介苗感染和肺结核病，中国香港的研究表明 X 连锁隐性（X-CGD）患儿结核感染发生率较健康人群高 170 倍。在感染不能清除的情况下，慢性炎症细胞反应可能会发展，形成由淋巴细胞和吞噬细胞组成的肉芽肿，这是 CGD 的特征之一。肉芽肿常见于泌尿生殖系统和胃肠道，可导致各种梗阻临床症状。CGD 慢性炎症的另一种重要类型是一种与克罗恩病非常相似的炎症性肠病，影响相当一部分 CGD 患者。通常累及结肠，但回肠和胃肠道的其他部分也可能受到影响。症状范围从轻度腹泻到使人虚弱的血性腹泻和吸收不良综合征，甚至需要结肠切除术。其他类型的慢性炎症包括非感染性关节炎、牙龈炎、脉络膜视网膜炎或葡萄膜炎、肾小球肾炎，以及极少数的盘状甚至系统性红斑狼疮。

应用抗生素和抗真菌药物来预防和治疗感染，大大改善了 CGD 患者的预后。此外，重组人干扰素 -γ 作为免疫调节剂也可降低 CGD 患者感染率。虽然这些方法可以使 CGD 患者存活率提高，但并不能达到根治目的。目前认为免疫重建是唯一能够根治 CGD 的方法，包括基因治疗和 allo-HSCT。基因治疗技术是通过一定方式，将正常基因或有治疗作用的 DNA 序列导入靶细胞，以纠正基因缺陷，修复 NADPH 氧化酶，从而达到治疗疾病的目的。基因治疗帮助患者度过了危及生命的感染期，但其长期疗效还有待观察。

基因治疗开展难度相对较大，Allo-HSCT 治疗可行性更大。我中心首次报道 CGD 合并慢性活动性 EB 病毒感染（CAEBV）。本例患者由于 *NCF1* 基因突变明确诊断 CGD，其 EBV DNA 血浆 1.9×10^4 拷贝 /mL、PBMC 4.4×10^5 拷贝 /mL 持续大于半年，脑脊液 EBV DNA 1.4×10^4 拷贝 /mL，考虑诊断为 CAEBV（表 65-1），原因可能是原发免疫缺陷导致机体感染 EBV 无法清除从而引起 CAEBV。由于 CGD 为非恶性疾病，减低强度预处理方案（RIC）存在不同程度的植入失败，且患者行亲缘单倍体移植，为了克服免疫屏障避免植入不良，所以我们最终采用了清髓性预处理方案（MAC）。在随访时间 24 个月内均未出现反复的严重感染，EBV DNA 拷贝为 0，无急慢性 GVHD 发生，生活质量较高。提示对于没有非血缘干细胞来源的原发性免疫缺陷疾病，携带单杂合致病基因的亲缘单倍体供者，如果细胞功能正常也可以作为有效的干细胞来源，MAC 预处理的单倍体异基因外周血造血干细胞移植是根治 CGD 合并 CAEBV 较为的安全有效方法。

表 65-1　CAEBV 诊断标准（必须同时满足下述三条标准）

1. 持续或反复 IM 样临床症状：一般具有长期或反复发热、淋巴结肿大、肝脾肿大。其他多种涉及血液系统、消化系统、神经系统、肺部、心血管系统、眼睛、耳朵和皮肤的临床表现和并发症，往往也可发生于 IM 患者。

2. 特定的 EBV 抗体谱：VCA-IgG 抗体和 EA-IgG 抗体滴度明显升高和 / 或受累组织（包括外周血）EBV 基因拷贝数升高。

3. 临床表现不能用其他慢性病解释，如 EBV HLH、淋巴增殖性疾病、恶性淋巴瘤。

专家点评：

　　CGD 于 1954 年被首次提出，遗传方式有 X-CGD 和常染色体隐性两种，极少常染色体显性遗传。NAPDH 氧化酶由 5 个蛋白亚单位组成：gp91phox 和 p22phox 位于细胞质膜及特异颗粒膜，组成细胞色素 b558 异源二聚体；P47phox、P67phox、P40phox 是胞浆蛋白，分别由 *CYBB*、*CYBA*、*NCFl*、*NCF2*、*NCF4* 基因编码，后四者都是常染色体基因。X-CGD 约占 CGD 病例的 2/3。在大约 20% 的 CGD 患者中发现了 *NCF1* 的突变，在大约 5% 的 CGD 患者中分别发现了 *CYBA* 和 *NCF2* 的突变，而 *NCF4* 突变很少见。随社会习惯的不同而不同，常染色体隐性 CGD 在近亲婚姻的国家更为常见。CGD 在美国发病率约为 1/200 000，在欧洲发病率约为 1/250 000，在英国和爱尔兰的发病率约为 1/120 000，其他国家为 1/450 000～1/111 000，我国 CGD 的发病率尚不清楚。CGD 可以在从婴儿期到成年后期的任何年龄发病；然而，绝大多数患者在 5 岁以下就被诊断出来。一般来说，X-CGD 患者的病情更严重，发病年龄更早，死亡年龄更早。从机制上讲，CGD 患者的存活率与残余超氧化物的产生密切相关，与受影响的特定基因无关。

　　反复的细菌和真菌感染是 CGD 的一大特征，细菌感染的常见病原体在发达国家和发展中国家不同，而侵袭性真菌感染仍是导致 CGD 患者死亡的重要因素。肺和胸壁是最常见的真菌感染部位，而烟曲霉和构巢曲霉则是分离出的最常见病原体。烟曲霉以前是 CGD 死亡的主要原因；然而，随着唑类抗真菌治疗的出现，现在死于烟曲霉的情况并不常见。不过值得注意的是，自从广泛实施伊曲康唑预防措施以来，构巢曲霉感染的发生率有所增加，而构巢曲霉感染会导致更严重、更难治和更具侵袭性的疾病，其死亡率很高。除了反复和严重的感染外，CGD 患者通常还会出现调节失调的炎症。一项纳入了 98 名法国 CGD 患者的研究报告了 69.4% 的患者有炎症表现，最常见的受累器官是胃肠（88.2%）、肺（26.4%）、泌尿生殖道（17.6%）和眼睛（8.85%）。由于大多数患者在生命的前十年就会出现胃肠道的受累，因此所有出现早发性炎症性肠病的患者都应该考虑 CGD。胃肠道症状通常是非特异性的，包括腹痛、非感染性腹泻、口疮、恶心和呕吐。

　　CGD 患者的治疗目前聚焦在三方面：预防感染治疗、早期诊断感染和积极处理感染并发症。常规治疗主要采用终生抗生素和抗真菌预防。CGD 患者应接受除卡介苗外的所有常规儿童免疫接种。

　　Allo-HSCT 是治愈 CGD 的唯一治疗方法，可以逆转感染性和炎症性并发症。接受

HSCT 的 CGD 患者面临三个关键问题：何时移植（年龄和适应证），选择哪种供体，使用哪种预处理方案。关于行 HSCT 的适应证和最佳时机仍存在争议。当 HSCT 首次用于 CGD 患者时，HLA 匹配的同胞骨髓是干细胞的首选来源。然而，找到匹配的兄弟姐妹捐赠者（matched sibling donor, MSD）的可能性很低。部分研究表明匹配的无血缘供者（matched unrelated donor, MUD）的结果几乎和 MSD 相当，但能搜索到匹配的骨髓或外周血干细胞可能性也不高。因此，脐带血可能是另一种选择，但现有研究结果有限。移植前的预处理方案目前有两种：RIC 和 MAC。早期研究显示 CGD 患者行 HSCT 是可能的，但预后比报道的其他原发性免疫缺陷差，死亡率高，移植物失败，供者嵌合率低，这部分归因于 RIC 的使用。因此为了稳定植入，可能需要 MAC。然而，MAC 通常会导致更长时间的免疫抑制，从而增加感染的风险，并需要输注血液制品来纠正血象。

对于没有 HLA 相合供者的患者，基因治疗将是替代 HSCT 的一种有吸引力的选择，也消除了移植物抗宿主病的风险，并规避了长期免疫抑制治疗的需要。基因校正的另一种方法是使用位点特异性成簇规则间隔短回文重复序列 -Cas9 系统，通过提高同源重组水平来促进内源性基因的修复，不过目前均有局限性。

（李智慧，魏　娜，吴　林，王　昭）

参考文献：

[1] KANG H S, HWANG G, SHIN K S. Long-term outcome of patients withp22（phox）-deficient chronic granulomatous disease on Jeju Island, Korea[J]. Korean J Pediatr, 2015, 58（4）: 129-135.

[2] GUTIERREZ M J, MCSHERRY G D, ISHMAELL F T, et a1. Residual NADPH oxidase activity and isolated lung involvement in X-linked chronicgranulomatous disease[J]. Case Rep Pediatr, 2012: 974561.

[3] WINKELSTEIN J A, MARINO M C, JOHNSTON RB J R. Chronic granulomatous disease. Report on a national registry of 368 patients[J]. Medicine（Baltimore）, 2000, 79（3）: 155-169.

[4] GOLDBLATT D. Recent advances in chronic granulomatous disease[J]. J Infect, 2014, 69（Suppl 1）: S32-S35.

[5] SARWAR G, DE MALMANCHE T. RASSAM L. et a1. Chronic granulomatous disease presenting as refractory pneumonia in late adulthood[J]. Respirol Case Rep, 2015, 3（2）: 54-56.

病例 66
坏死性淋巴结炎合并噬血细胞性淋巴组织细胞增多症

病例展示：

患者，男性，40 岁。主因"间断发热 1 年余"入院。

1 年余前无明显诱因出现发热，最高达 39.6℃，无咳嗽、咳痰等不适，当地医院查血常规三系减低，CT 示双肺下叶炎症、脾大，浅表淋巴结超声提示双侧颈部、腋窝、腹股沟区见增大淋巴结。右侧腹股沟淋巴结穿刺活检：组织细胞坏死性淋巴结炎。予哌拉西林他唑巴坦、利巴韦林、甲泼尼龙等治疗后体温正常出院。出院后仍有间断高热，3 个月前就诊查骨髓细胞学：骨髓增生活跃，全片可见吞噬细胞。流式细胞学：未发现明显表型异常或数量优势淋巴细胞群，HLH 相关基因未见异常。诊断"HLH、组织细胞坏死性淋巴结炎"，予 HLH-2004 方案治疗后好转出院。半个月前停用激素后再次出现高热，T_{max} 39.2℃，抗感染治疗效果不佳。查体：T 36.6℃，R 18 次 /min，P 80 次 /min，BP 124/82mmHg，颈部、腋窝、腹股沟可触及黄豆大肿大淋巴结，质硬，无压痛及粘连，余浅表淋巴结未及肿大。双肺呼吸音粗，未闻及明显干湿性啰音。心率 80 次 /min，律齐，肝、脾肋下未触及。辅助检查：免疫球蛋白补体测定：血清免疫球蛋白 G 4.62g/L，血清免疫球蛋白 M 0.38g/L，血清免疫球蛋白 A 0.63g/L，血清 Kappa 轻链 4.04g/L，血清 lambda 轻链 1.9g/L。免疫固定电泳 M 蛋白阴性，尿本周蛋白阴性。抗核抗体谱阴性，疱疹病毒、EBV-DNA、CMV-DNA、细小病毒 B19 均阴性。骨髓细胞学：有核细胞增生减低，粒系增生减低，红系增生，淋巴细胞比值稍增高。PET-CT：双颈部、双侧腋窝、双侧髂血管旁及双侧腹股沟多个淋巴结部分肿大代谢稍活跃，考虑为炎性淋巴结；脾大代谢稍活跃；所见全身骨骼弥漫性代谢较活跃，考虑骨髓增生活跃。为进一步诊治收入院。

诊断：HLH，组织细胞坏死性淋巴结炎。

诊疗经过：

完善相关检查，WBC 2.29×10^9/L，RBC 2.51×10^{12}/L，Hb 80g/L，PLT 123×10^9/L，SF 728μg/L，sCD25 3 251ng/L，NK 细胞活性 20.31%。CRP、PCT 均正常。入院后经验性应用泰能抗感染 5 天，患者体温无下降，复查 CRP、PCT、G 试验等感染指标均正常，停用抗感染药物，加用醋酸泼尼松龙 30mg 每天 1 次后患者体温下降至正常，淋巴结较前缩小。出院后继续口服醋酸泼尼松龙片 30mg 每天 1 次，每周减量 5mg。20 余天后激素减量至 15mg 时再次出现发热，晨起波动在 37～38℃，服用激素数小时后自行降至正常，抗感染效果不佳，仍有反复发热，查血常规：WBC 0.8×10^9/L，Hb 100g/L，PLT 86×10^9/L，SF 5 818.0μg/L，sCD25 11 453ng/L，骨髓涂片示粒系前体细胞升高，红系反应性增生旺盛，可见噬血现象。骨髓病理示：造血组织占 30%～40%，血细胞三系可见，粒红细胞比约 2：1～3：1，巨核细胞 2～5 个 /HPF。原位杂交：EBER−。腹股沟淋巴结活检：镜下大部分为纤维组织，淋巴细胞散在分布，未见明确肿瘤性病变，请结合临床。考虑 HLH 诊断明确，予以 DEP 方案化疗后，体温恢复正常出院。出院后继续口服激素。

分析与讨论：

组织细胞坏死性淋巴结炎（histiocytic necrotizing lymphadenitis，HNL）最早由日本的 KIkuchi 和 Fujimoto 等于 1972 年描述，又名 Kikuchi 病或 Kikuchi-Fujimoto（KFD）病，是一种特殊类型的非肿瘤性疾病，属淋巴结反应性增生病变。多见于日本、中国等东方国家，西方国家少见。本病主要累及青壮年,女性略多于男性,表现为不同程度的发热、淋巴结肿大伴白细胞不升高或轻度下降,约40%的患者出现非特异性皮疹,极少数出现多个器官的受累并出现相应临床表现。抗生素治疗无效,对激素敏感,发病前常有病毒感染,疱疹病毒、EB病毒、巨细胞病毒居前三位,多数情况下为一种自限性疾病。少数病例可以反复发作,多系统受累,甚至导致死亡。HNL的病因尚不明确,有人认为其与自身免疫紊乱相关,此外具备一定的遗传易感性,HNL确诊需行淋巴结活检,按组织学特点分为增生型、坏死型、黄色瘤样型三种。此患者为坏死型,病理可见淋巴结正常结构消失,副皮质区域大片坏死,周围大量组织细胞而少见粒细胞浸润。因其临床表现复杂多样,缺乏特异性,容易漏诊、误诊,需注意与急性淋巴结炎、淋巴瘤、传染性单核细胞增多症、淋巴结结核等鉴别。此患者高热起病、血细胞三系减低、多发淋巴结肿大、脾大、抗感染治疗效果不佳,淋巴结活检提示组织坏死性淋巴结炎,考虑HNL。1年后疾病再发,骨髓穿刺可见噬血现象,sCD25及铁蛋白明显升高,考虑HNL继发HLH。

　　HNL的治疗主要是以缓解持续性发热和疼痛为主的对症支持疗法,大部分患者应用糖皮质激素后症状迅速缓解,少数重症或对激素反应欠佳者可使用免疫球蛋白。羟氯喹是治疗HNL的有效药物之一,具有良好安全性。一般预后较好,多数4~6个月内可自行恢复,虽然其预后良好,但仍有3%~4%复发,有专家提出HNL复发与糖皮质激素减量、停药过早有关,主张HNL患者糖皮质激素至少使用3个月。对复发病例,糖皮质激素仍然有效。此患者初次就诊时予以激素治疗后体温及症状缓解,一年后疾病再发时合并HLH,予以HLH-2004方案化疗,激素减停后再次出现高热。患者发热考虑:感染、与原发病组织坏死性淋巴结炎相关和/或HLH复发。除外之前2种情况后若患者仍持续发热,可考虑为HLH复发。此患者先予以抗感染后体温无下降,加用激素后体温恢复正常,淋巴结缩小,考虑此次发热与HNL相关,在激素减量过程中再次出现高热,评估病情后考虑HLH复发,予以DEP方案控制HLH后疾病部分缓解。此患者疾病反复,且进展为HLH,考虑可能与激素减量、停药过早相关。此外,因HNL与自身免疫性疾病密切相关,不除外后期继发自身免疫性疾病可能。

专家点评:

　　组织细胞坏死性淋巴结炎是一种可多系统受累、相对罕见的疾病,病因及发病机制未明,目前考虑与其相关的病毒感染、自身免疫性疾病等有关,临床表现多样,以不明原因发热伴淋巴结肿大及疼痛为典型表现,临床上容易漏诊及误诊,诊断依靠病理组织学检查,多呈自限性,一般预后较好,激素能获得很好的疗效,但仍有部分患者会复发。

　　HNL继发HLH极为罕见,患者临床表现除了具有长期不明原因发热、伴有淋巴结肿大外,还具有HLH的炎症风暴,有高热、外周血细胞进行性下降,骨髓穿刺可见噬血现象,病情复杂、凶险,如不能早期诊断,及时治疗,可造成多脏器的损伤,病死率高。国内外报道的组织细胞坏死性淋巴结炎继发的HLH多数预后良好,在给予激素或/和丙球治疗后疾病完全缓解,但仍有病例报道疾病初期诱发DIC或严重感染致死,还有部分患者后期可能进展为其他疾病,如系统性红斑狼疮、干燥综合征、结缔组织病等自身免疫性疾病。HNL在合并HLH时,需要及时控制HLH炎症风暴,若在使用激素基础上无好转,可考虑先予以DEP方案,一般 HLH 控制后疾病得到缓解,后期激素再逐步减停。此外对于 HNL 患者,需要长期随访,以尽早识别复发或向其他疾病转化。

(喻明珠,吴 林,王 昭)

参考文献:

[1] PERRY A M, CHOI S M. Kikuchi-Fujimoto disease: a review[J]. Arch Pathol Lab Med, 2018, 142(11): 1341-1346.

[2] MATHEW L M, KAPILA R, SCHWARTS R A. Kikuchi Fujimoto disease: a diagnostic dilemma[J]. Int J Dermatol, 2016, 55: 1069-1075.

[3] SONGJ Y, LEE J, PARK D W, et al. Clinical outcome and predictive factors of recurrence among patients with Kikuchi's disease[J]. Int J Infect Dis, 2009, 13(3): 322-326.

[4] BOGUSZ A M, BHARGAVA P. Recurrent histiocytic necrotizing lymphadenitis with a long latency in a patient with autoimmunity: a case report and review of literature [J]. Int J Surg Pathol, 2013, 21(3): 287-296.

附　录

附录1　中英文名词对照

噬血细胞性淋巴组织细胞增多症	hemophagocytic lymphocytosis, HLH
原发性噬血细胞性淋巴组织细胞增多症	primary hemophagocytic lymphocytosis, pHLH
家族性噬血细胞性淋巴组织细胞增多症	familial hemophagocytic lymphocytosis, FHL
原发性免疫缺陷综合征	primary immunodeficiency syndrome, PIDs
Chediak-Higashi 综合征	Chediak-Higashi syndrome, CHS
Griscelli 综合征 2 型	Griscelli syndrome type 2, GS2
Hermansky-Pudlak 综合征 2 型	Hermansky-Pudlak syndrome type 2, HPS2
X 连锁淋巴组织增殖性疾病	X-linked lymphoproliferative disease, XLP
信号淋巴细胞活化分子相关蛋白	SLAM-associated protein, SAP
X 连锁凋亡抑制蛋白	X chromosome linked inhibitor of apoptosis protein, XIAP
信号淋巴细胞活化分子	signaling lymphocytic activation molecule, SLAM
EB 病毒相关噬血细胞性淋巴组织细胞增多症	Epstein-Barr virus-related hemophagocytic lymphohistiocytosis, EBV-HLH
慢性活动性 EB 病毒感染	chronic active Epstein–Barr virus infection, CAEBV
恶性肿瘤继发噬血细胞性淋巴组织细胞增多症	malignancy associated hemophagocytic lymphohistiocytosis, M-HLH
淋巴瘤继发噬血细胞性淋巴组织细胞增多症	lymphoma associated hemophagocytic lymphohistiocytosis, LAHS
化疗相关噬血细胞性淋巴组织细胞增多症	chemotherapy associated hemophagocytic lymphohistiocytosis, Ch-HLH
急性髓系白血病	acute myelocytic leukemia, AML
细胞因子释放综合征	cytokine release syndrome, CRS
EB 病毒编码的小 RNA	EBV-encoded small RNA, EBER

免疫检查点抑制剂	immune checkpoint inhibitor，ICI
程序性死亡蛋白 -1	programmed death-1，PD-1
程序性死亡蛋白配体 -1	programmed death ligand-1，PD-L1
总反应率	overall response rate，ORR
总生存期	overall survival，OS
原发皮肤 γδT 细胞淋巴瘤	primary cutaneous/δ T-cell lymphoma，PCGD-TCL
边缘区淋巴瘤	marginal zone lymphomas，MZLs
黏膜相关淋巴组织边缘区淋巴瘤	mucosa associated lymphoid tissue lymphoma，MALT
脾 B 细胞边缘区淋巴瘤	splenic B cell marginal zone lymphoma，SMZL
淋巴结边缘区淋巴瘤	nodal marginal zone lymphoma，NMZL
皮下脂膜炎样 T 细胞淋巴瘤	subcutaneous panniculitis like T cell lymphoma，SPTCL
Ph 染色体	Philadelphia chromosome
BCR-ABL 融合基因	BCR-ABL gene mutation
酪氨酸激酶抑制剂	tyrosine kinase inhibitors，TKI
骨髓增生异常综合征	myelodysplastic syndrome，MDS
巨噬细胞活化综合征	macrophage activation syndrome，MAS
系统性幼年特发性关节炎	systemic juvenile idiopathic arthritis，sJIA
成人 Still 病	adult-onset still disease，AOSD
系统性红斑狼疮	systemic lupus erythematosus，SLE
系统性红斑狼疮疾病活动度评分	systemic lupus erythematosus disease activity index，SLEDAI
抗磷脂抗体综合征	antiphospholipid antibody syndrome，APS
类风湿关节炎	rheumatoid arthritis，RA
家族性地中海热	familial mediterranean fever，FMF
药物性肝损伤	drug-induced liver injury，DILI
急性肝衰竭	acute liver failure，ALF
慢性肉芽肿病	chronic granulomatous disease，CGD
组织细胞坏死性淋巴结炎	histiocytic necrotizing lymphadenitis，HNL
白细胞	white blood cell，WBC
中性粒细胞	neutrophil，NEU
血红蛋白	hemoglobin，Hb
血小板	platelet，PLT
丙氨酸转氨酶	alanine transaminase，ALT

天冬氨酸转氨酶	aspartate transaminase, AST
碱性磷酸酶	alkaline phosphatase, ALP
谷胺酰转肽酶	gamma-glutamyltransferase, GGT
乳酸脱氢酶	lactic dehydrogenase, LDH
总胆红素	total bilirubin, TBil
直接胆红素	direct bilirubin, DBil
间接胆红素	indirect bilirubin, IBil
甘油三酯	triglyceride, TG
凝血酶原时间	prothrombin time, PT
活化部分凝血酶原时间	activated partial thromboplastin time, APTT
纤维蛋白原	fibrinogen, Fg
凝血酶原时间活动度	prothrombin time activity, PTA
纤维蛋白原降解产物	fibrinogen/fibrin degradation products, FDP
D-二聚体	D-dimer
血清铁蛋白	serum ferritin, SF
白蛋白	albumin, ALB
红细胞沉降率	erythrocyte sedimentation rate, ESR
降钙素原	procalcitonin, PCT
肌酐	creatinine, Cr
血尿素氮	blood urea nitrogen, BUN
C-反应蛋白	C-reactive protein, CRP
抗核抗体	anti-nucleic antibody, ANA
抗可溶性抗原	extractable nuclear antigen, ENA
类风湿因子	rheumatoid factor, RF
抗中性粒细胞胞浆抗体	anti-neutrophil cytoplasmic antibody, ANCA
抗线粒体抗体	anti-mitochondrial antibody, AMA
抗链球菌溶血素O	anti streptolysin, ASO
肌钙蛋白T	troponin T, TnT
氨基末端脑钠肽前体	N terminal pro B type natriuretic peptide, NT-proBNP
自然杀伤细胞	nature killer cell, NK cell
细胞毒性T细胞	cytotoxicity T lymphocytes, CTL
干扰素	interferon, IFN

肿瘤坏死因子	tumor necrosis factor, TNF
白细胞介素	interleukin, IL
转化生长因子 -β	transforming growth factor-β, TGF-β
EB 病毒	Epstein-Barr virus, EBV
巨细胞病毒	cytomegalovirus, CMV
淋巴细胞性脉络丛脑膜炎病毒	lymphocytic choriomeningitis virus, LCMV
结核分枝杆菌	*Tuberculous bacillus*, TB
莱姆病	Lyme disease
伯道疏螺旋体	*Borrelia burgdorgeri*, BB
人类免疫缺陷病毒	human immunodeficiency virus, HIV
中枢神经系统	central nervous system, CNS
脑脊液	cerebrospinal fluid, CSF
可逆性后部白质脑病综合征	reversible posterior leukoencephalopathy syndrome, RPLS
外周血单核细胞	peripheral blood mononuclear cell, PBMC
弥散性血管内凝血	disseminated intravascular coagulation, DIC
血管性血友病因子	von Willebrand factor, vWF
炎症性肠病	inflammatory bowel disease, IBD
促肾上腺皮质激素	adreno-cortico-tropic-hormone, ACTH
弥漫大 B 细胞淋巴瘤	diffuse large B-cell lymphoma, DLBCL
异基因造血干细胞移植	allogeneic hematopoietic cell transplantation, allo-HSCT
自体造血干细胞移植	Autologous hematopoietic stem cell transplantation, ASCT
清髓性方案	myeloablative conditioning regimen, MAC
非清髓性方案	non-myeloablative conditioning regimen, NMAC
减毒预处理造血干细胞移植	reduced intensity conditioning hematopoietic stem cell transplantation, RIC-HSCT
供者淋巴细胞输注	donor lymphocyte infusion, DLI
移植物抗宿主病	graft-versus-host disease, GvHD
兄弟姐妹捐赠者	matched sibling donor, MSD
匹配的无血缘供者	matched unrelated donor, MUD

附录2　实验室检测指标正常参考值范围

指标	正常参考值范围
WBC	（3.5～9.5）×10^9/L
NEU	（1.8～6.3）×10^9/L
Hb	130～175g/L
PLT	（125～350）×10^9/L
ALT	9～50U/L
AST	15～40U/L
ALP	45～125U/L
GGT	10～60U/L
LDH	120～250U/L
TBil	3.42～17.1μmol/L
DBil	0～6.84μmol/L
IBil	0～12μmol/L
TG	0.57～1.7mmol/L
ALB	40～55g/L
Cr	41～111μmol/L
BUN	3.1～8mmol/L
PT	9.4～12.5s
APTT	25.1～36.5s
PTA	80%～120%
Fg	2～4g/L
FDP	0～5mg/L
D-Dimer	0～0.243mg/L
SF	24～336μg/L
ESR	0～15mm/h
PCT	0～0.5ng/mL
CRP	0～8mg/L
RF	0～15.9kIU/L
ASO	0～230U/mL
TNT	0.01～0.017ng/mL
NT-proBNP	＜450ng/L

续表

指标	正常参考值范围
sCD25	$< 6\ 400$ng/L
NK 细胞活性	$> 15.11\%$
EBV-DNA 全血	$< 5.0 \times 10^2$ 拷贝 /mL
EBV-DNA 血浆	$< 5.0 \times 10^2$ 拷贝 /mL
CD107a	
NK-ΔCD107a	$\geqslant 10\%$, 脱颗粒功能正常
	$5\% \sim 10\%$, 脱颗粒功能异常
	$\leqslant 5\%$, 脱颗粒功能缺陷
CTL-ΔCD107a	$\geqslant 2.8\%$, 脱颗粒功能正常
PRF1	
NK-ΔPRF1	$\geqslant 81\%$
CTL-ΔPRF1	$\geqslant 2\%$
颗粒酶	
NK-Δ 颗粒酶	$\geqslant 77\%$
CTL-Δ 颗粒酶	$\geqslant 6\%$
SAP	
NK-ΔSAP	$\geqslant 26\%$
CTL-ΔSAP	$\geqslant 43\%$
XIAP	
NK-ΔXIAP	$\geqslant 59\%$
CTL-ΔXIAP	$\geqslant 61\%$
MUNC13-4	
NK-ΔMUNC13-4	$\geqslant 51\%$
CTL-ΔMUNC13-4	$\geqslant 60\%$

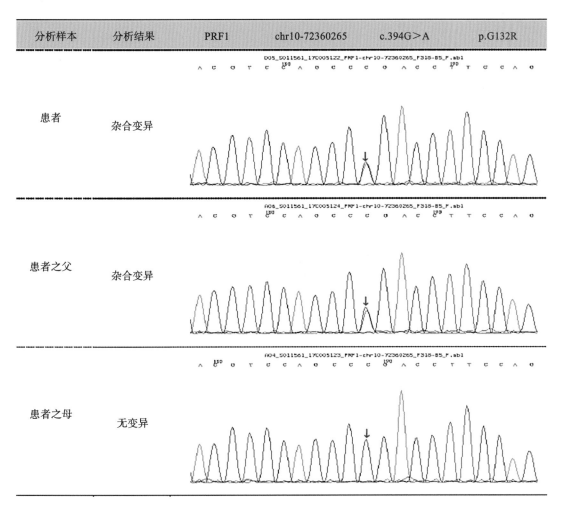

分析样本	分析结果	PRF1	chr10-72360265	c.394G＞A	p.G132R

图 1-2　患者及父母的 *PRF1* 基因突变 c.394G ＞ A（ p.G132R ）位点测序图

箭头所指为突变位点,患者为杂合变异,父亲为杂合突变,母亲无变异。

分析样本	分析结果	PRF1	chr10-72360441	c.218G＞A	p.C73Y

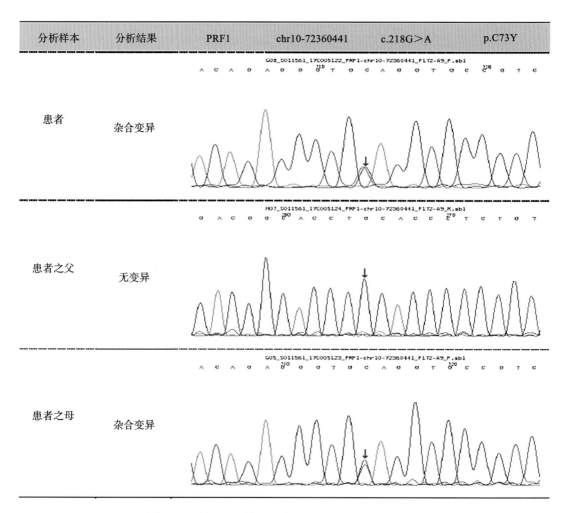

图 1-3　患者及父母的 *PRF1* 基因突变 c.218G＞A(p.C37Y)位点测序图

箭头所指为突变位点,患者为杂合变异,父亲无变异,母亲为杂合突变。

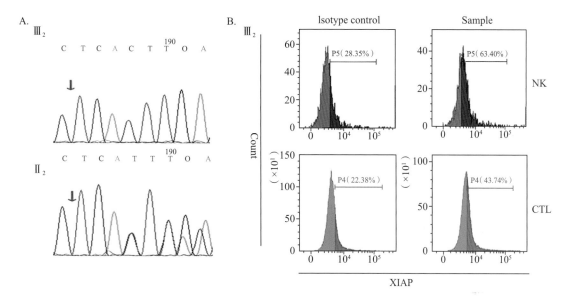

图 2-2　基因突变及患者 XIAP 流式表达图

A. 测序发现患儿（Ⅲ-2）及母亲（Ⅱ-2）*XIAP* 基因发生移码突变 [c.1038-1041delTTCA，
（p. S347Lfs×6）]，归类为"致病性"。B. XIAP 在 NK 细胞和 CTL 细胞中的表达水平明显降低。

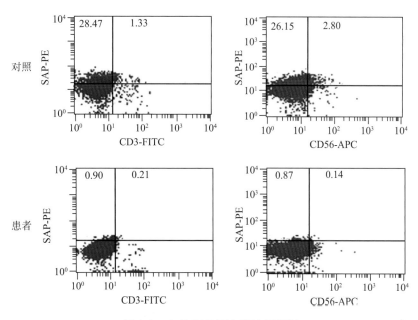

图 4-1　患者 SAP 蛋白表达示意图

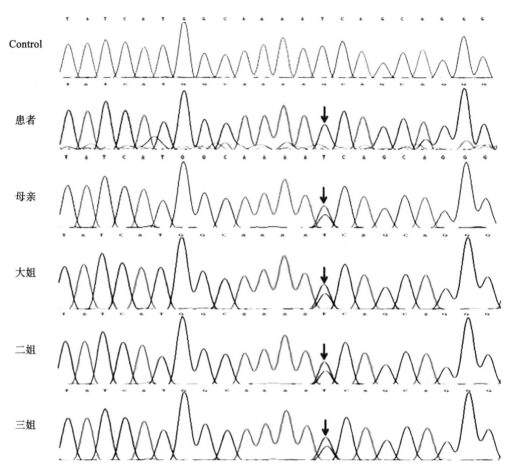

图 4-3　Sanger 测序 c.32T > G 示意图（箭头所指为突变位点）

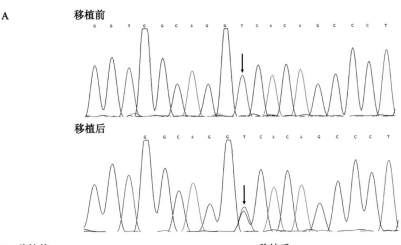

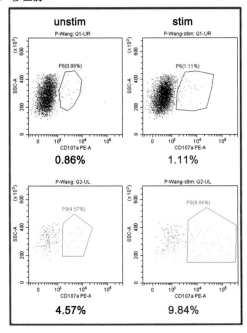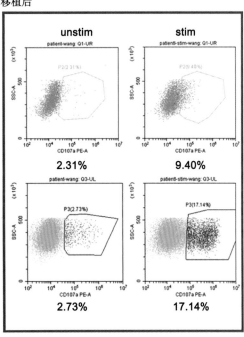

图 7-2　移植前后基因图及 CD107a 功能学变化

A. 患者移植前（上）后（下）相同位点突变对比：（箭头所指为原突变位点）已由原来的纯合突变转为供者来
源杂合突变。B. 患者造血干细胞移植前（左）后（右）CD107a 检测结果：移植前 ΔCD107a 5.27%，移植后
ΔCD107a 14.41%，移植后转为正常。

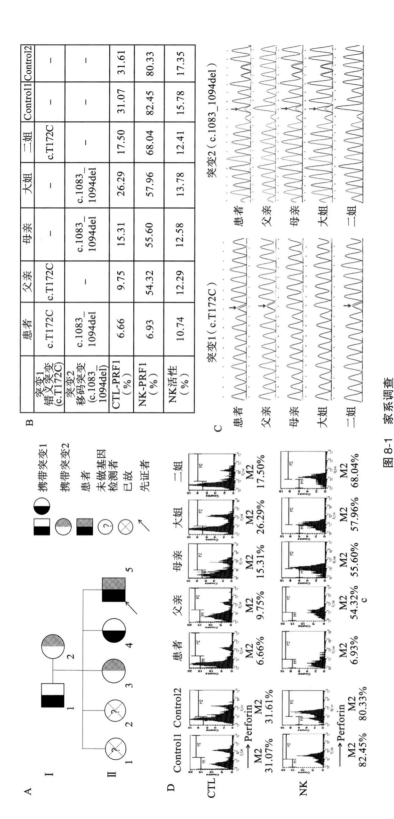

图 8-1 家系调查

PRF1 基因存在复杂合突变，分别为错义突变 p.S58P 和非框架移码突变 c.1083_1094del。A. 家系图谱。B. *PRF1* 基因突变信息及相关功能学检测。C. Sanger 测序：基因突变 1：p.S58P（左）和突变 2：c.1083_1094del（右）。D. 穿孔素蛋白表达测定。

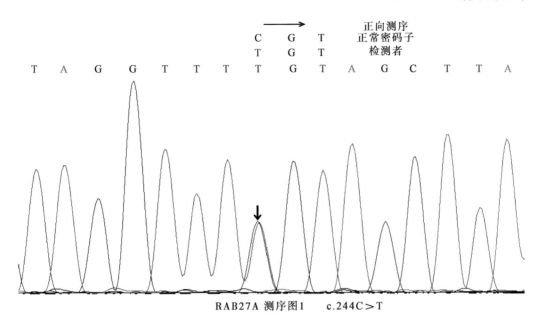

图 10-1 移植后 *RAB27A* 基因测序图变为杂合突变

注：箭头所指为：CGT（精氨酸 R）→TGT（半胱氨酸 C）变异，该突变为杂合错义突变。

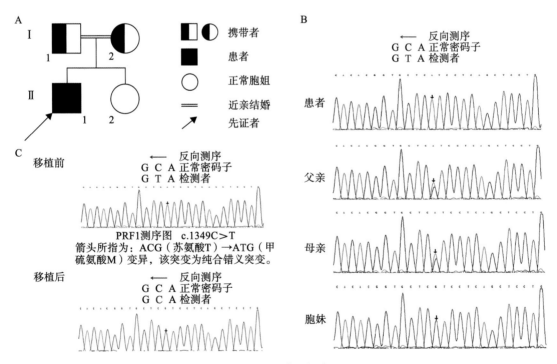

图 12-1 家系调查

A 家系图；B 基因测序图：患者 *PRF1* 基因 Exon3：c.1349C > T（ p.T450M ）纯合错义突变，患者父母也存在 *PRF1* 基因杂合错义突变；C 移植前后基因改变：患者移植前 *PRF1* 基因 Exon3：c.1349C > T（ p.T450M ）纯合错义突变；移植后检测未发现相关突变致病位点。

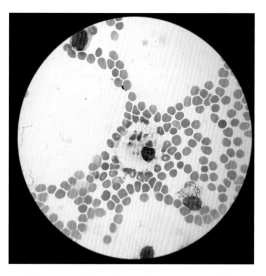

图 27-1　噬血现象（HE 染色，×1 000 倍）

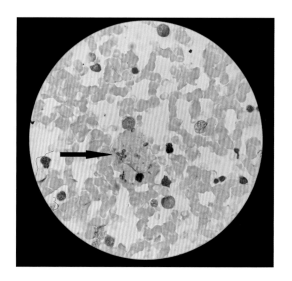

图 27-2　吞噬细胞内的荚膜组织胞浆菌
（PAS 染色，×1 000 倍）

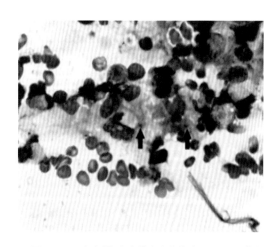

图 28-1　患者骨髓涂片（瑞特染色 ×1 000 倍）
其中可见利什曼原虫无鞭毛体（箭头）。

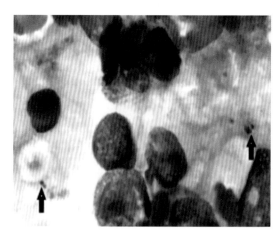

图 28-2　患者骨髓涂片（瑞特染色 ×4 000 倍）
其中可见利什曼原虫无鞭毛体（箭头）。

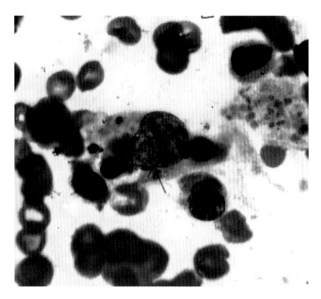

图 29-1　骨髓细胞学中找到疟原虫环状体（箭头处）

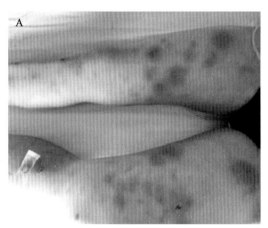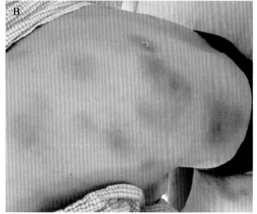

图 39-1　患者皮肤病变

A. 双下肢皮肤改变；B. 腰背部皮肤改变。

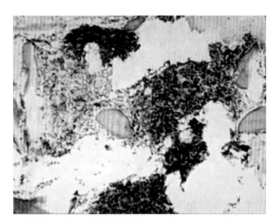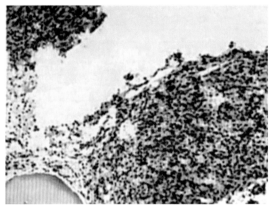

图 40-1　骨髓活检表现

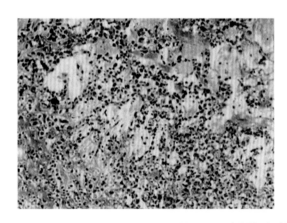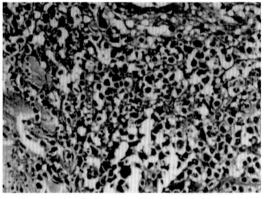

图 42-1　右腰部皮肤活检病理（HE 染色）

皮肤真皮及皮下组织可见较多坏死及硬化的纤维间质,其间可见散在或片状的异型淋巴样细胞浸润,细胞体积中等或偏大,胞质较少,核圆形、椭圆形或不规则,核膜不规则,大部分核呈空泡状、核仁明显。

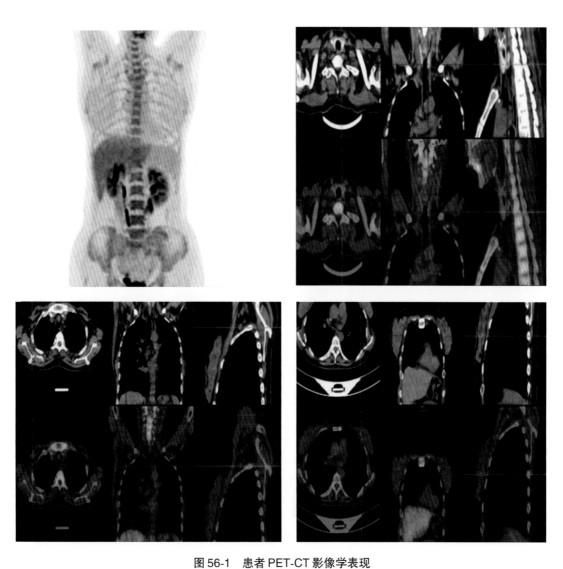

图 56-1　患者 PET-CT 影像学表现
可见脾大，双侧颈部、锁骨上、腋窝、纵隔内及腹膜后多发小淋巴结，部分 FDG 代谢轻度增高。

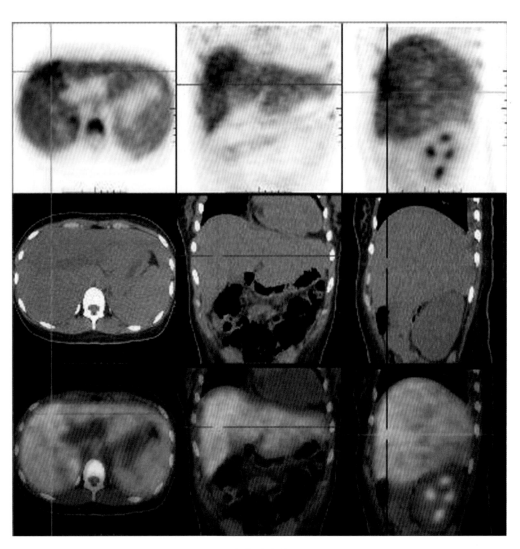

图 60-1　患者治疗前 PET-CT

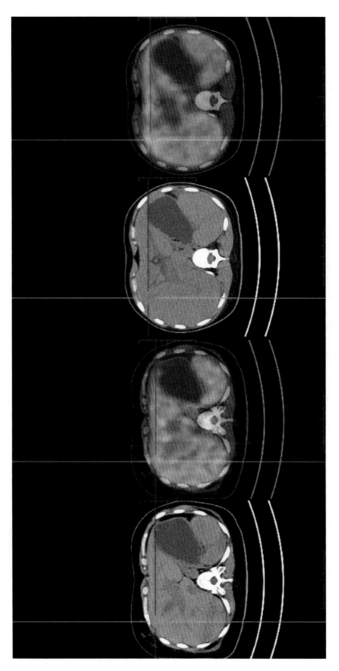

图 60-2　患者 4 疗程 DEP 方案治疗后 PET-CT

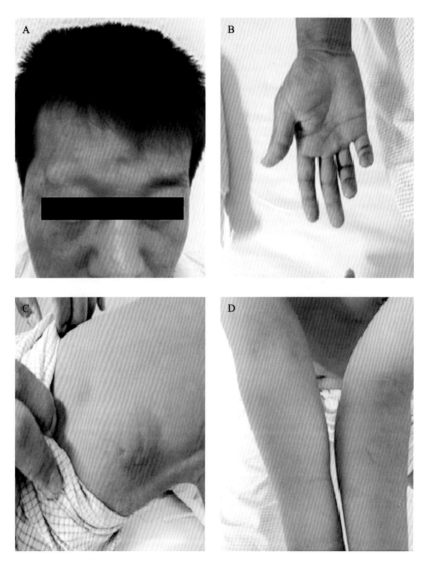

图 63-1　患者体征

A.眉毛脱落；B.手指活动受限；C.皮肤红斑；D.上肢肿胀。

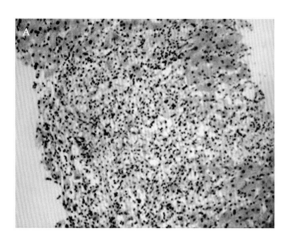
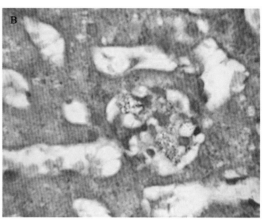

图 63-2　肝脏穿刺病理
A.HE 染色(sp × 100); B.抗酸染色可见到抗酸染色阳性分枝杆菌(sp × 400)。

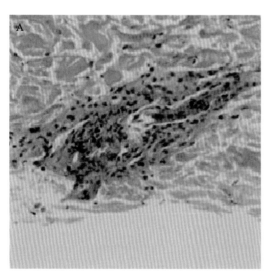
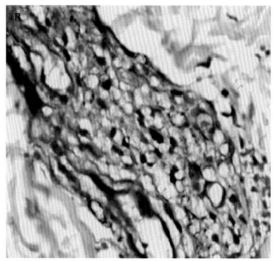

图 63-3　皮肤活检病理
A.HE 染色(sp × 100); B.抗酸染色可见到抗酸染色阳性分枝杆菌(sp × 400)。